TRAITÉ

DE LA DYSPEPSIE

PARIS. — TYPOGRAPHIE DE J. BEST,
RUE SAINT-MAUR-SAINT-GERMAIN, 15.

TRAITÉ

DE LA

DYSPEPSIE

FONDÉ SUR

L'ÉTUDE PHYSIOLOGIQUE ET CLINIQUE

PAR

J.-J. GUIPON

Docteur en médecine de la Faculté de Paris; Médecin des Hospices et des Épidémies à Laon,
Vice-président du conseil départemental d'hygiène publique et de salubrité de l'Aisne;
Lauréat du Val-de-Grâce et de l'Académie impériale de médecine;
Correspondant de la Société des sciences médicales de la Moselle;
Membre fondateur de la Société de médecine de l'Aisne;
Etc., etc.

La vraie connaissance de l'estomac est peut-être, dans la médecine, la plus importante et la plus négligée. — LIEUTAUD.

Sic valent oculi, sic et homo. — BAGLIVI.

OUVRAGE COURONNÉ PAR L'ACADÉMIE IMPÉRIALE DE MÉDECINE

PARIS

J.-B. BAILLIÈRE ET FILS,

LIBRAIRES DE L'ACADÉMIE IMPÉRIALE DE MÉDECINE,

Rue Hautefeuille, 19.

LONDRES, HIPPOLYTE BAILLIÈRE, 219, Regent-Street.

MADRID, C. BAILLY-BAILLIÈRE, Pl. del Principe Alfonso, 18.

NEW-YORK, BAILLIÈRE BROTHERS, 440, Broadway.

1864

AVERTISSEMENT

Nous n'aurions rien à ajouter aux considérations qui trouveront leur place dans l'Introduction, si nous ne tenions à remercier publiquement l'Académie et son savant interprète, M. le docteur F. Dubois, du haut encouragement dont nous avons été l'objet de leur part, et à placer ce livre sous le patronage et la garantie du jugement si bienveillant qu'en a porté M. le secrétaire perpétuel dans la séance annuelle de l'Académie du 15 décembre 1863, et que nous extrayons du Rapport général sur les prix.

« ...Cette fois, l'Académie avait proposé une question tout à fait à l'ordre du jour : celle des *dyspepsies*.

» Nous disons à l'ordre du jour, et, en effet, la dyspepsie est venue, pour ainsi dire, s'y replacer. Bannie ou à peu près du cadre des maladies régnantes il y a environ quarante ans, elle avait été comme remplacée par la gastrite et la gastro-entérite ; c'était la tendance systématique de l'époque : libres aujourd'hui de toute théorie générale, et cela sans cesser de comparer l'état des organes avec les symptômes observés pendant la vie, ainsi que le voulait le grand réformateur, nous ne trouvons plus ces prétendues gastrites, alors si fréquentes. Un appel en ce sens ne nous aurait rien apporté ; un appel, au contraire, portant sur la dyspepsie nous a mis en face de dix-huit mémoires, la plupart n'ayant pas moins de deux cents, trois cents et quatre cents pages. Mais, il faut le dire, sur ces dix-huit mémoires, c'est à peine si l'Académie en a trouvé quatre qui méritassent une attention sérieuse. Au premier rang de ceux-ci s'est placé M. le docteur Guipon (de Laon) : son mémoire est un travail consciencieux, tout à fait au niveau des connaissances actuelles, et très-sagement écrit : aussi l'Académie lui accorde le prix en entier.

» Le plan que s'est tracé M. Guipon est vaste, et il est essentiellement scientifique. Considérations *historiques, doctrinales, physiologiques* et même *chimiques;* tout s'y trouve dans une juste proportion.

» Les opinions énoncées s'appuient sur les faits, et sont contrôlées par des observations particulières, au nombre de soixante-cinq, observations choisies avec discernement et rédigées avec beaucoup de soin. Il était bien difficile, en pareille matière, de produire quelque chose de nouveau. L'Académie, cependant, se plaît à reconnaître que M. Guipon a trouvé, dans ces observations, des formes de dyspepsie qui n'avaient pas encore été signalées, au moins d'une manière aussi nette et aussi précise : celle que l'auteur appelle *pituiteuse,* et celle qu'il désigne sous le nom de *syncopale.*

» Mais ce qui surtout a décidé l'Académie dans son jugement, c'est que M. Guipon, tout en tenant compte des travaux de ses devanciers, et particulièrement de l'excellente et toute pratique monographie de M. Chomel, est en progrès. M. Chomel, dans son très-estimable travail, ne s'était pas écarté du point de vue pratique; M. Guipon, par ses recherches historiques, par sa classification judicieuse et ses considérations physiologiques, a donné à son travail une forme plus scientifique. »

Certes, une pareille appréciation, formulée par des juges si compétents, est faite pour donner confiance aux plus timides.

Mais nous n'ignorons pas que le public médical, que les praticiens ont aussi leurs exigences et leur droit de critique. Encore bien qu'aucune lacune, aucun *desideratum* ne nous aient été signalés, nous avons voulu revoir notre travail en détail, attentivement, et le faire profiter de ce qu'une année de réflexions, de lectures, d'expériences nouvelles, et, pourquoi le taire? d'entretiens avec des médecins haut placés dans la science ou la pratique, nous a appris et nous a inspiré.

Nous nous sommes appliqué surtout à compléter et à renforcer le côté pratique de l'ouvrage, par lequel nous désirons qu'il se recommande non moins que par sa valeur scientifique.

L'étude de la dyspepsie pituiteuse a été enrichie notamment de recherches et d'appréciations nouvelles, tant au point de vue de ses caractères symptomatiques et étiologiques qu'à celui du traitement.

Enfin, nous avons ajouté trente observations aux soixante-cinq du mémoire couronné par l'Académie, ce qui en élève le nombre total à quatre-vingt-quinze. Comme les premières, celles-ci sont tirées la plupart de notre pratique. Ainsi seront représentés les différents types de dyspepsie décrits dans le courant de ce travail et les procédés ou agents thérapeutiques qui y sont préconisés. On y pourra contrôler de même chaque point de doctrine ou de pratique discuté et résolu par nous.

Nos confrères, nous aimons à l'espérer, trouveront donc dans cette lecture des explications sur la nature, la marche et les nombreuses variétés de la maladie, et, pour la combattre, un guide toujours sincère, sinon infaillible.

INTRODUCTION

Nous n'avons pas à prouver l'opportunité de la question mise à l'étude par l'Académie; mais pour peu qu'on y réfléchisse, on n'aura pas de peine à reconnaître que tout a poussé, de nos jours, les médecins dans cette voie : vicissitudes de l'art et des doctrines, développement de l'esprit critique, progrès de l'anatomie normale et pathologique, certitude et ampleur plus grandes des théories physiologiques, faits expérimentaux et cliniques mieux interprétés, mieux établis.

Tout le monde, naguère encore, était ému des idées de Broussais, soit pour les appuyer, soit pour les combattre. Les partisans et les adversaires réfléchis, les hommes passionnés de l'amour de la vérité, ont peu à peu découvert que cette doctrine, si ardemment défendue, n'était ni tout à fait vraie, ni tout à fait fausse. On y a regardé de plus près, et on a vu qu'en effet les affections de l'estomac sont très-fréquentes, les plus journalières peut-être de la pratique; mais que, loin de grossir les cadres des phlegmasies, comme le pensait le hardi et exclusif réformateur, elles les appauvrissaient et venaient ajouter quelques types nouveaux à des maladies imparfaitement définies jusque-là.

Ce qui se présente souvent dans les analyses contradictoires et laborieuses se montra ici : en se proposant un but, on en atteignit un autre; on chercha des preuves pour ou contre la fréquence de la gastrite, on en trouva en faveur de la fréquence de la dyspepsie. C'était moins une réaction qu'un perfectionnement de doctrines.

Nous n'avons donc plus un problème à élucider, et encore moins un débat à trancher, mais une détermination nette et précise à faire de l'état de la science à cet égard. Nous devons indiquer surtout quel avantage la pratique a tiré et peut espérer de ces découvertes.

Sans doute, la tâche est singulièrement facilitée par les travaux publiés sur cette matière, et quand des hommes éminents par l'expérience et la pensée, comme M. Chomel, se sont approprié une étude, il semble qu'il n'y ait plus rien à dire, et qu'aux maîtres seuls appartienne le droit de parler après un tel maître. L'Académie en a décidé autrement.

En stimulant le zèle de tous les praticiens, ne semble-t-elle pas leur faire comprendre qu'il est plus juste de profiter de ces travaux et de marcher sur ces traces que de croire la solution obtenue ou la question épuisée?

C'est donc un devoir pour tout médecin qui possède quelques matériaux, de les réunir et de les dévouer à l'élévation d'un édifice dont les bases sont déjà si solidement jetées.

Ces préliminaires exposés, nous allons donner rapidement une idée de l'esprit et du plan de notre travail.

Quoique désireux de nous appuyer principalement sur l'observation et de servir les intérêts de la médecine pratique, nous ne pouvons pas ne pas tenir un grand compte des travaux de la physiologie concernant la digestion. Les découvertes de cette branche importante des sciences médicales ont trop de valeur, leurs résultats aident trop à la connaissance des troubles de cette fonction, pour que nous ne nous soyons pas montré jaloux de les signaler comme ils le méritent, et de les faire concourir, en définitive, au but même de cette étude.

Cependant, nous ne traiterons pas spécialement et d'une manière séparée de ce sujet. N'ayant pas la prétention d'enseigner, en quelques pages, des faits aussi considérables et que le médecin au courant de la science ne peut ignorer, il nous suffira de les relater à peu près sommairement au lieu le plus propre à en faire ressortir la valeur, et d'invoquer leur autorité là où elle sera le plus utile.

Loin toutefois d'y subordonner aveuglément notre marche, nous réclamons le droit de nous en affranchir et de leur préférer la simple observation, quand ils ne nous fourniront que des données problématiques, ou, qui pis est, des affirmations que l'expérience clinique contredit.

Les côtés qui, suivant nous, doivent être le plus utilement approfondis, sont les suivants : *classification, étiologie, séméiologie* et *traitement* de la dyspepsie. Ils ont déjà été étudiés avec assez d'étendue par quelques-uns de nos devanciers. J'ai pensé qu'il y avait plus, sinon mieux à dire. Puisse ma résolution n'être pas trop présomptueuse!

Une des gloires de la médecine contemporaine est d'avoir fourni des témoignages directs et souvent concluants, des observations, à l'appui de toutes les propositions sérieusement soutenues. Rien n'égale, rien ne dépassera les trésors de faits et de commentaires que nos traités de clinique ont amassés. Je considère comme une lacune très-regrettable la dérogation apportée ici à cette règle par des hommes si bien en position de nous servir de modèles. Je me suis donc décidé à faire suivre mon travail d'une seconde partie, comprenant une série d'observations que je puiserai autant que possible dans ma pratique. J'ai adopté ce plan de préférence à celui qui consisterait à intercaler les faits cliniques au milieu de l'exposition de la maladie, qui s'en serait trouvée singulièrement allongée, et peut-être obscurcie. Chaque fois que cela sera nécessaire, des notes permettront au lecteur de se reporter à l'observation destinée à confirmer les points de doctrine en discussion.

ERRATA.

Page 2, ligne 27. — *Au lieu de :* un peu aveugles; *lisez :* parfois aveugles.

Page 6, ligne 29. — *Au lieu de :* dyspesie; *lisez :* dyspepsie.

Page 53, ligne 11. — *Ajoutez* L'absorption *aux circonstances étiologiques précédentes.*

Page 63, ligne 6. — *Au lieu de :* gastérose; *lisez :* gastérase.

Page 70, lignes 5 et 6. — *Au lieu de :* le sang blanc; *lisez :* ou sang blanc.

Page 73, ligne 8. — *Au lieu de :* se trouve être; *lisez :* ne se trouve être.

Page 106, ligne 21. — *Au lieu de :* dyspepsie grave; *lisez :* dyspepsie acide grave.

Page 112, ligne 2. — *Supprimez :* chez quelques personnes.

Page 125, lignes 22 et 23. — *Au lieu de :* sauf la boulimie; *lisez :* sauf dans la boulimie.

Page 142, ligne 24. — *Au lieu de :* paraissant être fixées; *lisez :* tendant à se fixer.

Page 151, ligne 20. — *Au lieu de :* expériences; *lisez :* expérience.

Page 155, ligne 26. — *Au lieu de :* des incertitudes; *lisez :* de l'incertitude.

Page 163, ligne 25. — *Au lieu de :* 1.015 à 1.034; *lisez :* 1015 à 1034.

Page 165, ligne 13. — *Au lieu de :* 73e, 74e obs.; *lisez :* 74e, 75e obs.

Page 174, ligne 30. — *Au lieu de :* voir p. 3; *lisez :* voir p. 137.

Page 196, lignes 25 et 26. — *Au lieu de :* ne préféreraient pas courir les risques d'une maladie aiguë que se résigner; *lisez :* ne préféreraient pas de courir les risques d'une maladie aiguë plutôt que de se résigner.

Page 212, lignes 1 et 2. — *Au lieu de :* remplissent; *lisez :* atteignent.

Page 259, ligne 23. — *Au lieu de :* l'ingestion minimum; *lisez :* l'ingestion la plus restreinte.

Page 263, ligne 3. — *Au lieu de :* 72e obs.; *lisez :* 73e obs.

Page 322, ligne 18. — *Au lieu de :* Deux par jour; *lisez :* deux doses semblables par jour.

TRAITÉ
DE LA DYSPEPSIE

PREMIÈRE PARTIE

CHAPITRE PREMIER

Historique. — Définition.

I. — HISTORIQUE.

Dès les temps les plus reculés de la médecine, on a connu et décrit les troubles fonctionnels des organes digestifs. Mais, comme pour la plupart des espèces morbides, ces descriptions pèchent par la confusion et le défaut d'analyse sévère.

Hippocrate admet déjà plusieurs formes de dyspepsie, notamment la flatulente et la pituiteuse. Galien, sans ajouter beaucoup aux connaissances acquises, a le mérite de placer le siége de l'affection non à l'orifice supérieur du ventricule exclusivement, ainsi qu'on le voulait avant lui, mais dans la totalité du viscère.

Cette localisation cardiaque et l'assimilation de la maladie avec la mélancolie et surtout l'hypocondrie, qui, pour l'accompagner souvent, n'en sont pas moins distinctes, se retrouvent dans la plupart des écrivains antérieurs et postérieurs au médecin de Pergame. Ainsi de Celse, d'Arétée, de Paul d'Égine, lesquels, à la vérité, ajoutent aux notions générales relatives aux affections de l'estomac, mais en en rapprochant tellement les différents symptômes, que celles de leurs descriptions qui sont parvenues jusqu'à nous peuvent être indifféremment invoquées dans l'étude de la dyspepsie, de l'embarras gastrique, de la gastrite, etc. C'est ce que n'ont pas manqué de faire les chefs d'école et les auteurs plus soucieux de s'appuyer sur les témoignages du passé que sur l'observation.

Au siècle dernier, Sauvages en France, Cullen en Angleterre, et J. Frank en Allemagne, font une étude plus complète et plus méthodique de ces affections, et en donnent une classification qu'on aurait tort de rejeter d'une manière absolue à cause de ses exagérations. Sauvages, par exemple, a certainement entrevu la plupart des variétés de dyspepsie; son grand tort est d'en avoir trop multiplié le nombre. J. Frank, en le restreignant aux formes les plus ordinaires, fit faire un progrès considérable à cette étude. Malheureusement, ce célèbre pathologiste, pour avoir préféré à la désignation antique de *dyspepsie* celle de *cardialgie,* qui prévalut à peu près jusqu'à ces derniers temps, et avoir compris dans ses douze classes une cardialgie carcinomateuse, mit au jour une œuvre imparfaite et irrationnelle que les travaux de l'école française devaient bientôt faire vieillir sans la faire oublier.

L'intervention absorbante de Broussais, qui accomplit tant d'efforts pour établir la suprématie morbide de la gastrite, eut d'abord pour effet de substituer à des convictions un peu aveugles des croyances non moins irréfléchies, et finalement de jeter les esprits dans l'incertitude la plus fâcheuse, au double point de vue de la médecine dogmatique et de l'art.

Cependant, le chef de l'école physiologique, ayant concentré l'attention universelle sur les phlegmasies gastro-intestinales, provoqua de nouvelles découvertes, de nouvelles opinions. Les doctrines souvent si hypothétiques de ses devanciers ayant été soumises par lui à un contrôle rigoureux, le terrain se trouva déblayé et la voie ouverte à d'impartiales et lumineuses recherches. C'est à ce titre qu'on peut représenter Broussais, encore que le résultat ait trompé son attente, comme le précurseur de la science contemporaine.

M. Barras, revenant en partie à la définition de Frank et mettant à profit la grande division de Broussais, tout en travaillant contre ses théories, publia, en 1827-29, plusieurs éditions successives de son Traité (1), où d'importants matériaux sont amassés, mais souvent avec plus d'indépendance que de discernement. Cet ouvrage, attrayant et instructif, malgré la diffusion des détails et le peu de rigueur de sa méthode, a en outre le défaut, aujourd'hui capital, d'être dirigé presque dans toutes ses parties contre l'école physiologique.

Quoi qu'il en soit, le Traité sur les gastralgies et les entéralgies resta longtemps classique et dominant, malgré les excellents écrits de MM. Fournier et de Kergaradec (2), de M. Dalmas (3), sur lesquels nous aurons bientôt à revenir, et les articles substantiels de M. Jolly (4), auxquels nous sommes heureux d'accorder l'attention qu'ils méritent.

M. Jolly, on le sait, a pris, de nos jours, la part la plus importante dans l'étude et les progrès des affections nerveuses et,

1. *Traité sur les gastralgies et les entéralgies ou maladies nerveuses de l'estomac et des intestins*. Paris, 1829, 3e éd.

Le supplément à ce Traité, publié par le même auteur en 1838, n'est guère qu'un commentaire du premier ouvrage.

2. Article *Dyspepsie* du *Dictionnaire des sciences médicales*.

3. Article *Affection nerveuse* de l'estomac, du *Dictionnaire des sciences médicales*.

4. *Dictionn. de méd. et de chir. pratiques,* t. VI, art. *Dyspepsie,* et t. IX, art. *Gastralgies* (1833).

entre autres, de celles qui concernent les organes de la digestion.

Sans procurer une connaissance complète de la maladie, ce savant et habile écrivain a néanmoins entrevu et annoncé, d'une manière plus claire qu'on ne l'a fait communément depuis, la plupart des caractères essentiels de cette névrose.

Par la faute du temps, et pour sacrifier sans doute à l'usage encore souverain, M. Jolly traite, dans des articles distincts, de la gastro-entéralgie et de la dyspepsie; cependant il a hâte de proclamer que « les mots *gastralgie* et *gastro-entéralgie* n'expriment nullement une maladie simple et identique, mais bien un état complexe et multiple, un ensemble de phénomènes morbides, variables dans leurs causes, leurs symptômes, leur marche, leur durée, leur traitement. » (1)

Pressentant l'importance capitale des causes au point de vue du diagnostic et du traitement, notre éminent confrère déclare qu'elles « constituent souvent la maladie elle-même... tandis qu'au contraire les inflammations gastro-intestinales affectent souvent une marche tout à fait indépendante des influences qui ont pu leur donner naissance. » (2)

La névrose digestive sympathique ou symptomatique est reconnue non moins explicitement par lui. Enfin, M. Jolly n'hésite pas, à propos du traitement, à donner le pas aux moyens hygiéniques sur la pharmacologie.

Ces aperçus, simples et fortement pensés, sont donc dignes de figurer à côté de nos derniers et meilleurs écrits sur la matière, quoique près de trente ans séparent les uns des autres.

Cependant ces changements de dénomination et de théorie, fruit inévitable des révolutions de doctrines, et qui n'impliquent pas toujours l'incertitude et l'obscurité, ont conduit des écrivains sérieux à se demander si le mot *dyspepsie* devait être

1. *Dict. de méd. et de chir. pratiques.* t. IX, p. 49.
2. Ibid., t. IX, p. 50.

maintenu dans le vocabulaire médical ou s'il fallait lui assigner une valeur bien déterminée, et à conclure, contrairement à cette dernière pensée si sage qui aurait dû prévaloir dans leur esprit, qu'« envisagé sous l'un ou l'autre de ces points de vue, le mot *dyspepsie* ne paraît plus avoir aucune espèce d'utilité. » (1)

Onze ans après les auteurs du *Compendium*, en 1850, et sans doute ébranlé par l'autorité de leur parole, M. Valleix, dans son ouvrage devenu justement classique, rejette résolûment le terme de dyspepsie en déclarant « qu'il serait difficile aujourd'hui d'établir une distinction entre la névrose douloureuse de l'estomac et la névrose non douloureuse. » (2)

Enfin parut une monographie de la plus haute portée, résultat d'une vaste pratique et de longues méditations : nous voulons parler de l'œuvre magistrale de M. Chomel (3). L'illustre professeur, qui avait sans doute puisé ses premières pensées dans sa lutte mémorable avec Broussais, ne craignit pas de restituer à la dyspepsie et son nom et sa place légitime dans le cadre nosologique, en lui donnant cette valeur mieux déterminée, entrevue et presque dédaignée par les auteurs du *Compendium*.

Aussi, tout récemment, M. Nonat (4), s'inspirant du livre de M. Chomel, ne put espérer que de le compléter et de le mettre en harmonie avec les fécondes et séduisantes théories de la physiologie nouvelle.

Nous ne pouvons passer sous silence les recherches neuves et fécondes de M. Beau. Quoique ce médecin se soit exagéré, suivant nous, l'importance d'un symptôme fréquemment observé, l'anémie, au point d'en faire le caractère dominant et en

1. *Compendium de médecine pratique*, t. III, p. 121 ; 1839.
2. *Guide du médecin praticien*, t. II, p. 615, 2e éd.
3. *Des dyspepsies*. Paris, 1857.
4. *Traité des dyspepsies*. Paris, 1862.

quelque sorte fondamental de la dyspepsie, tant au point de vue de son origine que de son traitement, il n'en est pas moins vrai qu'il nous a éclairés, mieux que personne, sur la corrélation qui se montre souvent entre les troubles digestifs essentiels et certains phénomènes morbides généraux constatés du côté de l'intelligence, de la sensibilité et du mouvement [1].

Comme on le voit, la France a le principal honneur dans la réalisation de ces divers progrès. On peut dire de l'école de Paris surtout que, si de son sein sont sorties les doctrines les plus opposées à la tradition, c'est grâce à ses actives recherches et à l'esprit d'observation qui la distingue qu'on est revenu à ces mêmes traditions épurées et éclairées d'une plus vive lumière.

Si nous ne faisons pas mention d'autres ouvrages méritants publiés dans notre pays ou à l'étranger, c'est que, dans notre pensée, ils ne s'écartent pas des œuvres capitales que nous avons citées, et que nous avons moins en vue de tracer une bibliographie complète de la dyspepsie que d'indiquer les phases les plus importantes de la question jusqu'au moment où nous prenons la plume.

II. — DÉFINITION.

L'utilité d'une bonne définition ne fut jamais plus évidente que dans l'étude de la maladie dont nous nous occupons. Les anciens, portés aux vues d'ensemble, définissaient aisément, parfois de la manière la plus juste, mais souvent aussi avec erreur par excès de synthèse. De nos jours, où les procédés analytiques sont plus perfectionnés et plus rigoureux, on se défie des compréhensions condensées et, à force d'étendre les regards, on semble ne plus savoir tirer à soi ni s'assimiler la vérité sous

1. Voir notamment la thèse sur *la Dyspepsie* de M. le docteur Lamiable. Paris, 1855: *passim*.

une de ces formules concrètes qui, bien établies, sont l'honneur des sciences et de l'esprit philosophique.

Nous le déclarerons sans détour : les diverses définitions données jusqu'à ce jour nous paraissent insuffisantes. Avant M. Chomel, la dyspepsie est pour les uns toute digestion douloureuse, toute douleur d'estomac, comme le disent encore les Allemands; pour les autres, une névrose, « un trouble nerveux de l'estomac avec perturbation des digestions et ordinairement douleur plus ou moins vive. » (1)

Assurément, cette dernière donnée est plus satisfaisante; mais combien de vague ne renferme-t-elle pas, et comme elle est loin d'embrasser les faces principales, essentielles, de la question !

Il est aussi surprenant que regrettable qu'un homme de l'élévation de pensée de M. Chomel ait fait un livre substantiel sans définir rigoureusement son sujet.

M. Nonat a entrevu certainement cette imperfection quand il dit excellemment : « La plupart des pathologistes s'accordent à considérer la dyspepsie comme une *névrose,* ne faisant intervenir ainsi qu'un seul élément dans la pathogénie des troubles morbides qui caractérisent cette affection. Cette manière d'envisager la question m'a toujours paru un peu étroite, si je puis m'exprimer de la sorte, et impropre à rendre un compte satisfaisant de tous les faits. » (2)

Malheureusement, l'auteur indique la lacune et ne la comble point. Ne pas conclure, après avoir déclaré qu' « *à priori* il est difficile d'admettre que les troubles d'une fonction si compliquée, et à l'accomplissement de laquelle concourent un si grand nombre d'éléments anatomiques, reconnaissent toujours une cause identique, et soient constamment subordonnés à la même cause prochaine » (3), c'est une réserve qu'on a peine à comprendre.

1. Valleix, *op. cit.*, p. 616.
2. 3. *Op. cit.*, p. 17.

Mais le défaut, chez M. Nonat, est plutôt dans la forme que dans le fond, car il expose plus tard très-nettement ce qu'il n'a pas défini.

Sans m'arrêter davantage sur ce point, qui est loin d'être indifférent au but que je me propose, je définirai ainsi la maladie, en m'inspirant à la fois de l'expérience clinique et des données précieuses de la physiologie :

La dyspepsie proprement dite est toute digestion difficile, douloureuse ou pervertie, par suite, tantôt d'un trouble de l'innervation fonctionnelle, tantôt d'un vice sécrétoire des organes digestifs ou de ces diverses causes réunies.

La dyspepsie n'est donc pas toujours ni absolument une névrose. Si l'on m'objecte, avec certains physiologistes, que, les troubles sensitifs de l'estomac relevant des pneumo-gastriques et les troubles sécrétoires du grand sympathique qui, là comme ailleurs, préside aux fonctions de sécrétion, c'est des deux côtés un accident nerveux, et partant une névrose, il ne me sera pas difficile de répondre que la conclusion n'est pas conforme aux prémisses, et qu'à ce compte les névroses absorberaient la presque totalité des types morbides. En effet, où le système nerveux de la vie organique ne pénètre-t-il pas, et dans quelles transformations des solides ou des liquides ne pourrait-il pas revendiquer le premier rôle? La néphralgie et l'albuminurie, la colique hépatique et la glycosurie ne seraient-elles que des variétés de névrose? [1]

Pas de systématisation forcée : exprimons le fait tel qu'il nous est représenté et ne faussons pas les choses par amour exagéré de l'unité.

Quant à la justification de la dénomination imposée à la ma-

1. Cette théorie de l'influence nerveuse comme cause déterminante de la glycosurie a été soutenue, on le sait, avec le plus grand talent par M. Cl. Bernard; mais elle n'a pas encore reçu la sanction de la majorité

ladie, nous ne croyons pas nécessaire de l'appuyer de beaucoup d'arguments. Dès l'instant que son caractère principal, constant, est le trouble digestif, en dehors de toute connaissance de nature ou de cause, le mot *dyspepsie* dit tout ce qu'il doit dire sans rien préjuger. C'est une appellation des plus simples et des plus heureuses de la pathologie à laquelle il faut nous tenir comme au temps d'Hippocrate, de Galien et des plus célèbres médecins de l'antiquité : *simplicitas legibus amica.*

Les titres de la dyspepsie à une place dans le cadre nosologique ne sont pas moins légitimes. Toutes les fois qu'une maladie a des caractères propres, qui ne se confondent point dans ceux d'une affection du même organe ou du même appareil, elle est par cela même constituée en espèce morbide et doit être distinguée et classée nosologiquement. Quoique complexe dans ses causes, la dyspepsie, en raison de l'élément nerveux prédominant qui la caractérise, doit être imputée au compte des névroses digestives sous la réserve des restrictions énoncées plus haut.

CHAPITRE II

Division. — Fréquence.

I. — DIVISION.

La découverte des formes réelles d'une même maladie est le fruit de l'analyse et un signe de progrès. La multiplicité des

des médecins et des physiologistes, malgré la juste autorité qui s'attache aux travaux de son auteur.

formes est un des écueils de l'esprit d'analyse. On peut donc s'égarer également dans cette voie par excès ou par défaut.

Nous l'avons déjà fait pressentir : avant M. Chomel, précisément parce qu'on avait tour à tour trop étendu ou trop restreint les limites des vraies dyspepsies, les classifications ont été plus ou moins défectueuses. Les uns, en effet, avec Sauvages, subdivisant à l'infini la dyspepsie, engendrent la confusion et l'obscurité par la subtilité de leurs distinctions : aussi les auteurs du *Compendium* sont-ils fondés à dire qu'en parcourant les causes et les symptômes assignés par Sauvages à chacune d'elles, on voit combien les points de contact sont nombreux, lors même que l'identité n'est pas complète ([1]). Les autres, avec J. Frank, en réduisant le nombre des variétés, sous la dénomination de cardialgie, en y comprenant à la fois les troubles fonctionnels et certaines maladies organiques de l'estomac, se sont placés à un point de vue plus net, mais non moins faux. Quelques-uns, comme Barras et Valleix, englobant à peu près sans distinction, sous le titre de gastro-entéralgie, les formes les plus tranchées de la dyspepsie, n'ont évité qu'une partie des erreurs commises par J. Frank, car quelques dyspepsies peuvent n'être pas douloureuses, et se trouvent, par cela même, exclues de l'espèce morbide à laquelle on veut les rattacher sans qu'elles en aient le caractère générique.

MM. Fournier et de Kergaradec ([2]), puis M. Dalmas ([3]), avaient certainement admis une classification plus conforme aux faits en reconnaissant comme espèces de dyspepsie idiopathique : une dyspepsie par *faiblesse* ou asthénique, une dyspepsie par *surexcitation*, et une par *dépravation* ou par altération du suc gastrique.

1. *Op. cit.*, p. 122.
2. *Op. cit.*
3. Ibid.

Sans doute, si ces divisions, quoique fondées en réalité, n'emportaient avec elles aucune utilité pratique, nous serions disposé à en faire justice, ainsi que les auteurs du *Compendium* (1), comme d'une foule d'autres distinctions scolastiques; mais il n'en est rien, et nous verrons même que nulle part les distinctions sérieuses de formes n'ont eu, dans l'application, une opportunité et une raison d'être plus grandes.

La classification de M. Chomel dépasse les précédentes de toute l'étendue des progrès accomplis, sur ce point de pathologie, entre ce professeur et ses devanciers. M. Nonat, venu quelques années plus tard, y a peu ajouté.

Nous nous rallions complétement aux idées fondamentales et à l'ordre d'exposition de M. Chomel. Nous croyons, cependant, que sa classification laisse sensiblement à désirer au point de vue de la précision et de la méthode. En outre, il est quelques formes admises autrefois ou proposées depuis, dont l'exactitude est démontrée par l'expérience, qu'il nous a paru nécessaire d'accepter au moins à titre de sous-variétés. Enfin, une forme importante qu'on a à peine entrevue, la forme syncopale, a été étudiée attentivement par nous, et nous a semblé devoir être placée au rang des variétés principales.

Il est résulté de mes lectures et de mon observation cette double remarque, c'est que d'une part personne, sauf peut-être M. Chomel et M. Nonat, n'a songé à édifier une classification rigoureuse des dyspepsies, et que de l'autre rien n'est plus indispensable, dans la réunion des matériaux destinés à asseoir solidement les bases nosographiques de ces affections, que d'en faire une classification méthodique. Quelles n'étaient point l'obscurité et l'absence de progrès de la dermatologie et de la syphiliographie avant les nomenclatures, sinon irréprochables au

1. *Op. cit.*

moins très-rationnelles, qui ont été élaborées de notre temps?

Je pense que la même rigueur doit être apportée dans l'étude des dyspepsies, qui sont loin de le céder en fréquence ou en valeur aux dermatoses et à la syphilis, ainsi que nous le verrons bientôt. Le jour que jettera sur elles une classification complète et naturelle ne contribuera pas peu à les faire étudier de plus près par les médecins et, par conséquent, à avancer leur traitement.

A l'exemple de la plupart des pathologistes contemporains, nous faisons une distinction capitale entre les dyspepsies essentielles et les dyspepsies secondaires, c'est-à-dire liées à une altération organique du système digestif ou d'un appareil plus ou moins éloigné.

Le plus grand nombre des maladies aiguës et surtout chroniques s'accompagnent de troubles digestifs : aborder l'histoire de ces dyspepsies eût été s'exposer, sans grand profit, à passer en revue à peu près toute la pathologie. Nous n'étudierons donc que les dyspepsies essentielles ou proprement dites. Le résultat de cette étude, reporté dans la pratique des maladies où les troubles digestifs sont les plus habituels, ne sera pas non plus sans fruits.

Néanmoins, il paraît convenable de faire une exception en faveur d'un genre de dyspepsies que nous appellerons, avec M. Nonat, sympathiques ou symptomatiques. Bien et dûment secondaires au fond, ces troubles digestifs ont cependant une physionomie assez spéciale et une importance assez grande pour qu'il soit avantageux d'en faire l'objet d'une mention particulière et un peu détaillée.

Sous le rapport du siége de la dyspepsie, nous la diviserons aussi en *gastrique* et en *intestinale;* relativement à la durée ou à la marche, en *aiguë* et en *chronique*, ce qui est plus conforme à l'observation et aux habitudes nosographiques. Mais, au lieu de ne comprendre que l'indigestion dans la forme aiguë, comme M. Chomel et M. Nonat, nous y ferons deux sous-divisions : la première pour les *dyspepsies aiguës accidentelles*, ou indigestions; la seconde pour les *dyspepsies aiguës temporaires*. Ceci demande quelque explication.

Relativement à l'indigestion, il ne saurait y avoir ni doute ni contestation : c'est évidemment une dyspepsie aiguë. Il est pourtant une classe de dyspepsies fréquemment observées : ce sont celles qui ne viennent, ne marchent et ne se terminent pas à la manière soit de l'indigestion, soit des dyspepsies opiniâtres; ce sont ces troubles digestifs bien définis, apparaissant accidentellement aussi, s'établissant rapidement, provenant d'une cause en général facile à saisir, ayant plus ou moins de durée, mais cédant presque toujours et assez vite à un traitement approprié. C'est à ce genre de dyspepsie non distingué, non suffisamment décrit avant nous, que nous proposons de donner le nom de dyspepsie aiguë temporaire (1).

Par la qualification *aiguë*, nous désirons qu'il soit entendu que nous ne donnons pas ce terme comme synonyme de fébrile, mais que nous avons en vue, en désignant de la sorte certaines dyspepsies, leur marche plus rapide, par opposition à ces troubles digestifs permanents, anciens, généralement rebelles, pour lesquels nous ne voyons pas de dénomination plus exacte que celle de *dyspepsies chroniques*.

Quant aux variétés, nous en reconnaissons sept, une de plus que M. Chomel. Nous les rangeons ici par ordre de fréquence:

1. M. Valleix paraît avoir entrevu ce genre de dyspepsie (*op. cit.*, p. 628); mais il y insiste si peu, et seulement à propos de la gastralgie, qu'on ne saurait raisonnablement lui accorder le bénéfice de la priorité. Aussi l'opinion émise par ce pathologiste ne semble pas être utilisée par les auteurs qui l'ont suivi, pas même par M. Nonat, qui, en admettant une forme aiguë, n'a pensé qu'à l'indigestion.

Dyspepsie flatulente,
— gastralgique,
— acide,
— atonique,
— boulimique,
— syncopale,
— hypercrinique ou pituiteuse.

Nous n'avons pu admettre au rang de variété la dyspepsie alcaline de quelques auteurs, que M. Chomel introduit, du reste, dans son cadre d'une manière dubitative, en disant : « Je ne fais qu'appeler l'attention des praticiens sur cette forme de dyspepsie, que je n'admets qu'avec réserve, n'ayant pas moi-même suffisamment fixé la mienne sur ce sujet pour avoir une opinion arrêtée. » ([1])

Nous ne laisserons pas de nous en occuper incidemment et de rechercher si cette prétendue forme de dyspepsie ne pourrait pas, sous ce nom ou sous un autre, être rattachée comme sous-variété à une espèce voisine.

Nous avons adopté, à l'exemple de M. Nonat, une forme atonique que M. Chomel avait négligé de signaler d'une manière spéciale. Elle est trop souvent observée et rend trop bien compte de plusieurs sortes de dyspepsie qu'on ne pourrait rapprocher des autres catégories, pour qu'on n'en fasse pas une variété mère.

Il en est de même des formes *syncopale* et *pituiteuse*, toutefois avec des droits et une évidence moindres, je m'empresse de le reconnaître. La forme syncopale, sans être rare, n'est pas d'observation journalière. Je l'ai eue sous les yeux un certain nombre de fois, et, dans quelques cas dont j'ai pris note, avec des caractères si tranchés, non réductibles aux caractères des types ordinaires, que je n'ai pu la faire rentrer dans l'une

1. *Op. cit.*, p. 99.

ou l'autre des catégories précédentes. Non que quelques-uns des signes de celles-ci ne puissent par occurrence l'accompagner; mais, outre que ces signes manquent assez souvent, ils sont généralement si peu accentués qu'ils ne sauraient rendre compte du phénomène morbide principal, la syncope, ni, par conséquent, imposer un autre nom à la maladie.

La forme pituiteuse est bien plus fréquente. La lumière n'est pas faite encore sur ce genre de troubles digestifs. Nous essayerons d'en enrichir l'étude de quelques recherches et aperçus nouveaux. Ce qui nous semble indubitable, c'est que ses caractères sont trop certains, trop définis, pour que, dans nombre de circonstances, ils ne soient pas propres à constituer une variété légitime de dyspepsie.

Ces quelques développements suffisent, je crois, pour nous permettre de dresser maintenant le tableau des différentes sortes de dyspepsie, dont nous nous occuperons ensuite dans l'ordre même de leur inscription.

Nous ne ferons plus qu'une observation relative aux dyspepsies du deuxième genre (intestinales) : nous n'avons pu placer dans notre tableau que quatre des variétés du premier genre, auxquelles nous avons ajouté provisoirement une variété duodénale empruntée à M. L. Corvisart, comme l'a fait avant nous M. Nonat. Les voici :

Dyspepsie flatulente,
— entéralgique,
— acide,
— atonique,
— duodénale.

Quant aux dyspepsies *mixtes*, il n'était pas sans utilité d'en faire l'objet d'une distinction particulière. Il nous sera facile de le prouver en fixant l'attention sur elles dans le cours de notre description.

CLASSIFICATION OU TABLEAU GÉNÉRAL

DES DIFFÉRENTES SORTES DE DYSPEPSIE.

- **Ier GENRE : DYSPEPSIE GASTRIQUE.**
  - **1re DIVISION : Dyspepsie gastrique aiguë.**
    - Accidentelle. . Indigestion.
    - Temporaire . . La plupart des variétés de la forme chronique.
  - **2e DIVISION : Dyspepsie gastrique chronique.**
    - Flatulente . . .
      - Simple.
      - Dyspnéique.
      - Pléthorique, ou pseudo-pléthorique.
    - Gastralgique. .
      - Spasmodique.
      - Irritative.
      - Cardialgique.
    - Acide. . . . . .
      - Au 1er degré, ou aigreurs.
      - Au 2e degré, ou pyrosis.
      - Grave.
    - Atonique. . . .
      - Neutre, ou alcaline.
      - Des liquides.
      - Des solides.
    - Boulimique.
    - Syncopale.
    - Hypercrinique ou pituiteuse.
- **IIe GENRE : DYSPEPSIE INTESTINALE.**
  - **1re DIVISION : Dyspepsie intestinale aiguë.**
    - Accidentelle. . Indigestion.
    - Temporaire . . La plupart des variétés de la forme chronique.
  - **2e DIVISION : Dyspepsie intestinale chronique.**
    - Flatulente.
    - Entéralgique. .
      - Nerveuse.
      - Irritative.
    - Acide.
    - Atonique. . .
      - Sèche.
      - Des liquides.
      - Des solides.
    - Duodénale.
- **IIIe GENRE : DYSPEPSIE MIXTE.**
  - **1re DIVISION.** Combinaison des diverses formes gastriques entre elles.
  - **2e DIVISION.** Combinaison des diverses formes intestinales entre elles.
  - **3e DIVISION.** Combinaison des formes gastriques et intestinales entre elles.
  - **4e DIVISION.** Combinaison des formes aiguës et chroniques entre elles.

II. — FRÉQUENCE.

Les névroses sont sans contredit les plus fréquentes des affections observées chez les peuples civilisés ; à leur tête se place la dyspepsie essentielle.

Dans le chapitre suivant, nous verrons à quelles causes nombreuses et complexes il faut attribuer cette circonstance. M. Chomel estime que les dyspepsies comprenaient au moins le cinquième des maladies pour lesquelles il était consulté. Je crois que les médecins, livrés à la clientèle ordinaire, arriveraient à une proportion plus forte encore s'ils pouvaient noter tous les cas pour lesquels on réclame leur avis et ceux, plus nombreux, qui sont traités en dehors de leur direction. Nous ne craignons pas d'avancer que c'est l'affection de tous les jours, de tous les âges, de toutes les classes, et s'il était permis à un médecin d'éprouver de l'ennui en face des misères humaines, ce serait pour cette dyspepsie qui, simple indisposition ou maladie, l'assaille et l'obsède constamment. Aussi un auteur estimé du siècle dernier, Lieutaud, n'hésite-t-il pas à déclarer que « la vraie connaissance de l'estomac est peut-être, dans la médecine, la plus importante et la plus négligée. » [1]

La fréquence d'une maladie ajoute beaucoup à son importance, répéterons-nous avec M. Chomel [2], et cette considération seule suffit pour qu'on rassemble tous ses moyens, toutes ses connaissances, afin d'être d'autant plus certain de la bien traiter, de la traiter avec le succès qu'il est raisonnable de se promettre.

Nous dirions volontiers à quel âge, dans quelles conditions, cette fréquence est le plus prononcée; mais ce serait anticiper

1. Lieutaud, *Précis de la médecine pratique*, p. 298. Paris, 1759.
2. Chomel, *op. cit.*, p. 3.

sur l'étude des causes, où ces questions trouveront plus naturellement leur place.

Nous avertirons seulement que ce n'est pas dans les hôpitaux, où l'on observe peu de dyspepsies essentielles, si ce n'est quand elles ont acquis une très-grande gravité, mais dans la pratique civile, qu'on est le mieux en position d'étudier chaque jour une ou plusieurs formes de cette affection.

Fréquence relative de chaque variété.

Ce qu'il est opportun d'établir, c'est la fréquence relative de chaque variété. Cette recherche n'est pas un simple objet de curiosité scientifique. Savoir si une maladie est commune et quels caractères elle revêt le plus habituellement, c'est déjà préparer son diagnostic et se disposer à l'attaquer de front et plus efficacement.

Disons d'une manière générale que la majeure partie des dyspepsies est composée des quatre variétés inscrites en tête de notre tableau, savoir : la *flatulente*, la *gastralgique*, l'*acide*, l'*atonique*. Aussi n'ai-je nulle peine à comprendre que certains auteurs se soient bornés à admettre ces formes. Si l'on considère même que la séméiologie réclame, de la part de l'observateur, des conditions sérieuses et délicates, on conçoit facilement que nombre de médecins s'en soient laissé imposer par le symptôme douleur, et en aient fait le pivot de leur système de classification.

Qu'on y prenne garde, tout en étant les plus fréquentes, ces formes sont loin de l'être également : la flatulente se présente à des degrés différents, chez presque tout le monde, dans des circonstances données. Complétement établie et caractérisée, elle est encore extrêmement commune. Dans les dyspepsies mixtes, où une forme s'ajoute ou succède à l'autre, c'est ordinairement elle qui prend le pas sur les autres variétés. Que chaque praticien jette les yeux autour de lui ou consulte ses souvenirs, et je suis persuadé qu'il adhérera à ces remarques. C'est donc à bon droit que cette variété se trouve la première en ligne.

Après elle vient la forme nerveuse, gastralgique ou entéralgique. De prime abord, on inclinerait à croire, ainsi que je l'ai dit précédemment, qu'elle est de beaucoup la plus fréquente, parce que ses révélations symptomatiques sont plus tranchées, et qu'ensuite, étant plus difficile à supporter, elle inquiète davantage les malades, et les amène plus vite et plus souvent devant le médecin. On ne prend pas, loin de là, son parti aussi bravement d'une digestion vraiment douloureuse que de la flatulence, qui n'est que pénible.

La dyspepsie gastralgique (nous ne disons pas *gastralgie* à dessein, on verra plus tard pourquoi) entre comme élément important dans beaucoup de dyspepsies mixtes. Elle peut précéder, accompagner, remplacer la plupart des autres formes, sans en excepter la flatulente.

La dyspepsie acide s'observe aussi très-fréquemment. Quoiqu'elle préoccupe les malades un peu plus que la simple flatulence, il est notoire qu'ils en font meilleur marché que de la forme gastralgique. Tant qu'elle n'existe qu'au premier degré, sous la forme d'aigreurs, on ne consulte guère; mais quand elle passe à l'état de pyrosis, c'est tout différent. Cette variété a le triste privilége de renfermer l'espèce de dyspepsie la plus redoutable : je veux parler de la dyspepsie grave, qui se termine trop souvent par la mort, ainsi que j'en citerai des exemples.

Enfin, elle se surajoute parfois aussi à quelques autres variétés, notamment à la flatulence.

La dyspepsie atonique vient déjà loin derrière les précédentes, quoique encore bien plus ordinaire que les formes suivantes, sur lesquelles nous ne nous arrêterons pas spécialement, nous contentant de répéter que c'est moins pour leur fréquence plus ou moins grande que pour leur physionomie propre, que nous avons cru devoir en faire des espèces distinctes. Parmi elles, il en est une surtout qui ne passe jamais inaperçue du médecin, parce qu'elle a pour résultat immanquable d'effrayer beaucoup les familles, parce qu'elle est réellement inquiétante, au moins en apparence : on devine qu'il s'agit de la forme syncopale.

CHAPITRE III

Étiologie.

La recherche des causes est celle qui devrait primer en pathologie. Nous tenons pour démontré que dans l'étude à laquelle nous nous livrons une pareille tendance ne pourrait que conduire aux meilleurs résultats. Cette remarque n'est pas la seule qui nous vienne de l'expérience : nous croyons encore que nulle part aussi bien que dans les dyspepsies on ne réussit, en en prenant un peu la peine, à remonter aux origines immédiates ou éloignées. C'est parce que notre conviction à cet égard est de celles que rien n'ébranle, que nous envisageons comme une nécessité de premier ordre, pour l'avancement de la question, l'obligation de donner la plus large étendue à ce chapitre.

Des divers auteurs qui ont écrit sur la matière, M. Jolly est, à nos yeux, celui qui a le mieux compris ou pressenti l'importance de cette étude, en faisant reposer sur elle le diagnostic et le traitement [1].

1. *Op. cit.*

Attitude du médecin vis-à-vis des malades.

L'étude des causes est ici, avons-nous dit, plus facile que dans nombre de maladies ; mais elle réclame deux conditions indispensables : du côté du médecin, de la sagacité, un dégagement parfait de tout parti pris, de toute idée préconçue ; et du côté du malade, une grande bonne foi. Que l'attention du médecin soit constamment en éveil, car il est très-peu de dyspeptiques qui n'aient leurs idées, leur théorie arrêtée, qui ne veuillent y convertir le médecin, et qui ne prétendent, pour le moins, en savoir autant que lui sur ce point. Qu'il sache surtout que la plupart d'entre eux invoquent toujours une cause sensible et extérieure, quand ils en ont une non moins palpable, mais intime, qu'ils ne se soucient point de révéler, et que de même qu'ils ne se font pas faute de se montrer défiants pour l'aliment qu'ils n'aiment pas, et pleins d'indulgence pour celui qu'ils aiment, dût-il les faire souffrir le plus, de même ils mettront volontiers sur le compte d'une circonstance étrangère ou chimérique ce qu'il serait plus expédient d'attribuer à la vraie cause, tantôt morale et tantôt matérielle.

C'est donc là que le jugement et la fermeté délicate du médecin ont surtout à s'exercer. Il lui faut ni mollir, ni trop facilement se rendre aux raisons du malade. Un autre grave écueil à éviter est celui-ci : persuadé que le consultant s'abuse ou veut abuser, on précipite l'interrogatoire, on interrompt le récit, et l'on s'expose à juger mal ou à formuler un diagnostic incomplet. En cela, comme en une foule d'occurrences analogues, le plus sage est de laisser parler le malade, qui, à la manière des coupables, s'accuse souvent en se défendant. On ne saurait assez compter sur les ressources du silence raisonné et de la patience en face d'un malade qui a presque toujours quelque chose à cacher, et qui, en dissimulant, fait obstacle au bien que précisément il ambitionne. La science ou l'art de l'augure antique ne devait pas avoir plus de peine à s'y reconnaître dans les entrailles des victimes sacrées que le médecin aux prises avec une certaine catégorie de dyspeptiques qui, en levant un côté du voile, font tous leurs efforts pour dérober le reste.

Le jour fait, la vérité bien établie, il faut le déclarer doucement, mais nettement, afin de mieux assurer l'autorité des conseils et de défendre le malade contre ses propres tendances.

I. — CAUSES ÉLOIGNÉES OU PRÉDISPOSANTES.

Les causes éloignées ou prédisposantes sont assez nombreuses. Leur importance est à nos yeux des plus considérables, comme pour tous les pathologistes qui ont appris à tenir compte de l'influence du moral sur le physique.

Nous n'hésitons nullement à déclarer qu'il n'est presque pas d'accidents dyspeptiques un peu prononcés où l'on ne puisse noter l'une ou l'autre des conditions étiologiques suivantes, que nous rangerons sous cinq chefs : causes *morales, sociales, professionnelles, constitutionnelles* ou *diathésiques,* enfin causes *climatériques.*

Je vais les examiner successivement dans cet ordre.

§ 1. Causes morales.

Van Helmont, en donnant l'estomac pour siége à son âme sensitive, principe dont il faisait le point de départ de toutes les impulsions fonctionnelles et l'aboutissant des diverses impressions venues des organes, avait devancé de plusieurs siècles les découvertes que l'expérience des physiologistes et des médecins modernes n'a fait que préciser en les confirmant.

L'estomac est un centre sensitif par excellence, et ici les croyances populaires sont d'accord avec la science. Cette faculté, incontestée au point de vue de la grande fonction de nutrition, n'est pas plus douteuse à l'égard des émotions morales. Qui n'a éprouvé cent fois l'influence bienfaisante du contentement, de la joie, sur son appétit et ses forces digestives? Qui n'a pas fait l'expérience inverse à l'endroit du chagrin, de la douleur morale et de toutes les passions tristes, lesquelles *ferment l'appétit*, suivant une expression vulgaire, et bouleversent les digestions?

Ces remarques ne s'appliquent pas exclusivement à l'estomac : le système digestif, dans ses différentes parties, peut y prêter. En effet, toute impression vive, la crainte surtout, entrave souvent ou trouble la digestion intestinale, en donnant lieu à ces coliques, à ces diarrhées instantanées et souvent irrésistibles.

La corrélation des peines de l'âme et des accidents digestifs n'avait pas échappé aux anciens. Baglivi résume admirablement leur opinion en ces termes, que nous ne saurions trop méditer : *Qui laborant animi pathemate corripi potissimum solent morbis ventriculi.* (1)

Alors même que le double influx nerveux qui préside à la sensibilité et aux fonctions gastro-intestinales n'expliquerait pas suffisamment cette susceptibilité si marquée, l'action sympathique, réflexe, du cerveau sur les organes de la digestion, s'exerçant par l'entremise des pneumo-gastriques et de leurs nombreuses anastomoses avec les filets du grand sympathique, suffirait amplement à en donner raison.

Que si les émotions, les chagrins, les préoccupations, ne sont

1. Liber I, cap. XIV.

plus accidentels, éloignés, mais permanents et répétés, il est naturel que la reproduction en quelque façon incessante des troubles digestifs constitue pour ces organes une prédisposition et enfin une habitude morbide, comme nous le voyons à la suite de la plupart des causes prédisposantes indéfiniment reproduites. L'instinct des masses ne s'y trompe donc pas, à en juger encore par cette sorte de sentence : « Mauvais estomac, bon cœur. » En effet, trop souvent l'homme impassible et égoïste résiste seul aux influences déprimantes et perturbatrices sur lesquelles je viens de m'arrêter.

Ce qui se présente chez l'individu isolé peut s'observer, d'une manière générale, chez tout un peuple, à la suite des calamités publiques, des commotions politiques. Au dire de Barras, les névroses digestives furent des plus fréquentes après notre grande révolution, de même qu'elles l'avaient été en Angleterre après les longues agitations du dix-septième siècle ([1]).

Il est surprenant qu'un moraliste et un observateur, comme la Rochefoucauld, ne se soit pas douté de l'influence des passions sur l'état des digestions, dans un siècle où pourtant les passions et l'estomac jouaient un rôle si marqué. Du moins n'en fait-il nulle mention dans ses aperçus, d'ailleurs plus arbitraires que profonds, sur l'origine des maladies ([2]). Tant il est vrai que la science du médecin est nécessaire pour comprendre et bien décrire ce qui touche à l'homme.

Je m'explique plus aisément pourquoi les partisans de la médecine exacte, de cette médecine idéale que la physique et la

1. *Op. cit.*, p. 292 et suiv.

2. *Œuvres inédites de la Rochefoucauld*, par M. Édouard de Barthélemy. Paris, 1863, p. 275.

C'est pourtant le même auteur qui a donné place, dans ses Maximes, à cette réflexion sceptique et exagérée comme tant d'autres : « La sobriété est l'amour de la santé, ou l'impuissance de manger beaucoup. » (Ibid., p. 200.)

chimie domineraient souverainement pour son plus grand bien, tiennent un faible compte de ces mystérieux ressorts intérieurs, de ces combinaisons, de cette solidarité, écrits en grosses lettres dans la moindre maladie, et sont tout prêts à s'écrier « que ce qui se passe dans la cavité organique de l'estomac peut également avoir lieu dans un vase inerte... qu'il faut éloigner ce mot de *force vitale*, si vide de sens. » (1)

Je ne m'étendrai pas davantage sur ce point, où les vrais observateurs ne sauraient être en désaccord, bien que les auteurs qui nous ont précédé, sans excepter M. Chomel, s'y soient trop peu arrêtés. Je n'ai qu'à renvoyer le lecteur à plusieurs des relations cliniques consignées dans la deuxième partie de ce travail, notamment à la 88e observation, qui est une des plus intéressantes que j'aie recueillies.

§ 2. Causes sociales.

Voici encore une source inépuisable de lumière dans les investigations concernant les influences prédisposantes d'une foule d'affections, que les médecins devraient beaucoup apprécier, et qu'ils négligent trop souvent.

En face d'un état de société aussi avancé, aussi compliqué que le nôtre, d'une civilisation accomplie comme celle dont nous jouissons, n'y a-t-il plus rien à étudier, rien à regretter? Dans cette trame si savante, ne se trouve-t-il pas quelque défaut capital? Hélas! pourquoi le cacher? Tout, dans notre civilisation, comme dans celles qui l'ont précédée, qu'elles aient égalé ou dépassé le niveau où elle est parvenue, ne conspire-t-il pas à troubler profondément l'organisme et ses fonctions les plus importantes, et cela presque dans tous les rangs de la société? Avec une réserve dont on appréciera les motifs, je ne ferai que

1. Mialhe, *Chimie appliquée à la physiologie*, p. 7; 1856.

glisser sur ce sujet délicat, quoique je pense que le médecin a le droit et le devoir de toucher à tout et de considérer comme siennes toutes les questions qui sont de nature à lui venir en aide dans l'accomplissement de sa mission.

Les indications que je donnerai seront suffisantes pour tracer la voie et montrer, sinon ce qu'il est possible de corriger, du moins le parti qu'on peut tirer, pour le profit de tous, de l'état de choses existant.

Regardons autour de nous, et constatons ce que la politique, la famille, l'ambition de tout genre, les passions plus contenues que réprimées, apportent d'agitation, de calculs, de soucis, de déceptions. Dans la vie des champs même, où jadis tout respirait le calme, la confiance, l'heureux abandon au sein du travail, sont apparues, en partie du moins, les tribulations et les luttes morales de la ville.

Comment s'étonner encore que les troubles de la modalité nerveuse soient d'une observation si journalière non-seulement dans la société, mais chez les populations rurales vivant de l'atmosphère des villes?

Si nous avons démontré, à l'article précédent, que les préoccupations prolongées exercent une influence certaine, irrécusable, sur les troubles digestifs, nous ne ferons donc que tirer un corollaire rigoureux de cette règle, en affirmant que les conditions sociales des peuples civilisés sont éminemment propres à favoriser les accidents nerveux de toute sorte et la dyspepsie en particulier.

Il est une cause qui relève de cet ordre d'idées : l'abus et la recherche exagérée des plaisirs de la table; mais comme son étude trouvera mieux sa place à propos de l'alimentation, je l'ajourne à ce moment.

Il en est de même de la misère, qui, par les privations qu'elle engendre et par les qualités mauvaises de l'alimentation, conduit à l'anémie d'abord, à l'appauvrissement général, aux préoccupations tristes, à l'envie, ces autres causes d'étiolement, et, en fin de compte, aux maladies digestives, à la dyspepsie. Nous reviendrons aussi, en son lieu, à la question de l'alimentation insuffisante.

§ 3. Causes professionnelles.

Ces causes ne sont ni moins ordinaires ni moins bien établies que les précédentes. Les professions manifestement insalubres, en viciant tout le système, ne peuvent que nuire à la fonction. Il en est d'autres qui, sans être malsaines à un si haut degré, sont plus ou moins souvent en contradiction avec les lois de l'hygiène. Ce sont toutes celles où il y a absence de repos suffisant, d'intervalle convenable entre les divers repas, de répartition sage dans la distraction et le travail, ou obstacle direct, mécanique, aux actes digestifs.

Je citerai tout d'abord les professions manuelles qui astreignent à la position assise et à un labeur pénible et prolongé, comme l'état de tailleur, de cordonnier, de graveur, etc., et, parmi les carrières libérales, celles de notaire, d'homme de lettres, de professeur, de médecin [1]. La nôtre a le privilége peu enviable de réunir presque toutes les conditions fâcheuses inhérentes à ces différents genres d'existence : grande irrégularité de repas, fatigues avant et après le manger, insomnies, position assise ou marche forcée au sortir de table, poitrine et estomac pressés contre un bureau ou les lits de malades, préoccupations, travail de tête continuel. Aussi est-il peu de médecins occupés et ne se donnant pas leurs aises qui ne soient dyspeptiques.

1. C'est ce qui a fait admettre à quelques auteurs une dyspepsie des gens de lettres.

Nul ne songera à nier le trouble déterminé sur l'acte digestif par une compression mécanique pouvant gêner le libre jeu des organes. On aura peut-être plus de peine à se représenter la part qui revient au travail intellectuel intempestif dans la production des dyspepsies. Sans nous contenter du fait expérimental qui est patent, nous trouvons une explication théorique, à notre gré, péremptoire. Quiconque a l'habitude de la méditation, des profondes réflexions, des études soutenues, sait que, dans ces heures de suractivité intellectuelle, le monde extérieur disparaît, que la plupart des fonctions semblent se taire devant la fonction souveraine, que la circulation et les phénomènes de caloricité tendent à abandonner les parties inférieures du corps pour se porter vers la tête, vers le siége où s'accomplit l'élaboration de la pensée. Comment donc le sang, la chaleur, l'influx nerveux ne feraient-ils pas défaut à l'organe digestif en travail, et, partant, comment la digestion ne s'en trouverait-elle pas plus ou moins troublée? Aussi, de deux choses l'une : ou vous digérez bien, et alors vous ne pouvez plus penser, ou vous êtes maître de vos facultés pendant la préparation des matériaux de la nutrition, et alors vous digérez mal, et je vous dirai, comme plus haut : si vous répétez cette cause, vous reproduirez l'effet et vous deviendrez dyspeptique, car toute rupture d'équilibre devient inévitablement, si elle se répète, une loi de l'économie qui influe, à distance, sur les troubles morbides de l'organe ou de la fonction contre lesquels l'harmonie physiologique s'est rompue.

§ 4. Causes constitutionnelles et diathésiques.

Nous comprendrons, dans l'examen qui va être fait de cette partie de l'étiologie, ce qui a trait à l'âge, au sexe, au tempérament, à la constitution proprement dite, à l'hérédité, aux maladies antérieures et actuelles.

Age. — Il n'est pas de périodes de la vie où l'homme ne soit sujet à contracter la dyspepsie. Les troubles digestifs, on le sait, sont très-fréquents dans la première enfance, ce qui dépend le plus généralement d'un vice dans le mode ou la qualité de l'alimentation. Quoique les différentes variétés de dyspepsie puissent se rencontrer chez les jeunes enfants, il faut reconnaître que le premier genre, composé des dyspepsies aiguës, accidentelles et temporaires ([1]), leur est presque spécial. Le jeune âge constitue donc une prédisposition indubitable, sans doute par suite du travail pour ainsi dire incessant des organes digestifs et de leur inaptitude à accepter une nourriture excessive ou trop variée. Nous nous proposons, du reste, de revenir sur la dyspepsie des jeunes enfants à l'occasion de l'alimentation envisagée au point de vue étiologique.

Chez les adultes se voient toutes les formes de l'affection, mais plus particulièrement la forme chronique, ce qui dépend vraisemblablement de la plus grande ancienneté des causes prochaines ou éloignées.

Dans la vieillesse, les dyspepsies sont encore assez ordinaires; comme dans l'enfance, la forme aiguë, surtout accidentelle (indigestion), tend à l'emporter sur les autres.

Sexe. — Les deux sexes ne paraissent pas également prédisposés à la dyspepsie. Si l'homme, en raison de l'irrégularité de sa vie, de son intempérance, la contracte fréquemment, la femme, par suite de son impressionnabilité plus grande, de ses secousses affectives plus répétées, des maladies générales, non matérialisées, telles que les névroses et la chloro-anémie, qui lui appartiennent presque en propre, enfin de la prédisposition, par voie de sympathie, résultant des lésions utérines, de la grossesse, etc., en est atteinte ou menacée incomparablement plus souvent. Le nombre des femmes qui n'ont jamais éprouvé

1. Voir notre tableau p. 16.

de troubles digestifs plus ou moins sérieux, est bien faible eu égard à celui des personnes du sexe qui, soit à l'époque de la puberté, de la ménopause, des règles, soit à l'occasion d'une dysménorrhée, d'une leucorrhée, des grossesses, sans parler de toutes les autres conditions étiologiques générales auxquelles elles n'échappent pas, présentent l'un ou l'autre genre de dyspepsie aiguë ou chronique.

Les névroses digestives sont si communes dans la pathologie de la femme qu'il suffit de la présence de quelques symptômes particuliers, tels que les palpitations, les douleurs précordiales ou intrascapulaires, etc., pour conclure à leur existence. Maintes fois j'ai vu ces pauvres patientes, plus résignées à ces sortes de douleurs que l'homme qui tient davantage aux plaisirs de la table, s'étonner qu'on y attachât de l'importance. C'est donc pour l'étude des dyspepsies le plus vaste champ d'observation, celui où il est possible, dans un temps très-court, de recueillir les données les plus intéressantes et les plus instructives sur cette grande classe de névroses et sur leurs variétés.

Une autre cause toute mécanique a été invoquée : je veux parler du corset. Nous sommes loin de la récuser; mais, on en conviendra, son influence doit être bien faible comparativement aux causes générales si puissantes qui viennent d'être mentionnées.

Tempérament. — Mon opinion n'est pas aussi arrêtée à l'endroit de l'influence prédisposante, exercée dans la production de la dyspepsie par les différentes nuances de tempérament. L'induction autorise cependant à considérer le tempérament nerveux, le tempérament des vives émotions, des grandes susceptibilités, comme étant une des prédispositions constitutionnelles les plus certaines de la dyspepsie. Mon expérience personnelle et les observations que je relaterai sont en concordance avec cette vue de l'esprit. D'ailleurs, puisqu'il vient d'être constaté que le sexe féminin est de beaucoup plus disposé que le masculin à cette affection, et qu'il est généralement reçu que le tempérament de la femme est surtout nerveux, cette donnée justifie et corrobore le raisonnement qui précède.

Constitution. — Ce qu'on peut dire de positif à ce sujet, c'est que, si la dyspepsie n'épargne pas les plus fortes constitutions, elle trouve un terrain mieux préparé chez les personnes délicates. Rapprochée des autres explications fournies tout à l'heure, celle-ci aide encore à rendre compte de la prédisposition plus grande aux dyspepsies dans l'enfance et le sexe féminin. Je n'avancerai qu'un fait d'expérience, en disant que les exemples de dyspepsie chronique, sérieuse, opiniâtre, m'ont paru se rencontrer toujours chez des sujets nerveux et de faible constitution. Quelques-unes de mes observations, notamment les n°s 42, 49 et 65, en font foi.

Hérédité. — La dyspepsie n'est pas plus réfractaire à cette mystérieuse prédisposition morbide que la plupart des autres maladies. Les névroses, si c'est possible, rentrent dans cette règle plus encore que les différentes espèces nosologiques. Néanmoins, il faut avouer que les causes de la dyspepsie étant multiples et la dyspepsie spontanée très-fréquente, la part est assez difficile à faire entre l'influence résultant de l'hérédité et l'aptitude qu'ont tous les hommes à contracter cette maladie. Ce n'est guère que dans la forme tout à fait chronique qu'on pourrait se prononcer, à cet égard, avec quelque certitude.

Au reste, la plupart des auteurs, entre autres F. Hoffmann, Schmidtmann et Barras, ne mettent pas en doute l'influence très-grande de cette cause, que j'ai constatée plus d'une fois d'une manière irréfragable.

Maladies antérieures ou actuelles; diathèses. — Toute maladie passée ou présente, ayant affaibli la constitution, exalté la sensibilité, fait prédominer l'élément nerveux ou pesé directement sur les organes digestifs par une diète prolongée, un traitement actif [1], peut être réputée constituer une prédisposition à la dyspepsie. C'est à ce titre que la plupart des convalescents, surtout à la suite de fièvres graves, sont plus ou moins dyspeptiques et passent souvent par tous les degrés de la névrose digestive, depuis la boulimie jusqu'à l'atonie la plus complète ou l'apepsie, pour me servir de l'expression même du père de la médecine.

L'onanisme, les pertes séminales de tout genre, n'agissent pas autrement et expliquent de la manière la plus plausible, par le fait de l'épuisement général et des troubles nerveux répétés, ces dyspepsies parfois si inquiétantes qu'on observe chez les jeunes gens (27e obs.) [2].

Quant aux diathèses ou cachexies, il faut les diviser en deux catégories : celles qui sont spécifiques, par exemple, la syphilis, la diathèse vermineuse, les dispositions dartreuse, rhumatismale ou goutteuse, et celles qui ont pour caractère prédominant d'altérer les conditions d'équilibre physiologique des forces et des fonctions vitales, comme l'impaludation, l'empoisonnement saturnin, mercuriel, iodique, arsenical et peut-être quinique, etc.

Dans la première, l'influence prédisposante n'est pas chose encore bien démontrée. On a cité dans des écrits sérieux, et tous les jours le public s'entretient de rhumatismes, de gouttes, de dartres qui se sont jetés sur l'estomac, sur les intestins, et ont troublé plus ou moins gravement les fonctions digestives.

1. Notamment l'abus des antiphlogistiques généraux et locaux, sans partager, à cet égard, l'opinion outrée de quelques auteurs, et surtout de Barras (*op. cit. passim*).

2. Schmidtmann, cité par Barras (*op. cit.*, p. 296), reconnaît à l'onanisme une influence telle sur la cardialgie, qu'il dit en propres termes que c'est la première cause qu'il soupçonne chez les jeunes gens : *Cardialgia in juvenibus obvia mihi semper suspicionem movet, eos masturbari, atque, disquisitione institutâ, rarenter à vero aberravi.*

Nous avons nous-même assisté à ces sortes de migrations, et nous présentons dans nos observations (n° 39) un exemple de dyspepsie de cause rhumatismale; mais nous croyons pouvoir les expliquer par l'action directe, l'envahissement de l'affection diathésique sur les parois fibreuses et musculaires du ventricule gastrique ou de l'intestin plutôt que par une influence générale éloignée, spécifique.

Quant à la diathèse vermineuse, sur laquelle J. Frank avait cru devoir faire reposer une de ses douze classes de cardialgie, tant il avait observé ses effets, elle constitue assurément une prédisposition aux dyspepsies gastro-intestinales avant et après l'époque de la puberté, et nous ne comprenons pas que, dans les traités les plus récents, on l'ait prise si peu en considération.

Une cause prédisposante, bien plus fréquente et mieux démontrée, est l'état chloro-anémique, et en particulier la leucorrhée, qui en est une suite presque forcée chez la femme. Nous sommes loin, toutefois, de lui reconnaître la même importance que M. Beau.

Dans la seconde catégorie, qui comprend les cachexies palustre, saturnine, mercurielle, l'iodisme, etc., l'aptitude morbide qui en résulte, au point de vue de la dyspepsie, ne me paraît pas contestable. Ici, la prédisposition s'acquiert, si je puis dire, par tous les bouts, par l'appauvrissement général et fonctionnel, par les désordres directs, à longs retentissements, occasionnés sur les voies digestives par plusieurs de ces agents thérapeutiques, et en particulier par l'iode ou ses composés, les sels de quinine, l'arsenic, les opiacés.

Au rapport de Barras, dont l'impartialité, je l'avoue, laisse à désirer à cet égard, la plupart des névroses digestives traitées par lui avaient été causées et, à tout le moins, entretenues par l'abus des antiphlogistiques. Notre conviction est faite sur ce second point, comme on le verra à l'article du traitement, mais elle est loin de l'être sur le premier [1].

Chacune de ces prédispositions prêterait à des développements que nous ne pouvons nous permettre, quelque grand que soit notre désir de présenter une étude approfondie de la pathogénie de la dyspepsie. Ces indications sont assez complètes pour que le lecteur, en consultant ses souvenirs ou ses auteurs, puisse, le cas échéant, attribuer à sa vraie cause la dyspepsie d'abord inexplicable et souvent opiniâtre qu'il a sous les yeux. Hélas! le *sublatâ causâ* ne suffit pas ici pour détruire l'effet, car des causes passagères produisent souvent des conséquences durables, des traces indélébiles; mais ne pourra-t-on pas mieux atténuer ces inconvénients quand on aura appris à les connaître, et n'est-ce pas beaucoup encore de savoir compter avec l'impossible et ménager tout à la fois ses moyens d'action, son malade et sa réputation?

§ 5. Causes climatériques.

Les climats chauds et la saison qui, chez nous, y correspond le mieux, c'est-à-dire l'été, exercent une influence bien démontrée sur les fonctions digestives.

Pour quiconque a vécu dans les latitudes méridionales, il n'est pas douteux que l'ardeur du soleil, la stabilité des degrés thermométriques élevés, agissent peu à peu sur tout l'organisme, en développant ou en exagérant les dispositions nerveuses et les sécrétions hépatiques, d'où le tempérament nerveux et bilieux si prédominant chez les races du Midi. En second

1. Barras (*op. cit.*, p. 315 et *passim*). Il faut dire, à la décharge de cet auteur, que, dans un autre endroit de son livre, il condamne non moins énergiquement l'abus des médicaments excitants, dont les médecins allemands font un si grand usage.

lieu, à défaut d'expérience personnelle, on peut apprendre que les fonctions digestives sont plus ou moins languissantes dans ces pays; que, quand l'appétit ne fait pas défaut, des troubles digestifs souvent imprévus viennent traverser les différents actes de la digestion. On sait, en outre, qu'on y arrive graduellement à manger peu, à se nourrir d'aliments plus légers ou à exciter l'appétit et l'élaboration gastro-intestinale à l'aide d'assaisonnements variés, d'épices, dont le bienfait passager s'obtient au prix d'inconvénients majeurs et à longue portée. Que de voyageurs revenus des contrées chaudes avec une prédisposition à la dyspepsie, qui s'est ensuite développée sous l'influence de causes adjuvantes, si même cet effet ne s'est pas produit d'emblée!

Qu'on ne pense pas que l'Européen seul soit exposé à ces accidents. Les indigènes eux-mêmes n'en sont pas exempts. Il nous a été permis d'observer que chez eux il y a plus de dyspeptiques qu'on ne croit, et que les écarts de régime souvent si considérables auxquels ils se laissent aller en de certains jours, dans leur vie généralement sobre, ne passent pas d'une manière impunie.

Toujours est-il que les climats chauds prédisposent aux affections dyspeptiques.

Cette influence étiologique se retrouve, mais en petit, dans notre pays pendant la saison des chaleurs. Il y a, en effet, des personnes qui, pleines d'appétit en hiver et digérant alors parfaitement, ne mangent presque plus en été, ou qui, si elles continuent à satisfaire leur appétit, le font au détriment de leurs digestions et même de leur santé. C'est de la sorte que s'expliquent ces dyspepsies périodiques de la fin de l'été ou du commencement de l'automne, comme nous en citerons des exemples (47e et 57e obs.).

Les professions dans lesquelles on est exposé au rayonnement d'un calorique ardent, comme celles des forgerons, des chauffeurs d'usines, des fondeurs, des verriers, des boulangers, des cuisiniers, etc., prédisposent, par un procédé analogue, aux différentes formes de la dyspepsie (21e et 51e obs.). C'est, pour ces artisans, comme une saison chaude artificielle et prolongée, qui les épuise, augmente la soif et la perspiration cutanée au détriment de la faim, trouble la nutrition et abrége trop souvent leur existence.

Bien que l'action constante de la chaleur soit, en tant que cause éloignée, en tête des influences climatériques les plus propres à produire la dyspepsie, il n'en est pas moins vrai que la température froide et humide, celle qui se fait sentir ordinairement, et pendant la plus grande partie de l'année, dans les pays brumeux ou marécageux du nord et du centre de l'Europe, y prédispose manifestement. L'affaiblissement des constitutions, l'atonie fonctionnelle, conséquence presque forcée de ces sortes de climats, expliquent raisonnablement l'aptitude morbide qui en découle surtout pour les personnes auxquelles, par position ou par goût, sont refusés les aliments toniques et stimulants. Or, on le sait, ces substances nutritives rentrent, pour ces pays, dans les indications hygiéniques.

C'est, suivant nous, au moins autant à l'action des influences climatériques qu'au vice de régime qu'il faut attribuer les troubles digestifs si fréquents, d'après Whytt et Schmidtmann, chez les classes pauvres du nord de l'Angleterre et de l'Allemagne [1].

Au surplus, l'analogie pathogénique entre les latitudes méridionales et septentrionales ne se montre pas seulement à propos de la dyspepsie; elle se présente dans une affection plus grave des voies digestives, et probablement en vertu de la même théorie : je veux parler de la dyssenterie. J'ai même remarqué que fréquemment la maladie fonctionnelle, la dyspepsie, précédait la

1. Barras (*op. cit.*, p. 46 et *passim*).

maladie organique, c'est-à-dire la dyssenterie, de telle manière qu'en guérissant la première on pouvait prévenir l'invasion de la seconde, ce qui s'observe, du reste, également dans d'autres affections semblables.

II. — CAUSES INDIVIDUELLES ET DÉTERMINANTES.

Cette partie de notre étude étiologique, quoique plus facile, en apparence, à étayer de moyens de conviction, puisqu'il s'agit des circonstances productrices les plus rapprochées de l'invasion, et par conséquent plus simples à apprécier, comporte cependant bien des considérations. Aussi diviserons-nous ce sujet en trois parties :

Circonstances étiologiques relevant du sujet lui-même ;
Circonstances étiologiques relevant de l'alimentation ;
Circonstances étiologiques relevant de la digestion.

§ 1. Circonstances étiologiques relevant du sujet lui-même.

Tout ce qui concerne cet article peut être compris sous deux chefs : *habitudes, idiosyncrasies.*

1° *Habitudes.* — Dans la manière de vivre d'un dyspeptique, il n'est pas rare de trouver une ou plusieurs habitudes qui exercent une influence déterminante sur son affection.

Le penchant pour les boissons alcooliques vient en première ligne, comme fréquence et comme importance.

Porté jusqu'à l'excès, ce vice cause deux sortes d'accidents digestifs, la dyspepsie aiguë accidentelle (indigestion), et la dyspepsie chronique. Un buveur habituel ne tarde pas à préférer le liquide au solide; son palais et son estomac se blasent, ou, en langage médical, l'atonie générale se traduit par la perte de l'appétit et les difficultés de la digestion. Pour se ranimer, pour réveiller ses facultés, c'est encore aux boissons fermentées qu'il s'adresse, et il ne sort plus de cette triste alternative : dépression ou excitation alcoolique.

S'il ne modère pas sa fatale passion, il va droit au *delirium tremens,* dont un des signes principaux consiste dans l'absence souvent absolue d'appétit et dans des troubles digestifs nombreux et souvent graves.

Sans pousser l'habitude jusqu'à outrance, il est un usage déplorable commun aux militaires et à la classe ouvrière : je veux parler de celui qui consiste à boire des spiritueux à jeun. Dans une classe plus élevée, le vin blanc remplace l'eau-de-vie ou l'absinthe. Ces liquides, pris par hasard, n'ont pas sans doute d'inconvénients; mais quand leur ingestion est passée à l'état d'habitude, c'est tout différent : l'irritation répétée des tuniques stomacales, non protégées par des aliments, l'absorption et le trouble nerveux qui s'ensuivent, produisent souvent des accidents à peine possibles avec des quantités beaucoup plus grandes prises aux repas. Parmi les désordres digestifs pouvant en résulter, il en est un pour ainsi dire spécial à cette catégorie de buveurs : c'est la dyspepsie pituiteuse, à propos de laquelle nous nous retrouverons en présence de cette question.

Quant à décider laquelle de ces habitudes est la plus efficace pour la détermination de la dyspepsie, l'expérience démontre que c'est avant tout celle des buveurs d'eau-de-vie, et, d'une manière générale, que les boissons ont d'autant plus d'influence qu'elles sont plus alcoolisées. Par contre, la bière m'a paru avoir la part la plus minime, avantage dû, sans doute, au principe amer (lupuline?) qu'elle contient, et qui agit comme correctif. Aussi n'est-il pas rare de voir, dans les pays à bière bien préparée, des amateurs émérites qui ont trouvé le secret de prendre des repas copieux et de vider dans leur intervalle de nombreux flacons. Ce qui vient à l'appui de cette pensée, c'est que le cidre et le poiré, bus dans les mêmes proportions, sont bien moins compatibles avec l'intégrité de l'appétit et de la digestion.

Une autre habitude, compagne ordinaire de la précédente, est celle du tabac à fumer.

Renfermé dans des limites raisonnables, l'usage du tabac n'a rien de préjudiciable à l'économie : trop de témoins pourraient protester, par leur santé et leur longévité, pour qu'il soit permis d'adopter les idées théoriques contraires à ce bizarre délassement des peuples modernes. Il n'en est plus de même quand il y a abus : deux accidents se présentent alors d'ordinaire qui expliquent amplement les troubles accidentels d'abord, puis habituels des digestions : la surabondance de la sécrétion salivaire et l'absorption d'une quantité toujours trop considérable de fumée et de suc de tabac. La pénétration de ces produits dans l'économie est doublement malfaisante par l'action immédiate qu'ils exercent sur la muqueuse stomacale, et par leur influence indirecte sur le système nerveux. C'est, avec une autre nuance, ce qui se passe dans l'habitude de l'eau-de-vie ou des alcooliques pris à jeun [1].

Relativement à la dégoûtante passion de la succion ou chique de tabac, qui, heureusement, est exceptionnelle et abandonnée aux classes les plus infimes, je me contenterai de dire qu'elle ne peut que produire au plus haut degré les désordres attribués à la fumée de tabac : salivation exagérée, désordres directs de l'estomac et indirects du système nerveux.

1. Ces lignes, inspirées par ma propre observation, étaient écrites quand j'ai eu sous les yeux un ouvrage de Tissot, où le célèbre praticien rapproche les accidents digestifs des grands fumeurs de ceux des grands buveurs. L'idée, quoique peu importante, doit donc revenir à celui qui le premier l'a conçue. C'est bien assez de pouvoir s'appuyer sur un pareil témoignage. (Tissot, *De la santé des gens de lettres*, p. 165. Lausanne, 1772.)

Comme habitudes individuelles pouvant exercer une influence immédiate sur les digestions, il faut citer encore les exercices immodérés, l'usage de la voiture, du cheval, de l'escarpolette, des plaisirs violents, des bains [1], suivant de près un repas; enfin, la navigation. On doit comprendre qu'il s'agit ici surtout des causes déterminantes des dyspepsies aiguës accidentelles.

2° *Idiosyncrasies.* — Il y aurait un long chapitre à écrire sur ce sujet. Nous nous bornerons à quelques considérations.

On rencontre tous les jours des personnes qui, avec ou sans répugnance, ne peuvent ingérer tel aliment, telle boisson, sans en éprouver des accidents digestifs plus ou moins complets. J'ai soigné des malades auxquels il était impossible de digérer, aux uns les œufs, le lait, certains légumes, le melon, quelques fruits, comme les fraises, les framboises; aux autres le vin, le thé. On verra dans les 22e, 25e et 46e observations des exemples de ces singulières dispositions. La répugnance et la non-digestibilité sont surtout ordinaires pour les matières grasses : celui-ci mangera le beurre au couteau, la moelle de bœuf à la cuiller, et ne pourra approcher de ses lèvres un autre corps gras; celui-là mangera impunément du lard, de l'huile d'olive, et ne pourra se faire à aucune autre graisse.

Les idiosyncrasies, en matière d'alimentation et de digestion, ne sont donc pas moins réelles qu'à propos des médications; « mais, dirons-nous avec M. Nonat, il faut se bien garder d'en exagérer l'importance. Il est très-probable qu'on a dû singulièrement abuser de cet élément étiologique dans un temps où l'on ne possédait sur l'acte de la digestion que des notions très-incom-

1. Les pédiluves simples eux-mêmes, pris à un intervalle trop rapproché des repas, occasionnent souvent des troubles plus ou moins sérieux de la digestion. J'en citerais des exemples, si ces faits n'étaient pas d'une si grande banalité.

plètes, et où ce travail compliqué était réduit à une série de phénomènes purement mécaniques. » [1]

En effet, de nos jours, où la physiologie, aidée des découvertes de la chimie, a transformé et tant élucidé la question de la digestion, il est une foule de dyspepsies ou de troubles digestifs mis au compte des idiosyncrasies, qui ne sont pas autre chose que le produit direct ou éloigné d'un désordre fonctionnel ou d'une altération des liquides digestifs, suivant la définition même que nous avons donnée de la dyspepsie [2]. C'est donc là qu'il faut le plus souvent aller chercher la cause réelle de l'affection.

Disons encore, avant de quitter ce sujet, qu'il convient de faire une différence entre les idiosyncrasies temporaires, éventuelles, et les idiosyncrasies permanentes et en quelque sorte inhérentes à l'individu. Parmi les premières, il en est de très-fréquentes que nous constatons chaque jour : ce sont celles des femmes grosses, idiosyncrasies dont la variété l'emporte encore sur la fréquence; mais on en rencontre aussi dans des circonstances tout à fait indépendantes de la gestation. Cette distinction n'est pas indifférente au point de vue du pronostic et du traitement.

§ 2. Circonstances étiologiques relevant de l'alimentation.

Nous touchons ici aux causes les plus ordinaires, les plus importantes, et les plus faciles à pénétrer quand on veut bien s'en donner la peine.

Devant aborder des questions d'un intérêt capital, il nous faudra procéder avec ordre. Nous fixerons donc tour à tour notre attention sur :

Les conditions d'une bonne alimentation;

1. *Op. cit.*, p. 38.
2. Voir p. 8.

L'excès dans l'alimentation ;
Le défaut dans l'alimentation ;
La mauvaise distribution des repas ;
L'influence des boissons ;
L'influence des condiments.

1° Conditions d'une bonne alimentation.

Grâce aux beaux travaux de la chimie contemporaine, appliqués à la physiologie, il est prouvé et admis que les matières alimentaires se réduisent à trois grandes classes : les produits *hydrocarbonés* ou *féculents* [1], les produits *azotés* ou *albuminoïdes* [2], et les *corps gras* [3]. On sait aussi que le concours de certaines matières minérales est si indispensable qu'on a proposé d'en faire une quatrième classe d'aliments dits *minéraux* [4].

D'expériences nombreuses, faites par plusieurs physiologistes, il résulte qu'aucune de ces catégories de substances nutritives, prise exclusivement, n'a le pouvoir d'entretenir la vie, non-seulement chez les hommes, mais encore chez les animaux, tandis qu'un seul aliment composé de ces divers éléments peut suffire à la nutrition [5].

L'aliment par excellence est donc celui qui sera formé, dans des proportions convenables, de principes azotés et non azotés.

Une bonne alimentation est, par conséquent, celle qui repose sur les proportions des quatre sortes d'aliments les plus favo-

1. Amidon ou fécule, dextrine, sucre, gomme, pectine.
2. Fibrine, albumine, caséine, végétales et animales ; gélatine, chondrine, créatine, osmazôme, etc.
3. Graisse, beurre, huile, etc.
4. Chlorure de sodium ou sel marin, phosphate de chaux, oxyde de fer, etc.
5. Ainsi du lait et des œufs.

rables à l'accomplissement régulier de toutes les fonctions [1].

Partant de là, il importe que le médecin, mis en demeure de se prononcer sur la cause d'une maladie dyspeptique au point de vue de l'alimentation, recherche si les éléments en sont sagement combinés, en se souvenant que ce n'est pas tant les quantités relatives de matière alimentaire que la facilité plus ou moins grande avec laquelle celle-ci est digérée qu'il faut considérer; ce qui revient à dire que la valeur digestive d'un aliment dépend moins de sa composition chimique que de son degré de digestibilité. Cette vérité, nous avons le devoir de le déclarer, ne préoccupe pas assez la plupart des expérimentateurs, trop enclins à placer les lois vitales sur le même niveau que les lois chimiques.

Il faut voir, en outre, si l'alimentation, convenable en principe, est en rapport avec les besoins actuels et spéciaux de l'économie [2]. Voilà ce qu'enseigne la saine physiologie, et nous n'avons qu'à y applaudir. L'étude des causes et des indications thérapeutiques a tout à gagner en suivant cette voie.

Mais on pense bien que, précisément parce que la mesure d'éléments nutritifs ne saurait être la même pour tous les individus, ni même pour chaque individu d'une manière définitive, nous ne pouvons pas accepter, comme absolus, les préceptes formulés sur la meilleure proportion de ces principes, pour l'adulte, par quelques savants, et en particulier par M. Payen [3]. Ce sont des données *à priori*, bonnes à consulter, plus ou moins concordantes avec la pratique, mais qui toutefois, dans l'appli-

1. Longet, *Traité de physiologie*, t. I, p. 81 et suiv.; 1861.

2. Longet, *op. cit.*, p. 85.

3.

		Substance azotée.	Carbone.
Pain...	1000 grammes	70g.00	300g.00
Viande	286 —	60g.26	31g.46
	1286 —	130g.26	331g.46

(Ibid., p. 88.)

cation, sont soumises à tant de fluctuations qu'on ne doit les admettre qu'avec de grandes réserves. Je dirai plus : dans la plupart des dyspepsies, il faut se préoccuper non pas tant de la proportion physiologique des éléments nutritifs que de celle qui est révélée par l'état pathologique du sujet [1].

Pourquoi hésiterais-je plus longtemps à le déclarer? La question de l'alimentation est la plus complexe, la plus délicate et en même temps la plus instante dans l'étude de la dyspepsie. Le médecin n'en sortira à sa satisfaction qu'à la condition : 1° de se rendre un compte exact des lois qui président à la digestion type ou physiologique; 2° de connaître la composition et la classification réelle des divers aliments; 3° de savoir apprécier la digestibilité de chacun d'entre eux; 4° enfin, d'apprécier rigoureusement la corrélation qui existe, chez le dyspeptique, entre le phénomène morbide et la qualité connue ou soupçonnée de ses aliments.

Tout est là. Pour nous résumer, disons donc : une bonne alimentation est celle qui répare le mieux les organes et assure le plus sûrement l'exercice des fonctions; mais c'est, en outre, celle qui s'accomplit avec le moins de sensation pénible. Le premier terme de cette proposition n'implique pas du tout le second, ainsi que nous le verrons.

2° Excès dans l'alimentation.

L'alimentation peut être cause de dyspepsie quand elle excède non pas seulement les proportions absolues des élé-

1. Lieutaud a, il y a plus de cent ans, trop bien rendu la multiplicité des susceptibilités digestives pour que je renonce au désir de citer ce passage : « La constitution de ce viscère (estomac), particulière à un individu, ne ressemble pas plus à celle des autres que les traits du visage; cette différence, qui ne nous est connue que par quelques effets,

ments nutritifs qui, pour nous, n'existent qu'exceptionnellement, mais les proportions relatives à l'individu dans des conditions données. Ainsi, le même homme ne se nourrira pas impunément de la même façon à la ville et à la campagne, dans les travaux sédentaires et les travaux extérieurs. S'il enfreint la règle et exagère la quantité de substances alimentaires ingérée, il aboutira tantôt à la dyspepsie aiguë accidentelle (indigestion), tantôt à la dyspepsie aiguë temporaire si la cause est répétée, tantôt, enfin, à la dyspepsie habituelle si l'excès dans l'alimentation est permanent.

Pour quelques estomacs privilégiés, façonnés à tous les excès, on en trouve un bien plus grand nômbre auxquels la nature a imposé des limites, qui ne sont jamais impunément franchies. Le mode suivant lequel sont produites ces dyspepsies est, du reste, trop évident pour que nous ayons à nous y arrêter.

Cette cause est très-fréquente dans la dyspepsie des gens du monde, des riches, des hommes en place. Notre civilisation, sans atteindre encore, Dieu merci, aux déplorables abus dont Sénèque nous fait une si palpitante peinture, pourrait, jusqu'à un certain point, s'appliquer cet apophthegme du grand philosophe : *Innumerabiles esse morbos miraris? Coquos numera* (1).

3° Défaut dans l'alimentation.

Cette cause de dyspepsie se déduit des mêmes principes physiologiques et cliniques que la précédente, mais différemment

est prodigieusement variée, et à peine trouverait-on, sur plusieurs milliers, deux hommes qui auraient, à cet égard, les mêmes facultés. » (*Op. cit.*, p. 298.)

1. Sénèque, ép. xcv. L'éloquente critique de l'auteur latin est aussi digne d'intéresser le médecin que le moraliste.

interprétés. Si l'homme en se nourrissant trop fatigue ses organes digestifs, en prenant une nourriture insuffisante il tombe dans la langueur, l'atonie, et, par une juste solidarité, l'estomac et le tube intestinal perdent de leur vitalité, moins parce qu'ils ne fonctionnent plus assez que parce qu'ils n'ont plus la force de fonctionner.

Mais le vice de l'alimentation ne consiste pas seulement dans la quantité; il est plus souvent mis en évidence du côté de la qualité même des substances nutritives.

La mauvaise qualité des mets est sans doute le triste apanage du pauvre. N'ayant ni les moyens de s'en procurer de bons, ni le temps de les apprêter, il mange ce qu'il peut, ce qu'il trouve, songeant bien plus à satisfaire sa faim que son palais. Les repas de l'ouvrier ou du pauvre, tout en étant copieux, peuvent donc être malsains et engendrer la dyspepsie de deux manières principales : par leur peu de valeur nutritive et par leur indigestibilité.

Défaut dans la valeur nutritive. — Nous avons vu précédemment que la bonne alimentation consiste dans la combinaison bien proportionnée des différentes classes d'aliments. Or, que la nourriture repose à peu près uniquement, comme cela a lieu si souvent chez les populations laborieuses, sur les aliments amylacés ou hydrocarbonés, auxquels se trouve adjointe une quantité minime de graisse, la nutrition ne se fera qu'incomplétement, puisque la physiologie nous enseigne que ces substances ne contribuent qu'à l'entretien de la respiration, de la chaleur animale et tout au plus du tissu cellulaire. En outre, la digestion n'ayant à s'exercer que sur une partie des matériaux qui lui sont destinés, les troubles fonctionnels se feront sentir, et, favorisés par le dépérissement général, ils s'établiront d'une manière habituelle sous forme de dyspepsie. Les traités d'hygiène répètent à satiété les exemples de l'influence de la bromatologie sur la santé comme sur les forces productives du travail [1].

Défaut dans la digestibilité. — Les substances alimentaires peuvent être indigestibles soit par elles-mêmes, par exemple quand elles sont composées d'éléments réfractaires à la digestion, comme le ligneux, ou peu assimilables, comme la chondrine, la gélatine; soit par leur préparation, quand, par exemple, la coction a été incomplète et que la désagrégation et la transformation de certains principes immédiats n'ont pas eu lieu.

M. Nonat ne fait que parler le langage de la physiologie et de la pratique quand il dit : « Les aliments bien préparés, convenablement accommodés, ont déjà subi un commencement de digestion. » [2] Le pain mal cuit, mal levé, les divers féculents, n'ayant pas subi leur transformation en dextrine avant d'arriver à l'estomac, ne complètent leurs changements moléculaires qu'avec beaucoup de peine, ainsi que nous le verrons à propos du rôle des milieux digestifs, ou ne les opèrent même pas du tout. Leur passage, sans avoir été profitable à la nutrition, puisque leur assimilation a été nulle ou imparfaite, se fait sentir défavorablement sur les milieux eux-mêmes, et une dyspepsie accidentelle ou habituelle en est la conséquence inévitable.

Les deux côtés défectueux de l'alimentation se remarquent souvent dans la première enfance. En effet, à cet âge, nous avons à soigner une foule d'accidents digestifs d'abord fonctionnels, puis organiques, qui ne dépendent pas d'une autre cause que de la mauvaise qualité des aliments : lait insuffisamment riche, trop étendu d'eau, aigri, ou ayant subi l'action d'une température trop élevée; bouillie dont la fécule a été mal délayée et, par suite, non transformée; légumes ou soupes chargés de principes immédiats non attaquables par les sucs digestifs de ces

1. Voir notamment le *Traité d'hygiène* de M. Michel Lévy, t. II, p. 612 et suiv.; 3e éd.

2. *Op. cit.*, p. 21.

petits êtres; d'où des indigestions ou dyspepsies aiguës, stomacales et intestinales, la flatulence, la diarrhée, l'entéralgie, etc.

Mais la faim n'est pas seulement mauvaise conseillère, *malesuada fames*, pour le pauvre; elle l'est encore pour le riche. Désenchanté des plaisirs d'une table où la frugalité a été longtemps absente, le riche ne sait plus choisir la nourriture qui lui convient : l'abondance pour lui est pauvreté. Il demande aux mets extraordinaires, lourds, chargés d'accessoires, de réveiller son appétit engourdi, et, de la sorte, il crée de nouvelles difficultés, de nouvelles fatigues pour ses organes. Avec moins d'appétit et de force digestive que l'ouvrier, il se rassasie de mets succulents qui ne le flattent que peu et dont il est indisposé. Voilà certainement une des causes les plus ordinaires de la dyspepsie des gens du monde. Ainsi se rapprochent, par leurs effets, des situations en apparence si différentes.

4° Mauvaise distribution des repas.

Nous ne pouvons que signaler, avec M. Chomel [1], l'influence de la mauvaise distribution des repas par rapport à la production et à l'entretien de l'état dyspeptique.

Tissot [2] s'était appesanti déjà, avant cet auteur, sur cette circonstance étiologique et sur la nécessité de bien ordonner les repas, au double point de vue de leur intervalle et de leur importance relative.

Une règle comprenant tout est celle-ci : proportionner le nombre et l'importance des repas aux besoins de réparation et à la faculté digestive des individus. Ainsi, les enfants et les jeunes gens qui dépensent beaucoup, c'est-à-dire chez qui le mouvement intramoléculaire est incessant, ont besoin d'un ap-

1. *Op. cit.*, p. 53.
2. *De la santé des gens de lettres*, p. 131.

port fréquent de matériaux alibiles. Le vieillard dont les conditions d'existence sont opposées, c'est-à-dire chez qui le mouvement intramoléculaire est peu actif, doit se contenter d'une nourriture très-modérée.

Mais le même régime alimentaire ne saurait pas plus convenir aux individus d'une certaine catégorie que les mêmes qualités d'aliments : tel enfant, tel adulte, tel vieillard digère plus vite que tel autre, et réclame, par conséquent, un intervalle plus restreint entre ses repas.

Quoi qu'il en soit, j'ai reconnu, comme M. Chomel, que nombre de dyspepsies, surtout chez les gens du monde, n'ont pas d'autre cause qu'une mauvaise distribution des repas. Ainsi, beaucoup de personnes retardent leur premier repas, appelé déjeuner par un abus de langage, jusqu'à onze heures ou midi, et cèdent largement à leur appétit, qui est généralement vif. Cinq ou six heures après, arrive l'heure du dîner, du grand repas : on se présente à table sans faim; mais, moitié par habitude, moitié par entraînement ou par conviction qu'il faut manger quand même, on surcharge l'estomac à peine délivré d'un déjeuner copieux et substantiel. Toute la nuit ne suffit pas pour cette laborieuse digestion; on n'éprouve un peu d'allégement que vers le matin; on appelle à son aide des raisons imaginaires, puis on recommence les mêmes allures et on devient dyspeptique par la force des choses.

Chez quelques-uns, l'avis du médecin est écouté et la santé se rétablit; chez d'autres, les conseils, les avertissements sont mis à néant par les préjugés, l'inertie ou la tyrannie de l'habitude. On admet les drogues, même quand elles ne réussissent que médiocrement; on n'admet pas, on ne veut pas comprendre la toute-puissance du régime.

Nous donnerons, à cet égard, quand le moment en sera venu, quelques préceptes relatifs à l'alimentation, aux périodes principales de la vie, préceptes que nous puiserons surtout dans notre expérience. Ici, il ne faut pas l'oublier, nous n'avons à nous occuper que de l'alimentation considérée comme cause de dyspepsie.

5o Influence des boissons.

Les liquides, pris aux repas, n'ont pas seulement pour but de ramollir, de délayer, c'est-à-dire de diviser les aliments et de les soumettre à une action plus complète des sucs digestifs. Ils ont deux autres destinations : la première, de stimuler, par leurs qualités, l'action directe des milieux digestifs et l'action indirecte ou réflexe des centres nerveux sur ces mêmes organes; la seconde, de coopérer à la nutrition par les principes qu'ils tiennent en dissolution [1].

Les boissons ont donc un rôle très-important à jouer dans la digestion. Prises abusivement ou avec inintelligence, elles ne peuvent que nuire à la régularité de cette grande fonction. Les remarques sommaires et de détail que nous avons faites à l'article de l'alimentation proprement dite sont généralement applicables ici. Il ne faut abuser ni du vin ni de l'eau, et ne pas plus proscrire l'une que l'autre. S'il est des estomacs qui ne sauraient digérer avec l'eau bue en proportion légère, il en est aussi qui ne peuvent, sans trouble sérieux, fonctionner avec la plus faible quantité du meilleur vin. J'ai, quant à moi et à l'exemple des maîtres, beaucoup prescrit le vin de Bordeaux, et je commence à m'apercevoir que l'eau lui est parfois préférable.

1. Principes salins ou minéraux tels que les phosphates et les sels à bases alcalines si nécessaires à l'entretien des solides, pour l'eau; les principes hydrocarbonés, appelés aussi aliments respiratoires, et différents autres sels, tels que les tartrates, également utilisables, pour le vin et les alcooliques.

Il n'en est pas moins bon à noter que certaines eaux, surtout les eaux crues, sulfatées ou mal aérées [1], sont lourdes et favorisent la dyspepsie; que les vins frelatés disposent aux mêmes accidents; que les petits vins acides ou aigrelets accroissent la propension à la dyspepsie gastralgique et acide; que la bière et principalement le cidre conviennent peu aux estomacs délicats, surtout si ces boissons sont mal préparées.

L'eau gazeuse, dite eau de Seltz, favorise généralement la digestion. Cependant, il n'est pas de médecin qui n'ait vu son usage trop prolongé ou son abus donner lieu à des douleurs gastralgiques et finalement à la dyspepsie. On n'a pas de peine à s'expliquer cette circonstance, quand on sait que ces eaux peuvent contenir jusqu'à cinq volumes d'acide carbonique.

Je n'ai rien à dire du lait, cet aliment par excellence, qui ne doit pas figurer parmi les boissons telles que nous les entendons.

Il n'en est pas de même de ces breuvages aromatiques et alimentaires, comme le café et le thé, dont on a dit tant de bien et tant de mal, et qui ne méritent, suivant nous, ni toutes les louanges ni tous les reproches qu'on leur a adressés.

On ne saurait révoquer en doute que si ces liquides sont nuisibles parfois, même à doses modérées, ils exercent généralement l'action la plus bienfaisante sur le cours de la digestion.

Il a été démontré par le docteur Schutze [2], ce que j'ai pu

1. Eaux qui sont dépourvues d'oxygène et d'acide carbonique.

2. *Gazette médicale de Paris,* p. 486, année 1862. D'après le savant médecin de Breslau, le chocolat vient en première ligne pour la qualité nutritive, puis le café, qui, en diminuant l'activité du travail nutritif, dispense d'une alimentation plus substantielle et doit, à ce titre surtout, être regardé comme un véritable aliment. Le thé aurait beaucoup d'analogie avec le café, à cette différence près qu'il ralentit moins le travail nutritif et qu'il agit plus fortement sur le système nerveux;

vérifier dans ma pratique, que l'influence du café se traduit souvent par un retard de la digestion. D'un autre côté, des analyses chimiques répétées ont prouvé que le thé, le café, sont doués de propriétés nutritives très-sensibles. Ces recherches justifient donc le blâme qui a été déversé sur leur abus par plusieurs médecins, comme Tissot [1] et Hufeland [2]. En effet, ces boissons n'agissent plus tant alors par leurs propriétés stimulantes que par leurs principes alimentaires; c'est-à-dire que, loin d'alléger la digestion, elles la surchargent de matériaux alimentaires nouveaux, sans parler du volume de liquide exagéré imposé à l'absorption de l'estomac.

Réduite à ces termes, cette réprobation n'a rien que de très-fondé.

Elle s'applique, à plus forte raison, à la coutume qu'ont assez généralement les gens du monde de faire suivre un déjeuner substantiel d'une tasse de chocolat ou de café au lait, toujours en manière de digestif.

6° Influence des condiments.

Nous dirons peu de mots de ces accessoires de nos repas.

Les condiments et les divers assaisonnements, administrés dans de sages limites, ne peuvent que venir en aide au travail digestif et contribuer même à la nutrition par quelques-uns de leurs principes minéraux, ainsi que nous l'avons vu.

Mais quand ils sont pris à doses exagérées et dans le but d'exciter un estomac fatigué, à qui le repos et les ménagements,

à cause d'une plus grande proportion d'huile éthérée. Voilà pourquoi, suivant le même auteur, les peuples qui consomment beaucoup de viandes, les Anglais, par exemple, en font plus usage.

1. *Op. cit.*, p. 151.

2. *Manuel de médecine pratique*, p. 284, 2e éd.

la sobriété enfin, seraient nécessaires, ils doivent nuire par l'appétit factice qu'ils développent et conduire peu à peu à l'état dyspeptique. Et cependant, par une de ces tendances instinctives que notre raison est impuissante à corriger, le dyspeptique a un faible très-prononcé pour toutes ces ressources artificielles. C'est véritablement s'enfermer dans un cercle vicieux : on ne digère pas parce que l'estomac est accablé de travail ; on provoque un redoublement de travail par des moyens ultra-physiologiques, et l'on retombe dans une atonie digestive plus grande.

§ 3. Circonstances étiologiques relevant de la digestion.

Sans vouloir traiter spécialement, au point de vue physiologique, de la question de la digestion, qui est une de celles où la médecine est le plus redevable aux travaux contemporains, il nous a paru nécessaire de jeter un coup d'œil sur les actes principaux de cette fonction fondamentale de l'économie, et de voir en quoi et comment ils peuvent être cause de la dyspepsie.

Après la revue purement médicale que nous avons faite des autres causes générales et particulières, nous avons la confiance que ce complément d'étude achèvera d'éclairer l'étiologie, qui nous paraît être un des points d'appui les plus sûrs du diagnostic et de la thérapeutique.

Nous étudierons donc tour à tour et à ce point de vue :

La mastication ;

L'insalivation ;

L'action de l'estomac ;

Le rôle du suc pancréatique ;

Le rôle de la bile ;

L'action de l'intestin.

1° Mastication.

Soit que l'on considère la digestion comme l'équivalent d'une simple dissolution des principes nutritifs assimilables, soit que l'on partage, avec la majorité des physiologistes, l'opinion bien plus vraisemblable qui interprète la digestion dans le sens d'une série de transformations, sinon chimiques du moins moléculaires, de ces mêmes principes avant leur absorption et leur utilisation dans l'économie vivante, on se rend compte sans peine de l'importance du broiement des aliments, de la mastication. L'anatomie comparée, en effet, nous montre que plus la réduction des aliments en particules fines est nécessaire pour l'action des sucs digestifs, plus l'appareil masticateur est puissant. Ne sait-on pas que, chez les animaux auxquels les dents font défaut, l'appareil digestif est pourvu d'organes profonds qui, par leurs contractions incessantes et énergiques et la présence de corps étrangers auxiliaires, ont raison des matières alibiles les plus résistantes? (1)

D'un autre côté, les travaux de plusieurs physiologistes de notre époque en démontrant, comme nous allons le dire plus explicitement à propos de la salivation, que la digestion commence, pour les produits amylacés, dans la bouche même, et que le résultat de cette première phase de la digestion est d'autant plus achevé et plus prompt que la division des aliments est plus complète elle-même, on doit être persuadé, *à priori*, que la mastication importe considérablement à l'objet final de la

1. « La faculté triturante du gésier est telle, chez les oiseaux granivores, que si l'on fait avaler des noix à des dindons, des noisettes à des coqs, et qu'on applique l'oreille au-devant de la poitrine, on peut percevoir le bruit produit par le brisement de chacune d'elles. Suivant Réaumur et Spallanzani, cette propriété serait en raison directe de l'épaisseur des parois stomacales. » (Longet, *op. cit.*, t. I, p. 123.)

digestion, et que celle-ci s'accomplira d'autant mieux, au moins pour certains produits, que le broiement des matériaux alimentaires aura été plus parfait.

L'observation clinique apporte la plus entière sanction à ces données expérimentales et théoriques. L'ingestion précipitée d'aliments solides non-suffisamment divisés, alors même que les liquides salivaires et autres ne feraient pas défaut, est une cause assurée de troubles digestifs plus ou moins sérieux, aigus ou accidentels si la cause est fortuite, permanents ou chroniques si elle est habituelle.

Cette circonstance étiologique des dyspepsies, entrevue de tout temps par les médecins et le vulgaire éclairé, a donc reçu, de nos jours, une explication scientifique tout à fait satisfaisante. Il ne sera pas plus permis désormais à un médecin de l'ignorer que de la négliger.

Cependant, une distinction qui a sa valeur au point de vue de la pratique, et qui découle de ces considérations mêmes, est celle-ci : la mastication n'étant qu'une préparation à la digestion des produits azotés, et se trouvant liée intimement, au contraire, à la transformation des produits amylacés, son défaut sera bien moins senti dans le premier cas que dans le second. Nous aurons occasion d'appliquer cette remarque dans la suite de ce travail.

Pour nous résumer, disons donc que toute mastication incomplète, soit par le fait d'une ingestion précipitée, soit par l'absence ou les mauvaises conditions des organes dentaires, doit être regardée comme une cause efficace et sérieuse de dyspepsie aiguë ou chronique.

2° Insalivation.

Il en est de la salive mixte, nous voulons parler de la réunion des divers liquides buccaux, comme de la mastication, c'est-à-dire qu'elle joue un double rôle, mécanique et chimique (1).

Le rôle mécanique du fluide salivaire, le seul admis, ou à peu près, jusqu'à notre temps, consiste dans le ramollissement, la dissolution plus ou moins complète et le glissement du bol alimentaire de la bouche à l'estomac. Cette destination de la salive est incontestable; mais elle est singulièrement dépassée par les propriétés chimiques de premier ordre attribuées de nos jours à ce liquide physiologique.

Le rôle chimique de la salive est donc des plus importants : il repose tout entier sur la présence d'une sorte de ferment appelé ptyaline par les uns, diastase salivaire par les autres.

Les études si belles, si complètes, si simplement déduites, des physiologistes modernes, et en particulier de M. Mialhe (2), ne peuvent que faciliter la connaissance des maladies de l'appareil digestif, en ce qui concerne la part prise par la salivation au grand acte de la digestion.

D'après les recherches multipliées de ce savant et les expériences contradictoires d'une foule d'observateurs, il faut admettre que tous les produits féculents, pour devenir assimi-

1. D'après Berzélius, 1000 parties de salive contiennent : eau, 992.9; ptyaline, 2.9; mucus, 1.4; extrait de viande avec lactate alcalin, 0.9; chlorure sodique, 1.7; soude, 0.2.

Jacubowitsch y a découvert récemment une notable partie de sulfocyanure de potassium (0.06) qui, suivant M. Longet, doit être considéré non comme un principe fortuit et morbide, mais comme un principe normal et tout à fait caractéristique. (Longet, *op. cit.*, t. II, p. 156 et suiv.)

Quant à la source du principe fermentifère de la salive, on n'est pas encore fixé sur la question de savoir s'il est le résultat de la sécrétion des glandes salivaires ou mucipares. Ce qui paraît résulter de quelques expériences, c'est que le fluide parotidien en est le moins fourni. Pour nous, comme pour plusieurs physiologistes, le fait le plus important c'est que le fluide salivaire mixte ou complet a le pouvoir saccharifiant, c'est-à-dire d'agir sur la transformation et la digestion des féculents.

2. *Op. cit.*, p. 39 et suiv.

lables, doivent être transformés en dextrine, puis en glycose, dernier terme de leurs transmutations. Or ce phénomène, pour s'effectuer sûrement et promptement, doit s'exercer à la température du corps des animaux, et sur des matériaux désagrégés par la cuisson ou la mastication [1].

L'action de la salive a lieu principalement dans la bouche, et presque instantanément pour les féculents bien cuits et bien désagrégés; mais elle se continue encore dans l'estomac, pourvu que la quantité des acides qui s'y trouvent ne soit pas trop considérable, ou qu'elle soit employée par les agents alimentaires (azotés) auxquels elle est destinée. Au reste, comme nous le verrons, elle se complète dans l'intestin par l'effet combiné du suc pancréatique et des fluides intestinaux qui, par leur alcalinité et un principe fermentifère analogue à celui de la salive proprement dite, neutralisent les acides gastriques et ajoutent puissamment à la vertu transformatrice des liquides buccaux.

Ce qui doit dominer, pour nous, dans cet examen rapide des acquisitions de la science, c'est que la salive est indispensable à la digestion d'un des produits les plus répandus de l'alimentation des peuples, des corps amyloïdes ou féculents, et que si elle pèche par sa *quantité,* ou par sa *qualité,* ou par l'*adjonction de principes antagonistes,* la fonction digestive est en souffrance.

L'étude de la dyspepsie a trop à gagner à ces considérations pour que nous ne nous y arrêtions pas un peu plus qu'on ne l'a fait jusqu'ici.

A. *Influence de la salive sous le rapport de la quantité.* — M. Béclard [2] évalue à un kilogramme la quantité minimum

1. L'énergie de la diastase animale ou salivaire est telle, que 1 partie en poids suffit pour liquéfier et convertir en dextrine et en glycose plus de 2000 parties de fécule. (Mialhe, *op. cit.*, p. 44.)

2. *Physiologie,* 1856, p. 95.

de salive sécrétée par l'homme dans les vingt-quatre heures. Les analyses chimiques [1] ne font que confirmer cette évaluation par la découverte de la quantité et de la force d'action du principe saccharifiant, ou de la digestion amyloïde.

Or, que la quantité de ce liquide fasse plus ou moins défaut, ou qu'elle soit hors de proportion avec les aliments qui la réclament, et l'élaboration chimico-vitale s'en trouve entravée. D'une part, les préliminaires de la digestion étant troublés, le bol alimentaire, non suffisamment préparé par l'insalivation, sera plus laborieusement attaqué par les sucs gastriques; d'autre part, les produits amylacés, n'ayant pas atteint un degré convenable de conversion catalytique, gêneront d'autant la fonction stomacale en la compliquant d'un travail supplémentaire, ou même en y faisant obstacle à la manière d'un corps étranger.

Dans les deux cas, on s'explique clairement la production de la dyspepsie, qui pourra être gastralgique, atonique ou acide, comme nous chercherons à le démontrer.

L'observation clinique confirme de tous points ces aperçus physiologiques. En effet, lorsqu'il y a diminution dans la quantité de salive nécessaire au travail digestif, par exemple en cas de fistule salivaire, le rejet excessif de ce fluide, ainsi que cela a lieu dans la grossesse, chez quelques fumeurs, chez les chiqueurs, parfois chez les enfants, et à la suite de tout accident s'opposant à sa rétention et à son cours normal, la digestion est plus difficile, plus longue, plus pénible; en un mot, un état dyspeptique plus ou moins caractérisé, plus ou moins grave, s'établit, et c'est là surtout qu'en arrivant à temps pour dissiper la cause on peut espérer triompher de ses conséquences.

Un des autres effets de la diminution de la salive, qu'il appartient à M. Bouchardat d'avoir fait ressortir récemment [2],

1. Voir plus haut, p. 56.

2. *Bulletin de l'Académie impér. de méd.*, t. XXXVIII, p. 171.

est le suivant : le mucus buccal est normalement acide; mais, comme sa sécrétion est bien plus faible que celle de la salive, c'est la réaction de celle-ci qui l'emporte. Si donc, par une cause quelconque, le fluide salivaire fait défaut, l'acidité de la bouche et de son produit prédomine; le rôle de cette fonction est interverti, la digestion troublée.

B. *Influence de la salive sous le rapport de la qualité.* — Mais c'est principalement par sa qualité que le fluide salivaire peut contribuer à la production des dyspepsies.

Tout en étant d'une simplicité telle que chacun peut aisément en reproduire et en vérifier les principaux résultats [1], la salivation n'en constitue pas moins une fonction qui a ses règles et ses exigences. Nous les avons déjà abordées en partie. Ne croyons pas entrer dans une digression stérile en fortifiant nos premiers aperçus de quelques détails chimico-physiologiques.

La salive normale, pour remplir convenablement son rôle digestif, doit être alcaline et renfermer, dans des proportions déterminées, le principe fermentifère destiné à la transformation des féculents. Si elle est acide, le phénomène diastasique est incomplet ou n'a plus lieu du tout. Si le ferment animal est absent, en trop faible quantité ou altéré, toutes circonstances qu'il est raisonnable d'admettre *à priori* et qu'on retrouve d'ailleurs dans la pratique médicale, nous retombons dans les conditions d'une mauvaise digestion, sur lesquelles nous nous sommes suffisamment expliqué.

C. *Influence de la salive sous le rapport de l'adjonction de principes antagonistes.* — La réaction acide de la salive est souvent le résultat d'une maladie de la bouche et surtout des dents, comme elle peut être produite ou entretenue par une dyspepsie préétablie. C'est « alors, dit M. Pétrequin avec un grand sens d'observation, une sorte de cercle vicieux : d'un côté, les

1. Mialhe, *op. cit.*, p. 41 et suiv.

aliments amylacés et sucrés, dont la digestion n'est pas convenablement préparée par la salive, tournent facilement à l'aigre, et, à son tour, le mauvais état de la digestion contribue à entretenir l'acidité de la salive. » [1]

Cet enchaînement réciproque de causes et d'effets est chose commune en pathologie; il ne nous arrêtera pas davantage. Mais nous insisterons sur la nécessité, pour le praticien, d'examiner attentivement et l'état de la bouche et les qualités de la salive dans toute dyspepsie ancienne, opiniâtre, des aliments féculacés. On s'informera ensuite si l'altération buccale ou dentaire a précédé ou suivi les troubles digestifs, et l'on possédera dès lors tous les éléments du diagnostic et de la thérapeutique.

Ce n'est plus du tâtonnement, de l'empirisme grossier, de creuses spéculations, mais de la science vraie appliquée, et où, ne cessons de le reconnaître, les découvertes peu contestées aujourd'hui de la physiologie et de la chimie ont apporté une grande lumière.

3° Action de l'estomac.

La fonction gastrique, sur les conditions de laquelle la science moderne n'a guère fait que confirmer les inductions des anciens médecins, a beaucoup gagné en précision depuis la constatation du rôle important de la salive et les expériences contradictoires auxquelles elle a donné lieu.

L'estomac, récipient de tout le produit de la déglutition et premier organe où commence à s'effectuer l'absorption des éléments assimilables, remplit, à l'égard de la grande classe des aliments azotés, la même mission que la salive vis-à-vis des féculents.

1. Pétrequin, *De l'emploi thérapeutique des lactates alcalins dans les maladies fonctionnelles de l'appareil digestif*, p. 8. Lyon, 1862.

L'absorption, comme on le sait, s'y exerce sur l'eau, l'alcool plus ou moins modifié, et sur quelques autres principes solubles et immédiatement assimilables.

Quant à la transformation des produits azotés en albuminose ou peptone, résultat unique et définitif auquel doivent aboutir ces substances pour être assimilées et participer à la nutrition, quoique plus complexe, elle peut se réduire aussi à deux actes principaux : *mouvements stomacaux* ou rôle mécanique de l'estomac, et *influence du suc gastrique* ou rôle chimique de ce viscère.

Toujours combinés dans l'état normal, comme la mastication et l'insalivation, ces deux temps de la digestion stomacale peuvent, dans diverses circonstances, ne plus se trouver en harmonie de durée et d'intensité, et être cause de différentes dyspepsies inexplicables de toute autre manière. Nous devons donc nous y arrêter.

A. *Rôle mécanique de l'estomac dans la digestion.* — L'estomac est doué, pendant le travail digestif, de mouvements péristaltiques, de contractions vermiculaires, qui ont le triple but de favoriser l'afflux du suc gastrique comme la mastication à l'égard de la salivation, de soumettre la pâte chymeuse, par une agitation incessante, au contact de ce même suc, enfin d'exprimer, à travers l'orifice pylorique, les portions d'aliments qui ont subi l'élaboration stomacale ou qui ont à la compléter dans l'intestin.

Ces contractions, mises hors de doute par l'observation directe, obéissent à l'action du nerf pneumo-gastrique.

Qu'elles soient ralenties ou exagérées par suite d'un état nerveux habituel ou accidentel, elles troubleront le travail digestif, seront cause de dyspepsies aiguës et chroniques. Dans le premier cas, la transformation des aliments albumineux sera lente et imparfaite, par suite de l'immobilité de la pâte chymeuse, sur laquelle le suc gastrique ne pourra plus agir que par une imbibition plus ou moins imparfaite, et de la sécrétion plus faible de ce suc. Dans le second, les aliments sont chassés du ventricule avant leur transformation, et, tout en étant à peu près perdus pour la nutrition, ils réagissent douloureusement sur la digestion intestinale et deviennent de la sorte l'occasion de ce deuxième genre de dyspepsie.

Les variétés atonique et gastralgique ou entéralgique sont surtout occasionnées par cette circonstance étiologique.

B. *Rôle chimique de l'estomac dans la digestion.* — Les expériences les plus variées et les plus concluantes, depuis Spallanzani jusqu'à nos jours, ont été faites sur les propriétés digestives de l'estomac. Il ne rentre pas dans notre cadre de les rappeler, mais d'en exposer les résultats les plus accrédités et les plus propres à éclairer la pathogénie des affections dont nous nous occupons.

De même que l'aliment excite, par sa présence dans la bouche, l'excrétion du fluide salivaire, le bol alimentaire, à son arrivée dans l'estomac, produit sur les parois de ce viscère une sorte d'irritation physiologique, pour emprunter l'heureuse expression de M. Nonat [1], d'où résulte une abondante sécrétion des liquides élaborés par les innombrables glandules de la muqueuse [2].

Pour avoir ces liquides avec toutes leurs qualités chimiques, il faut les recueillir pendant ou peu après le travail de la digestion. La divergence d'opinions d'expérimentateurs éga-

1. *Op. cit.*, p. 4.

2. « Ces glandes à forme tubuleuse, si bien étudiées par Frérichs, sont situées dans l'épaisseur même de la muqueuse, et vont se terminer en cul-de-sac dans la couche celluleuse sous-jacente, dans le voisinage immédiat des dernières ramifications artérielles et des premières ramifications veineuses. Leur somme, dans l'estomac humain, a été évaluée à plus de *cinq millions.* » (Longet, *op. cit.*, p. 176 et suiv.)

lement habiles n'a pas d'autre explication que la différence de temps où ils se sont procuré le suc gastrique soumis à leur étude.

Le suc gastrique, composé d'un liquide inerte qui joue le rôle de menstrue, d'acides et d'un ferment particulier appelé gastérose ou pepsine, peut troubler la digestion, comme la salive, par sa quantité, sa qualité et l'adjonction d'éléments antagonistes. Nous allons passer en revue ces diverses conditions.

A. *Influence du suc gastrique sous le rapport de la quantité.* — D'après les expériences de Lehmann [1], la quantité de suc gastrique nécessaire à la digestion, dans les vingt-quatre heures, est équivalente au dixième du poids du corps, soit, en moyenne, 7 500 grammes pour un homme.

En tenant cette estimation pour excessive, il n'en ressort pas moins la preuve de l'abondance de la sécrétion des liquides stomacaux. De cette abondance à sa nécessité, la conclusion ne souffre pas d'hésitation.

Si l'on réfléchit que les substances albuminoïdes, soit végétales, soit animales, forment la base même de notre alimentation, à tel point que l'énergie vitale et musculaire se mesure généralement sur la quantité de produits de cette classe consommés et digérés, on comprendra tout ce qui doit résulter de trouble pour la santé et en particulier pour la fonction digestive, lorsqu'un agent aussi indispensable lui fait défaut.

On ne saurait dire ce que produirait une surabondance de suc gastrique, si ce n'est que la phase intestinale de la digestion pourrait en être plus ou moins compromise; mais ici les

1. *Chimie physiologique*, p. 189, 1855. — L'observation directe, faite sur une femme, a démontré au savant allemand que le poids du suc gastrique avait atteint, dans ce laps de temps, le quart du poids du corps.

conjectures nous servent plus que l'observation. Il n'en est plus de même de la diminution de ce liquide, qu'il est aussi facile de s'expliquer par le raisonnement que d'expérimenter directement, comme plusieurs physiologistes l'ont fait, grâce à des fistules stomacales pratiquées sur des animaux ou existant sur l'homme, ainsi que les fameuses relations de Beaumont en font foi.

Les nerfs de la vie organique, qui président à cette sécrétion, peuvent être atteints d'une paralysie plus ou moins complète; la muqueuse stomacale, qui jouirait, d'après Blondlot, d'une sensibilité variable suivant le genre d'aliments, peut être frappée d'atonie, de torpeur; les nerfs du mouvement peuvent être ralentis dans leur action, et les contractions de l'estomac, que nous avons vu être si nécessaires à l'excitation et à la sécrétion des glandes de ce viscère, seront affaiblies ou annulées; enfin, un trouble général des forces ou du système nerveux doit réagir solidairement sur ces diverses propriétés de l'organe central de la digestion. Que de circonstances propres à restreindre notablement la quantité de suc gastrique nécessaire à la transformation des produits alimentaires qui le réclament!

Ce doit être là, assurément, une des causes les plus fréquentes des dyspepsies, causes complexes, où le sens médical et l'intuition pratique nous serviront bien plus que les procédés physiques.

B. *Influence du suc gastrique sous le rapport de la qualité.* — Les chimistes, qui ont fait faire un si grand pas à la question de la digestion, n'ont pu encore se mettre d'accord sur la composition exacte du suc gastrique et sur le rôle à attribuer à chacun de ses éléments.

Pour les uns, en effet, ce liquide se réduit, dans ses parties essentielles, à un acide et à un ferment : à l'acide chlorhydrique ou lactique et à la pepsine, annoncée d'abord par Leuchs et si profondément étudiée depuis par la plupart des physiologistes. Dans cette école, l'acide ne possèderait qu'un rôle secondaire, c'est-à-dire qu'il hydraterait les corps soumis à la digestion, leur ferait subir un commencement de solution, tandis que la pepsine en achèverait la dissolution et la transformation en albuminose, ce dernier terme de la métamorphose des produits albuminoïdes avant leur assimilation (1).

Pour les autres, les acides joueraient le rôle principal dans la digestion (2). Enfin, une opinion plus récente consiste à attribuer la vertu digestive à l'union intime de l'acide et de la pepsine, ou acide chlorhydropeptique de Schiff (3). Quant à celle qui soutient que le principe fermentifère de la digestion est unique, qu'il agit à la manière de la diastase en présence des alcalins et de la pepsine en présence des acides, elle n'a pas été démontrée rigoureusement, dit M. Longet (4), ou plutôt elle a été réfutée par des expériences des plus concluantes.

A quoi bon nous embarrasser de toutes ces démonstrations contradictoires! Les résultats nous conviennent : faisons bon marché des procédés. Rangeons-nous à l'avis de ceux qui, sans esprit d'exclusion, accordent à chacun des composants du suc gastrique un rôle relatif, mais dont le principal appartient à ce principe fermentifère si intéressant à étudier, la pepsine.

Tel qu'il est défini, le liquide sécrété en si grande abondance

1. Mialhe, *op. cit.*, p. 89 et suiv.

2. C'est dans cet ordre d'idées que Lehmann (*loc. cit.*) a cherché à prouver que, sur 100 parties de suc gastrique, on trouve 0.33 d'acide chlorhydrique et 0.45 d'acide lactique libre, et que, peu après l'ingestion des aliments, l'acide chlorhydrique libre manque complétement. Il serait remplacé par l'acide lactique, ce qui élèverait la quantité de celui-ci à 1 pour 100, non compris celle qui se produit si abondamment en dehors du suc gastrique.

3. Longet, *op. cit.*, p. 203.

4. *Op. cit.*, p. 210.

par l'estomac mérite plus que jamais ce titre d'*eau-forte animale* que lui donnait Van Helmont.

Pour nous, médecins, il ne saurait être indifférent que sa composition change ou reste la même, et nous aurons raison avec la physiologie contre les physiologistes souvent en attribuant certaines dyspepsies à l'absence, à la diminution ou à l'excès, tantôt de l'élément acide, tantôt du principe fermentifère lui-même.

C. *Influence du suc gastrique sous le rapport de l'adjonction de principes antagonistes.* — Il n'y a d'admis jusqu'ici, comme contraire à l'action complète des liquides sécrétés par l'estomac, que la présence des alcalis. Ceux-ci ne pouvant provenir que du fluide salivaire arrivé en excès dans le ventricule, il y a deux manières de s'expliquer cet accident : ou bien les liquides salivaires sont réellement sécrétés au delà des besoins de l'élaboration amyloïde, ou bien ils ne sont pas suffisamment utilisés, soit que la mastication n'ait pas eu lieu, soit que les aliments amylacés aient été pris en trop faible quantité. Dans chacun de ces cas, les acides gastriques sont neutralisés en totalité ou en partie, et il y a production de dyspepsie. Nous citerons une observation où la variété acide et alcaline est occasionnée tour à tour par l'alimentation féculente ou albuminoïde (voir 47e obs.). Nous pouvons nous contenter, pour le moment, de ces courtes remarques.

4° Rôle du suc pancréatique.

Nos connaissances relatives aux dernières phases de la digestion, quoique moins imparfaites que par le passé, laissent beaucoup à désirer.

Ce qu'il est important de noter, c'est que le travail digestif, largement ébauché par la salivation et l'action de l'estomac, se poursuit, se parfait, après l'estomac, au contact des liquides divers que la nature a placés, en tête de l'intestin, sur le passage des aliments chymifiés.

A certains égards, on pourrait soutenir que la digestion se réduit à deux degrés : le premier comprenant les phénomènes qui s'accomplissent jusqu'à l'estomac inclusivement ; le second comprenant les diverses opérations qui ont leur siége au-dessous de ce viscère. Après bien des divergences et des contradictions apparentes, que la difficulté du sujet explique, les recherches des savants aboutissent cependant à faire ressortir de plus en plus l'analogie de résultats et de procédés de ces deux périodes digestives.

Eu égard au pancréas, sa mission paraît être triple : neutraliser, par ses qualités alcalines prononcées, l'acidité de la pâte chymeuse à son arrivée dans le duodénum; faire subir aux corps gras un commencement d'émulsion; enfin, achever la transformation en glycose des principes féculents qui ont résisté à l'action de la salive buccale par une des circonstances que nous avons signalées.

Cette importante propriété du suc pancréatique, découverte par Valentin, est attribuée par MM. Bouchardat et Sandras à un principe fermentifère qu'ils ont isolé et qui est semblable à la diastase salivaire.

Quant à la grande faculté que, suivant M. Cl. Bernard et quelques autres physiologistes, posséderait la glande salivaire intestinale de transformer aussi les aliments albuminoïdes, elle n'est pas admise encore et nous ne la citons que pour mémoire [1].

1. Suivant M. Schiff, cette faculté existerait toujours, mais son action dépendrait de circonstances qu'il n'est pas toujours facile d'apprécier. Ce physiologiste croit que la rate joue ici un rôle nécessaire, ayant remarqué qu'après l'extirpation de cet organe le suc pancréatique ne réagit plus sur l'albumine. Le même effet s'obtient en liant tous les vaisseaux de la rate. L'extirpation ou l'isolement de cet organe a donc

Ce qui est hors de doute, c'est que les fonctions du pancréas sont nécessaires et que, tout en n'étant encore que faiblement définies, elles doivent influer beaucoup, par leur désordre, sur la production des affections dyspeptiques.

Il y aura donc lieu, dans les troubles de la digestion intestinale, de rechercher la part étiologique pouvant revenir à cet organe. Nous ne voulons pas remplacer l'obscurité qui règne encore sur ce sujet, et que la pathologie éclaircira peut-être plus que les études de laboratoire, par l'obscurité décevante des hypothèses. Toutefois, mentionnons une variété de dyspepsie qui paraît devoir être attribuée, en grande partie du moins, aux troubles ou à l'altération du pancréas : c'est celle des corps gras.

De même aussi que la bile reflue souvent dans l'estomac et trouble ses fonctions, de même le fluide pancréatique peut, par les contractions intestinales antipéristaltiques, forcer le passage pylorique et s'ajouter au liquide salivaire pour compléter la neutralisation des acides du suc gastrique, cause de dyspepsie que nous avons suffisamment signalée.

5° Rôle de la bile.

La bile est considérée de nos jours comme se réduisant, en dernière analyse, à une dissolution de deux sels à base de soude [1].

pour résultat de rendre impossible la digestion des substances albuminoïdes dans le duodénum, et c'est ce qui explique pourquoi les animaux auxquels on a fait subir cette opération sont toujours affamés.

Cependant, d'un autre côté, l'extirpation de la rate provoquerait une plus grande production de pepsine dans l'estomac; mais cette sorte de balancement n'est pas toujours suffisant. La rate jouirait ainsi d'une influence manifeste sur les peptogènes soit à l'égard des sécrétions pancréatiques, soit à l'égard du suc gastrique, quand le pancréas est extirpé ou dégénéré. (*Gaz. médic. de Paris*, 1863, p. 802.)

1. Le cholate et le choléate de soude, plus une substance grasse

On ne la considère plus comme un simple liquide d'excrétion. On admet généralement qu'elle concourt à la digestion des aliments gras avec les sucs pancréatique et intestinal, soit en les saponifiant, soit plutôt en les émulsionnant et en aidant, par son contact incessant avec les parois de l'intestin, à l'absorption du chyle.

La diminution absolue ou relative du suc hépatique ne peut donc qu'engendrer les troubles digestifs. Quant à sa sécrétion exagérée, l'observation de tous les jours en révèle assez l'influence incontestable sur les fonctions gastro-intestinales sans que nous ayons besoin d'entrer dans plus de détails.

6° Action de l'intestin.

L'intervention proprement dite de l'intestin dans la digestion, pour venir après les différentes opérations que nous avons rapportées, n'en est pas moins considérable. C'est par elle que se termine cette simple et admirable élaboration qui fait sortir la vie de ce qui l'a perdue.

En fixant un instant ses regards sur les fonctions intestinales, on ne tarde pas à se convaincre qu'elles sont très-complexes, et que ce n'est pas trop de cette vaste étendue donnée à l'organe chargé de les accomplir.

Comme l'estomac, dont il n'est que la continuation et le complément, l'intestin participe à la digestion mécaniquement et chimiquement. Ces deux propriétés, plus ou moins déviées de leurs conditions physiologiques, peuvent être et sont en effet des causes fréquentes de dyspepsie.

A. *Rôle mécanique de l'intestin.* — Les mouvements de

cristallisable, la cholestérine, des acides gras et divers sels à base de potasse, de soude, d'ammoniaque et de magnésie, et quelques autres matières accessoires ou accidentelles. (Longet, *op. cit.*, p. 238.)

l'intestin, destinés à agiter sans cesse et en tous sens la masse alimentaire, sont indispensables d'abord pour présenter toutes les parties qui ont subi l'action séparée ou combinée de la salive, des sucs gastrique, pancréatique et biliaire, à l'influence dernière du liquide intestinal, à transformer le chyme en chyle, le sang blanc, ce trait d'union mystérieux entre la mort et la vie dont nous parlions tout à l'heure. Puis, le chyle formé et versé dans le torrent circulatoire, ce sont encore ces contractions, continuées jusqu'à la fin du long réservoir, qui débarrassent l'organisme des résidus réunis de la digestion et des sécrétions impropres à la nutrition.

Chacun des degrés de ce mouvement peut, s'il est considérablement ralenti ou précipité, exercer la plus grande influence sur la production des dyspepsies intestinales. En cas de ralentissement, nous aurons l'atonie, la flatulence, la constipation [1]; dans le cas opposé, l'entéralgie, la diarrhée et ses conséquences fâcheuses sur la santé, si elle est habituelle.

La dyspepsie intestinale établie peut réagir sur l'estomac et produire des dyspepsies gastriques par un procédé trop facile à saisir pour que nous prenions le soin de le faire comprendre. L'estomac, nous l'avons vu, joue le même rôle à l'endroit des dyspepsies intestinales. Aussi, rien de surprenant que ces deux genres de la même affection soient si souvent réunis chez le même sujet.

B. *Rôle chimique de l'intestin.* — Plus on s'éloigne de la portion pylorique de l'intestin, plus les sécrétions de ses in-

1. La constipation, cause fréquente de dyspepsie quand elle est portée à un haut degré, et qu'elle n'est pas habituelle, reconnaît aussi pour cause le défaut de principes tels que la bile et le mucus intestinal, qui sont sécrétés d'une manière insuffisante pour les besoins de la chylification et de la défécation. C'est à distinguer ces causes différentes de la constipation qu'on doit s'attacher pour la combattre efficacement.

nombrables glandes diminuent [1]. Cela était implicitement compris dans la connaissance même de la fonction départie à ces organes : l'anatomie n'a fait que confirmer une fois de plus les données de l'induction.

La collection et la combinaison des diverses sécrétions de l'intestin, dont la provenance paraît démontrée depuis les expériences si délicates et si persévérantes de Haller, de MM. Leuret et Lassaigne, et surtout de Bidder, Schmidt et de M. Colin [2], forment le suc intestinal proprement dit, que ces derniers expérimentateurs sont enfin parvenus à recueillir et à étudier pur de tout mélange avec les liquides pancréatique et biliaire.

La salive commence la transformation ou digestion des féculents; le suc gastrique, des albuminoïdes; le pancréas complète l'action de la salive, puis, aidé de la bile et de la chaleur, il favorise l'émulsionnement ou la digestion des corps gras. Eh bien, le suc intestinal, par une économie merveilleuse de la nature qu'on voudrait voir démontrer jusqu'à l'évidence pour l'admirer davantage, le suc intestinal possède, complète et résume ces trois grandes propriétés digestives : la transformation des amylacés et du sucre de canne en glycose, des albuminoïdes en albuminose, des corps gras en cette division extrême appelée émulsion, et qui est la seule élaboration qu'il leur faut pour venir

1. Glandes du duodénum ou de Brunner, follicules agminés ou plaques de Peyer, follicules isolés, et enfin glandes ou tubes de Lieberkühn.

2. Ce liquide est à son maximum de quantité pendant le travail digestif. Il a été, en moyenne, de 80 à 120 grammes en une demi-heure, chez un cheval, pour une longueur de deux mètres d'intestin grêle. Il est composé de deux parties : une, peu abondante, visqueuse, ou mucus; l'autre, plus copieuse, très-fluide, presque claire, à réaction alcaline. La première provient des follicules isolés et agminés; la seconde, ou suc intestinal proprement dit, est fournie par les glandes ou tubes de Lieberkühn. (Longet, *op. cit.*, p. 272.)

prendre leur place dans le renouvellement de nos tissus et coopérer à la respiration.

Précisément, parce que la réaction du suc intestinal est variable, acide encore dans le duodénum, neutre vers le milieu, et alcaline à la fin de l'intestin grêle, pour redevenir acide dans le cœcum, et qu'à chacune de ces réactions correspond une propriété ou phase digestive, il serait difficile de prouver en quoi et jusqu'à quel point l'interversion de ces caractères chimiques pourrait nuire à la régularité de la digestion. Nous n'aurions à mettre en avant que des hypothèses.

Il est plus vraisemblable de penser et plus rationnel de soutenir que la sécrétion du suc intestinal peut être altérée en tant que quantité et qu'il en résulte infailliblement un trouble digestif, une dyspepsie accidentelle ou chronique. La quantité, ici, du reste, implique la qualité, car si la masse alimentaire ne trouve pas à compléter l'ensemble de ses métamorphoses, que doit assurer un suc intestinal abondant et normal, il va de soi que nous rentrons dans les conditions de dyspepsie que nous avons longuement appréciées.

7° De l'absorption.

On ne s'est pas préoccupé jusqu'ici, que nous sachions, de considérer l'absorption, ce dernier acte de la digestion, comme cause possible, probable, de dyspepsie.

Cependant, il nous a paru qu'elle devait avoir sa place dans l'étude des causes, au même titre que les autres phases de la digestion, ou, si l'on préfère, que les digestions séparées et complémentaires que nous avons étudiées. Elle y a d'autant plus droit que ses désordres et finalement son influence sur la production de la dyspepsie peuvent lui être propres ou lui venir d'un trouble de la fonction gastro-intestinale.

Nous allons développer notre pensée en suivant pour cela la division même que nous venons d'indiquer.

A. *Trouble essentiel de l'absorption.* — La physiologie n'est pas restée en arrière sur ce difficile terrain, et l'on peut dire que la difficulté même a stimulé l'ardeur des expérimentateurs, au point de leur faire suivre les voies de la nature jusque dans ses secrets les plus intimes. Il s'en faut bien peu aujourd'hui que le problème le plus ardu se trouve être justement celui où la solution soit la plus prochaine, à l'honneur de la science et au grand profit de l'art.

Nous n'entrerons pas dans l'exposé de cette fonction capitale, qui s'éloignerait trop de notre sujet. Nous dirons seulement que l'absorption des parties solubles de la digestion commence à s'opérer dans l'estomac pour l'eau et les alcooliques, qu'elle a son plus grand développement dans l'intestin grêle, principalement dans l'iléon, et qu'elle va en diminuant de plus en plus dans le gros intestin [1]. Dans l'intestin a lieu l'absorption de la glycose en nature ou ayant subi la fermentation lactique, de l'albuminose, de la graisse, des sels, des gaz.

Suivant Lehmann [2], l'acide lactique, provenant de l'estomac et de la transformation de la glycose [3], faciliterait, d'après les lois de l'endosmose, l'absorption des aliments digérés et leur passage dans le sang alcalin ou la lymphe, et enfin la combustion des sels qu'il forme, en contribuant de la sorte à l'entretien de la chaleur animale.

1. Les agents de l'absorption sont, on le sait, les veines et les lymphatiques, qui se distribuent à l'infini sur les valvules et les villosités intestinales.

2. *Op. cit.*, p. 44.

3. M. Béclard admet que l'acide lactique se forme encore plus abondamment dans l'intestin que dans l'estomac. « Cela se conçoit, écrit ce physiologiste, puisqu'il correspond à une période plus avancée de la métamorphose des aliments féculents et sucrés. » (*Op. cit.*, p. 136.)

Heureusement, cette vue hypothétique et complaisante, qui ne tendrait à rien moins qu'à faire de cet acide et de ses composés la base de la digestion, de la nutrition, de la respiration et de la locomotion, n'a pas rallié l'opinion de la majorité des physiologistes. Mais, enfin, il reste acquis que cet agent doit avoir une utilité réelle, puisque la nature en a pourvu si libéralement les liquides digestifs, ce qui explique les efforts des médecins et trop souvent de l'industrie pour en doter l'art.

En fait d'explications physico-chimiques, celles que nous donne Mateucci dans son ouvrage si concis et si substantiel nous paraissent sinon les plus savantes, au moins les plus plausibles [1].

Dans cette fonction, où les expérimentateurs voient assez naïvement un simple effet chimique ou dynamique, nous découvrons les forces vitales, et, pour s'exercer sur un théâtre à peine visible, ces forces n'en sont que plus dignes d'intérêt.

Dans la digestion gastrique et intestinale, nous avons constaté une double intervention mécanique et chimique; ici la loi est la même : tension des valvules, érection et turgescence des villosités ou appendices absorbants, progression des liquides absorbés, non plus par des contractions, mais par un phénomène d'endosmose, puis de capillarité, voilà pour le côté mécanique; constitution alcaline de l'humeur lymphatique qui provoque le mouvement endosmométrique, métamorphose isomérique des produits alimentaires qu'elle rend entièrement solubles et, par conséquent, aptes à l'endosmose, voilà pour la part afférente à la chimie.

Mais qui préside à tout ce profond et vaste travail, si harmonique, si bien combiné, sinon la vie, la force nerveuse? Donc, nous avions raison d'avancer que l'absorption pouvait se troubler par elle-même.

1. *Leçons sur les phénomènes physiques des corps vivants*. Paris, 1847, p. 104 et suiv.

Et quand ce trouble a lieu, il est évident que la nutrition s'altère, que la digestion est contrariée, que l'appel des matériaux nutritifs, c'est-à-dire la faim, étant moindre, si le sujet continue à obéir à ses habitudes, les organes digestifs se trouvent surchargés inutilement, et une affection dyspeptique est en voie de formation.

Un genre de dyspepsie plus particulièrement lié à ce trouble physiologique est la dyspepsie flatulente. Sans doute, des gaz sont souvent introduits et peut-être exhalés dans l'estomac; mais ils sont en faible proportion comparativement à ceux qui s'y développent par suite de l'élaboration gastro-intestinale, et qui doivent, comme les autres produits de la digestion, être résorbés sur place ou rejetés au dehors.

Enfin, la dyspepsie des liquides, cette variété que nous décrirons bientôt, et qui consiste dans l'immobilité de la digestion et parfois dans son trouble le plus profond, nous paraît devoir être rapportée, en dernière analyse, au vice de l'absorption.

B. *Trouble secondaire de l'absorption.* — Cet accident digestif se passe quand la fonction gastro-intestinale s'est dépravée, que les produits sont mal élaborés et, par conséquent, impropres à l'assimilation. Dans ce cas, l'absorption ne peut plus s'accomplir qu'avec peine : la masse alimentaire, retenue entre les valvules intestinales, y séjourne indéfiniment ou s'échappe sous forme de diarrhée, après avoir vainement sollicité les organes absorbants.

C'est ainsi qu'il faut expliquer la maigreur de certains mangeurs insatiables, dont la nutrition ne profite en aucune façon du régime le plus substantiel. Il n'existe chez eux ni diabète, ni affection organique. Seulement, en les observant attentivement, on acquiert la preuve que le dernier temps de la digestion est plus ou moins troublé, qu'à des flatuosités intestinales pénibles succèdent, journellement et loin des repas, une ou plusieurs selles liquides, souvent blanchâtres. Il y a là évidemment un trouble dans la fonction dévolue aux dernières portions du tube digestif [1]. La voracité de ces personnes n'est-elle pas causée aussi par le désordre final de la fonction, par son inutilité ou son insuffisance?

La dyspepsie stomacale, par défaut d'absorption, peut également se présenter quand une trop grande quantité de liquide, prise à la fois, comprime les parois du ventricule et paralyse en quelque façon les agents de l'absorption.

III. — RÉSUMÉ DE L'ÉTIOLOGIE.

Nous ne croirions pas avoir tiré tout le fruit désirable de la longue et consciencieuse étude des causes de la dyspepsie à laquelle nous venons de nous livrer, sans avoir eu le plus souvent de guide à suivre, si nous ne récapitulions cette partie de notre travail.

Les causes de la dyspepsie, aussi variées qu'intéressantes et utiles à rechercher, ont été divisées par nous en causes générales

1. Un fait d'observation se rattachant au même ordre de phénomènes est celui des urines chyleuses ou chargées de graisse à leur surface, comme j'en ai observé plusieurs exemples. Dans ces derniers temps encore, j'ai donné des soins à un robuste garçon de deux ans, atteint fréquemment d'accidents digestifs, qui, à la suite d'une fièvre miliaire bénigne, rendit des urines tout à fait blanches, tachant le parquet en blanc dès leur émission, et que je ne pus attribuer qu'à un trouble de l'absorption intestinale, les veines rénales usurpant le rôle des lymphatiques. Ce trouble vital par excellence céda à un léger purgatif, lequel, en désobstruant les bouches absorbantes dont les villosités intestinales sont tapissées, et en réveillant la tonicité de tout le système abdominal, rétablit l'harmonie fonctionnelle un instant compromise. Or, qu'on suppose la permanence de ces accidents, la seconde phase de la digestion, et, par suite, la nutrition, s'en trouveraient sérieusement troublées, sans qu'on soit en droit de l'expliquer autrement que par le trouble même de l'absorption.

et prédisposantes, et en causes individuelles ou déterminantes.

Parmi les causes générales, nous avons vu combien d'influences, plus ou moins soupçonnées et précisées jusqu'ici, peuvent exercer leur action éloignée sur la production de cette maladie. Nous avons ainsi et tour à tour passé en revue les conditions morales, sociales, professionnelles, où tant de considérations d'un ordre élevé ont surgi sous nos pas; puis les circonstances étiologiques, si nombreuses, relatives à la constitution primitive ou acquise, au tempérament, à l'hérédité, aux maladies antérieures, à l'âge, au sexe, aux habitudes, aux idiosyncrasies, aux climats.

Sans doute, dans cette étude, nous avons soulevé plus d'une question où nos démonstrations n'auront pas toujours paru probantes; mais la recherche des causes n'est-elle pas encore féconde, alors qu'elle ne démontre pas directement ce qu'on se propose de démontrer?

Ce coup d'œil général jeté sur les préludes ordinaires ou possibles, sur les voies éloignées conduisant ou pouvant conduire à la dyspepsie, et où la vérité a sailli souvent, nous avons été amené à examiner les causes du second ordre, individuelles ou déterminantes.

Nous avons parcouru d'abord celles qui dépendent du sujet, puis la question si importante de l'alimentation, de ses conditions normales, de son excès, de son défaut, des boissons, des condiments, de la distribution des repas. Plus d'une fois, nous aimons à le croire, nous avons saisi en quelque sorte le coupable sur le fait, c'est-à-dire que l'efficacité productrice de la cause nous est apparue jusqu'à l'évidence.

Enfin, après avoir étudié les causes directement et latéralement, après les avoir scrutées chez le sujet et hors de lui, nous avons pensé que la lumière n'était pas suffisante, et nous nous sommes donné la tâche d'interroger la fonction elle-même. Grâce aux progrès de la physiologie, nous avons pu, sur ce point, pousser nos investigations aussi loin que possible, et nous expliquer des faits et des choses d'une interprétation jusqu'ici incomplète et peu satisfaisante.

Si nous n'avons pas tout vu, tout expliqué, tout compris, nous avons fait de notre mieux, et si l'instruction et la satisfaction qui résultent, suivant nous, de cette analyse plus difficile qu'elle ne paraît, pouvaient être appréciées par ceux qui nous liront, et procurer un peu plus de cette lumière indispensable dans une maladie dont on a tant ignoré ou faussé les origines, nous n'aurions rien à regretter de nos peines ni de la crainte plusieurs fois ressentie de sortir du programme que nous nous sommes tracé.

Finissons-en par une pensée digne de toute notre attention : c'est qu'il serait à souhaiter que la plupart des espèces nosologiques eussent des causes aussi définies, aussi faciles à déduire et à rapprocher de leurs effets que le genre de maladie dont nous nous occupons.

CHAPITRE IV

Marche. — Durée. — Terminaison.

Ces différentes questions de la pathologie des dyspepsies comportent des considérations particulières, suivant que l'affection est aiguë ou chronique.

1° Dyspepsie aiguë.

Il est essentiel ici encore de distinguer la forme aiguë accidentelle de la forme aiguë temporaire.

A. Dans la dyspepsie aiguë accidentelle ou indigestion [1], la marche est simple, la durée et la terminaison sont plus ou moins faciles à prévoir.

Tantôt, et c'est le plus ordinaire, la digestion est troublée par suite de la surabondance des solides ou des liquides : les organes, en quelque sorte opprimés, irrités par la surcharge qui leur est imposée, résistent vainement pendant quelques heures et parfois moins, élaborent, au milieu d'un malaise indéfinissable, d'une douleur épigastrique ou intestinale, une partie de la masse alimentaire, et le surplus ne trouvant plus ni emploi, ni sucs digestifs disponibles, l'estomac s'en débarrasse violemment par les vomissements ou peu à peu dans les intestins. Une fois parvenue dans cette seconde portion du tube digestif, la bouillie alimentaire subit un travail incomplet, pénible, agace et irrite les tuniques intestinales, et, après plus ou moins de durée, d'angoisses, de réactions sympathiques sur la circulation et l'innervation, s'échappe sous forme de diarrhée ou de fèces, dont l'odeur et la nature révèlent assez l'irrégularité et l'imperfection de la digestion.

Dans le cas d'indigestion due à l'abus ou au mélange de boissons alcooliques, le trouble digestif se produit souvent d'après la marche que je viens de retracer; mais il peut s'accomplir aussi par action réflexe du cerveau, où l'absorption porte si promptement l'élément alcoolique chez quelques personnes.

Voici les phénomènes qui se passent chez ces sujets généralement inhabitués aux liquides fermentés : la face se congestionne, la tête s'alourdit, des vertiges se prononcent; puis seulement apparaissent les nausées, bientôt suivies du vomissement.

1. Nous avons fait entrevoir les raisons qui nous ont porté à ne pas traiter spécialement de l'indigestion, comme l'ont fait avant nous MM. Chomel et Nonat (voir p. 13 et *passim*); ce serait rompre inutilement l'unité d'une étude où tout s'enchaîne facilement.

Plus le vomissement se rapproche de la fin du repas, plus l'indigestion est de courte durée; plus il tarde et plus, au contraire, l'issue est incertaine ou même plus il y a de chance pour que la dyspepsie intestinale ait lieu, et alors ce sont les évacuations alvines seules qui jugent l'accident digestif.

Tantôt c'est un aliment pris par contrainte et avec répugnance qui trouble la fonction digestive et amène la série des symptômes exposés précédemment.

Dans d'autres circonstances non moins nombreuses, l'indigestion est causée par un exercice irréfléchi, exagéré, par la rotation, le balancement, une équitation trop vive, une forte émotion, une odeur ou un tableau repoussants, la fumée de tabac, une préparation médicamenteuse : le malaise épigastrique, la douleur gravative de la tête, la rougeur ou la pâleur de la face, annoncent la révolte de l'estomac contre les aliments dont l'élaboration est troublée et dont le rejet ne tarde plus guère à s'effectuer.

Dans ces différents cas, les suites de l'indigestion sont simples : à un peu de fatigue générale et fonctionnelle près, de soif, de céphalalgie, de réaction fébrile, qui cèdent d'elles-mêmes, tout se rétablit bientôt dans l'ordre habituel.

Mais on observe de loin en loin, dans la pratique, des indigestions à marche plus grave, en apparence du moins, et sur lesquelles nous voulons apporter notre contingent d'expérience.

Nous n'entendons point parler ici seulement de l'indigestion des ivrognes, qui s'accompagne d'une véritable hypérémie cérébrale, que les vomissements sont insuffisants à juger, et qu'un traitement actif a souvent bien de la peine à dissiper; mais de ces indigestions simples, comme nous en rapporterons un exemple remarquable, où les troubles digestifs sont accompagnés de réactions sympathiques sur le cerveau, la sensibilité et la locomotion, sur le centre circulatoire, sur les poumons, si bien que ces accidents secondaires masquent le phénomène morbide principal, que, si le praticien s'en laisse imposer par leur présence, il se hâte de régler sa conduite sur ce qu'ils peuvent offrir de gravité, et fait intervenir une médication compliquée, parfois à double portée, là où quelques moyens simples et mieux appropriés, que nous indiquerons plus tard, auraient amplement suffi.

Cette situation pour le médecin est d'autant plus perplexe que nombre d'apoplectiques ou de personnes sujettes aux congestions cérébrales partielles, comme cela se voit chez tant de vieillards et chez presque toutes les personnes atteintes de ramollissement du cerveau, ont leurs attaques pendant le travail de la digestion. Ce n'est pas ici le lieu de donner les signes distinctifs de ces différentes affections. Il nous suffit, pour le moment, de signaler la possibilité de la méprise en face d'un trouble digestif à marche anomale, bizarre et inquiétante.

Dans l'observation que je citerai (voir 1re obs.), et où une hémiplégie et la paralysie incomplète de la parole étaient bien faites pour égarer le jugement, un vomitif vida l'estomac de son contenu, et du même coup se dissipèrent les symptômes alarmants de la sensibilité et du mouvement, qui n'étaient que sympathiques.

L'indigestion des enfants à la mamelle est le plus souvent d'une franchise d'allure et d'une simplicité de mécanisme telles que personne ne peut s'y tromper. Cependant, il ne faut pas ignorer qu'il n'est pas rare de rencontrer chez les jeunes sujets des indigestions suraiguës, à marche insidieuse, à durée relativement longue, à solution difficile, s'accompagnant aussi tantôt de coma, d'irrégularité de la respiration, tantôt d'excitation, de soubresauts musculaires, de fièvre, parfois de convulsions, d'accidents intestinaux variables, qui se jugent également par les évacuations spontanées ou provoquées.

Il est pour la dyspepsie intestinale aiguë accidentelle une variété non moins redoutable, aux yeux du vulgaire, que les précédentes : je veux parler de la dyspepsie cholériforme, dont je donnerai aussi un spécimen frappant, où ni les crampes, ni les selles riziformes, ni la dysurie, ni l'algidité, n'ont manqué (voir 4e obs.). La marche des accidents est ici plus lente, la durée plus longue; les garde-robes ne jugent plus l'affection digestive comme dans l'indigestion intestinale ordinaire. Des soins attentifs, une médication rationnelle, ne tardent pourtant pas à modifier les symptômes, à amener une issue le plus généralement satisfaisante, et, au bout de vingt-quatre heures à peine, il ne reste plus que le souvenir des souffrances et des craintes de la veille.

B. La dyspepsie aiguë temporaire, confondue à tort avec la dyspepsie chronique, a, comme son nom l'indique, une marche aiguë encore, mais une durée plus longue que l'indigestion. [1]

Il n'est personne qui, à la suite de convalescences difficiles, de fatigues de table, de travaux de cabinet exagérés, de préoccupations, d'insomnies, de mets mal apprêtés, n'ait ressenti du trouble et différents accidents digestifs. Il est une foule de gastralgies ou d'entéralgies, d'acidités, de flatulences, qui ne reconnaissent pas d'autres causes et n'ont pas plus de racines dans le passé. Ces sortes de dyspepsie s'établissent donc promptement, arrivent vite à leur apogée, et suivent de près les causes qui les ont produites; mais, ces causes bien appréciées et dissipées, la maladie cède peu à peu et définitivement. Nous verrons qu'il en est tout autrement de la forme chronique.

Une exception doit être faite cependant pour la dyspepsie aiguë des femmes enceintes, qui peut se prolonger autant que la grossesse elle-même, et qui, malgré les traitements empiriques et rationnels les plus sages, et, quelquefois, malgré

1. Voir p. 13.

même l'accouchement ou l'avortement, est suivie d'accidents redoutables, trop souvent mortels (voir 35e, 37e et 38e obs.).

2° Dyspepsie chronique.

A quelques variantes près, suivant certaines formes que nous aurons occasion d'exposer dans le chapitre consacré à la symptomatologie, voici la marche la plus ordinaire de la dyspepsie chronique ou habituelle.

Les troubles digestifs ne s'établissent pas d'une manière aussi soudaine que dans la forme aiguë; il est moins facile de saisir la filiation des effets et des causes; les malades s'ingénient longtemps à se faire illusion sur l'origine vraie et sur le caractère de leurs souffrances. Ils demandent à tout la guérison, avant de la demander à celui qui serait le plus en position de la leur procurer, et quand enfin ils la lui demandent, leur affection est ancienne et fait en quelque sorte partie intégrante de leur manière d'être habituelle.

Dans les cas les plus simples, et heureusement les plus ordinaires, la santé générale de ces personnes laisse peu à désirer. Leur appétit, plus ou moins irrégulier, se fait sentir assez vivement à une certaine heure du jour. Dès qu'il est satisfait, si la nourriture a été modérée et choisie parmi les aliments les plus digestibles, le bien-être résultant de la satiété se prolonge une ou plusieurs heures après le repas; puis le malaise commence et dure jusqu'à ce que les aliments aient subi leur élaboration gastrique, ou ne se fait sentir qu'après, dans le cas de dyspepsie intestinale.

Que si le malade a dépassé les limites ordinaires de son appétit, s'il a mangé précipitamment, ou s'il a cédé au désir de prendre des aliments qu'il aime et qui ne lui conviennent pas, comme nous le verrons dans la description des diverses formes de l'affection, les troubles digestifs se prononcent plus tôt, durent plus longtemps, et prennent une intensité inaccoutumée. Néglige-t-on de tenir compte de la leçon, reste-t-on attaché aux habitudes et aux circonstances qui ont accru les souffrances digestives, ce à quoi certaines personnes ont plus de facilité de se résigner que de faire le sacrifice de leurs goûts et de leurs passions, les symptômes dyspeptiques prennent leur plus grand développement, et, alors même qu'on se soumettrait pendant quelques jours à un régime plus sévère, on renouvelle ses douleurs chaque fois qu'on mange, n'importent la quantité et la qualité des aliments. C'est au milieu de ces alternatives que vivent une foule d'hommes du monde, toujours placés entre des digestions plus ou moins laborieuses dont ils se plaignent beaucoup, excepté aux moments où ils devraient le plus s'en préoccuper, je veux dire à table.

Pour cette catégorie de malades, la dyspepsie peut donc durer autant que la vie.

Il en est, heureusement, de mieux avisés : après avoir acquis la preuve qu'ils ne sauraient guérir avec leurs seules ressources, ils consultent; et pourvu qu'on n'ait pas à leur imposer un sacrifice trop difficile, ils se soumettent au traitement prescrit, et les avertissements qui leur viennent d'écarts de régime presque inévitables, d'une manière relative, dans la vie de société, ne font que les raffermir dans la confiance qu'ils accordent au médecin et à ses préceptes.

Ces dyspeptiques se partagent en différentes classes :

Ceux qui à une énergique et durable résolution joignent la possibilité de se soustraire aux circonstances déterminantes et aggravantes de leur affection. Le soulagement, pour eux, ne se fait pas longtemps attendre. La guérison s'obtient aussi; mais il la faut complète et bien assise avant de pouvoir y compter.

Ceux, au contraire, qui n'ont à leur service que la bonne

volonté, mais qui, entraînés par les exigences de leur profession ou les difficultés de leur existence à des imprudences souvent répétées, ne font que perdre constamment le bénéfice de leurs efforts. Ces malades et le médecin qui les dirige sont à plaindre; cependant, en combinant habilement le régime avec la susceptibilité des organes et les nécessités de la position, on arrive à leur être encore de quelque utilité. C'est ce qui sera établi plus largement à propos du traitement.

Enfin, il est une dernière catégorie de dyspeptiques chez qui des causes multipliées et profondes ont altéré la constitution, et rendu cette habitude morbide si invétérée que les traitements les mieux conduits ont peu de prise. Tout le talent du médecin consiste, et la tâche n'est pas facile, à sauver les débris de cette déchéance physique. Sauf quelques exceptions, la plupart de ces malades languissent de plus en plus. On en voit pour qui l'approche du repas est un véritable épouvantail. Partagés entre le désir de vivre et la crainte de manger, ils éloignent les repas, en diminuent de plus en plus l'importance, calculant avec leurs sensations, luttant avec leur entourage, qui les presse et les sollicite en sens contraire. On en voit même, la balance en main, peser la quantité d'aliments qui leur réussit le mieux, afin d'être sûrs de ne point la dépasser. Mais bientôt la nutrition et les diverses fonctions s'altèrent, une complication surgit, ou l'appauvrissement vital devient tel que l'existence finit par s'user, et que la lutte se termine par un dénoûment fatal.

Relativement aux formes de la dyspepsie, quelques remarques suffiront.

A peine a-t-on besoin de dire que la dyspepsie intestinale est plus longue à s'annoncer et à se juger que le trouble fonctionnel correspondant de l'estomac.

La dyspepsie à la fois gastrique et intestinale aura évidemment une marche plus obscure, une durée plus longue que l'une ou l'autre de ces deux formes séparées.

Eu égard aux formes proprement dites, la gastralgique ou l'entéralgique est celle qui se prononce le plus tôt après le repas, suivant son origine respective; c'est aussi celle qui provoque le plus de symptômes sympathiques. Le retentissement douloureux peut persister après la digestion terminée, se calmer ou se taire avec le repas suivant, pour recommencer de plus belle après.

La forme acide apparaît de très-bonne heure quand le repas est peu copieux, et plus tard quand la dose d'aliments à élaborer est plus considérable. Nous donnerons l'explication toute physiologique de cette apparente bizarrerie. Sa durée est moindre que celle de la précédente et n'excède guère celle de la digestion elle-même.

La flatulence, moins opiniâtre que les variétés précédentes, obéit aussi, dans sa marche, à une règle moins rigoureuse. Elle ne dure guère plus que le temps nécessaire à la digestion. Elle peut toutefois, quand elle est intestinale, se prolonger davantage.

La forme atonique a la marche la plus lente, la durée la plus longue, la terminaison la plus incertaine, et qui souvent n'a lieu qu'au delà du repas suivant; ce qui se comprend si l'on a présentes à la pensée les conditions physiologiques complexes de cette phase digestive [1].

Les dyspepsies boulimique et pituiteuse ont, par essence, une marche rapide, une courte durée, mais une terminaison fâcheuse, en ce sens qu'elles sont le plus souvent incurables ou très-difficiles à guérir, du moins quand elles sont chroniques.

La forme syncopale a une marche prompte aussi, mais une

1. Voir p. 60 et suiv.

durée généralement proportionnelle à celle de la digestion elle-même.

Quant aux formes mixtes, telles que la flatulence et l'acidité réunies, etc., la marche est à peu près toujours lente, et la durée équivalente à celle des deux formes additionnées.

Les dyspepsies, tout en étant peu dangereuses de leur nature dans la grande majorité des cas, ne laissent pas que d'avoir parfois une terminaison redoutable. Je veux parler des lésions organiques qui peuvent, là comme ailleurs, s'établir sur des organes prédisposés par d'anciennes souffrances. Nous reprendrons, du reste, plus longuement cètte question à l'article du pronostic.

CHAPITRE V

Anatomie pathologique.

Cette partie de notre étude ne nous arrêtera pas beaucoup.

La dyspepsie essentielle, la seule dont nous nous occupions véritablement, est le plus généralement compatible avec une longue existence, et, pour cette raison même, exempte de lésions anatomiques plus ou moins sérieuses.

Les occasions de vérifier nécroscopiquement l'état des organes ne se présentent que fortuitement, quand un malade a succombé à quelque complication ou affection intercurrente. L'accident qui tranchera promptement l'existence est le seul recevable, car, toute maladie grave et un peu ancienne pouvant entraîner des altérations du tube digestif, il y aurait une difficulté insurmontable d'attribuer exactement ces lésions à la dyspepsie ancienne ou à la maladie qui a amené la mort.

Or, dans les cas rares d'autopsie où l'on ne peut accuser la cause déterminante de la mort des altérations possibles des organes digestifs, on trouve toujours ceux-ci sains et de constitution normale, en sorte que, comme le dit très-bien M. Valleix [1], ce qui caractérise ces affections, c'est précisément l'absence de toute lésion après la mort. N'est-ce pas d'ailleurs le propre de toutes les maladies purement fonctionnelles?

En cas de gastralgie invétérée, on a parfois trouvé quelques lésions des nerfs se rendant à l'estomac, et qu'on a pu justement soupçonner d'avoir été la cause des troubles sensitifs observés pendant la vie. Ces faits, du reste, sont extrêmement rares.

Dans un cas de dyspepsie incurable avec délire hypocondriaque et suivi de mort, le docteur Marcé a trouvé l'estomac parfaitement intact, sa muqueuse saine, sans injection ni ramollissement, sans altération de sa capacité [2].

Tout au plus aurons-nous, de ce côté, quelques résultats dans les dyspepsies aiguës, et encore serait-ce plutôt des lésions épiphénoménales ou sympathiques. Il n'en est pas moins bon d'y insister.

Dans la dyspepsie aiguë accidentelle, ou indigestion suivie de mort, on trouve du côté du cerveau, des poumons et parfois du cœur, des traces d'hypérémie, de congestion, qui sont en rapport avec les symptômes constatés pendant la vie. Il en est parfois de même de la tunique muqueuse digestive et de la couche celluleuse.

Dans la dyspepsie aiguë des femmes grosses, le plus souvent les résultats de l'autopsie ont été négatifs tant du côté des

1. *Op. cit.*, p. 630.

2. *Note sur une forme de délire hypocondriaque consécutive aux dyspepsies et caractérisée principalement par le refus d'aliments.* (In *Annales médico-psychologiques*, janvier 1860.)

organes digestifs que de ceux de la gestation. Barras cite plusieurs observations où les recherches cadavériques ont été tantôt complétement stériles, et tantôt un peu satisfaisantes du côté de l'utérus seulement, où l'on a trouvé quelquefois une inflammation purulente entre les membranes de l'œuf.

C'est la conclusion à laquelle M. Chomel est arrivé de son côté. « ... Ce n'est que par exception, dit cet auteur, que j'ai pu faire l'ouverture des personnes qui ont succombé. La membrane muqueuse de l'estomac, sur laquelle mes soupçons avaient naturellement porté, ne s'est trouvée qu'une fois amincie et ramollie à un degré notable. Dans un cas, le seul viscère altéré était le foie, augmenté dans son volume, présentant une couleur jaune clair, comme celle que les docteurs Louis et Trousseau avaient constatée chez les sujets morts de fièvre jaune à Gibraltar, et sans altération sensible de consistance. Deux fois j'ai trouvé une collection notable de sérosité dans les ventricules latéraux du cerveau; j'ai dû me demander si cette dernière lésion ne survenait pas seulement, avec les désordres fonctionnels de ce viscère, le délire, l'assoupissement, les hallucinations, le coma, dans la dernière période de la maladie. Enfin, dans un cas j'ai constaté une lésion remarquable du cerveau, qui était parsemé de petites tumeurs ayant le volume, la forme et surtout la transparence du cristallin. Ces faits, insuffisants par leur nombre, et trop différents les uns des autres, ne sauraient, quant à présent, éclairer l'étude anatomique de la maladie en question. » (1)

Nous verrons, dans le chapitre suivant, une variété de dyspepsie qui s'accompagne d'engorgement ou d'état congestif du foie. Je n'ai pas eu l'occasion, jusqu'ici, de pratiquer l'autopsie dans ces conditions, les quelques malades que j'ai vus mourir appartenant à la pratique civile; mais je ne pense pas dépasser

1. *Op. cit.*, p. 146 et 147.

les bornes d'une sage induction en avançant que, dans ces circonstances, la glande biliaire doit porter des traces de la lésion sympathique dont elle était atteinte pendant la vie.

CHAPITRE VI

Symptomatologie.

Les différentes dyspepsies ayant entre elles des symptômes communs et d'autres qui leur appartiennent en propre, il nous paraît convenable, après les éclaircissements fournis déjà par l'étude de la marche de ces affections, de décrire les symptômes de chaque forme du genre gastrique; puis, dans un article séparé, de rapprocher les symptômes communs à chacune de ces variétés; enfin, de suivre la même méthode à l'égard du genre intestinal.

Nous nous conformerons, dans cette étude importante, à l'ordre indiqué par nous dans notre classification [1].

I. — SYMPTOMES DE LA DYSPEPSIE GASTRIQUE AIGUE.

1° Dyspepsie aiguë accidentelle, ou indigestion stomacale.

A l'exemple de M. Nonat [2], nous admettrons trois degrés d'indigestion stomacale : un léger, un moyen, un grave, sans toutefois adopter entièrement la caractéristique de notre savant confrère.

1. Voir notre tableau des différentes dyspepsies, p. 16.
2. *Op. cit.*, p. 49.

A. Indigestion légère.

Ce trouble de l'estomac, très-fréquent et connu assez généralement sous le nom de *fausse digestion,* consiste en une sensation de gêne épigastrique, de plénitude; il semble que le travail digestif ait subi un temps d'arrêt, qu'il y ait comme une barre qui interrompe le cours ordinaire de la masse alimentaire.

Les troubles généraux sont faibles ou nuls : pas de fièvre, pas de poussée céphalique; mais quelques bâillements, parfois des nausées, et surtout des rapports ou des éructations trahissant plus ou moins la saveur des aliments déjà en partie digérés.

Le premier degré d'indigestion, dû moins souvent à des excès de manger qu'à une des causes perturbatrices que nous avons énumérées, ou à un refus idiosyncrasique de l'estomac, apparaît dans les premières heures qui suivent le repas, et se dissipe assez promptement sous l'influence d'une promenade, du relâchement de la ceinture ou de quelques autres moyens que nous indiquerons. Assez ordinairement, la phase intestinale qui y fait suite est précipitée, et quelques selles liquides terminent la crise.

B. Indigestion de moyenne intensité.

Dans ce degré, qui constitue, selon nous, l'indigestion complète, les divers symptômes locaux et généraux sont franchement accusés.

Localement, le malade éprouve, au commencement du travail digestif, ou quand déjà il est bien entamé et qu'il semble qu'il doive suivre régulièrement son cours, une gêne épigastrique parfois douloureuse, une tension, des contractions d'abord peu perceptibles, puis très-sensibles. En même temps, des rapports nidoreux se présentent, puis des nausées accompagnées successivement d'une sécrétion exagérée de salive, de vomituritions acides, d'efforts pour vomir, et enfin de vomissements de matières alimentaires, qui laissent une sensation de cuisson dans l'arrière-gorge et une saveur des plus désagréables dans la bouche, avec propagation de l'odeur dans les fosses nasales, par lesquelles s'échappent souvent aussi les matières rejetées.

Les symptômes généraux sont : accablement, lassitude, tremblement des membres inférieurs, faiblesse et titubation de la marche, tour à tour des frissons, des bouffées de chaleur vers le visage, de la pâleur et une sueur qui perle sur le front, sous les orbites et autour des ailes du nez ; mouvement fébrile plus ou moins prononcé, céphalalgie, vertiges.

Alors même que l'estomac est tout à fait délivré du fardeau qui l'oppressait, la situation horizontale est seule possible ; et si le malade veut se lever et marcher trop tôt, il chancelle, est pris de vertiges, de nausées nouvelles, de vomissements glaireux ou bilieux.

La vue et surtout l'odeur de substances alimentaires provoquent la même répétition d'accidents [1]. L'eau fraîche même, chez quelques sujets, ne peut être supportée pendant vingt-quatre heures, tandis que chez d'autres c'est le remède par excellence pour apaiser les contractions désordonnées de l'estomac. Quand la fonction est rétablie, la soif est le seul symptôme prédominant.

C. Indigestion grave ou de grande intensité.

Ce troisième degré, que nous considérons comme exceptionnel, est formé des symptômes du précédent, plus complets, plus

1. Ce phénomène d'influence réflexe du cerveau impressionné par les sens de l'odorat et de la vue, si curieux à étudier, démontre une fois de plus l'action incontestable des centres nerveux sur la digestion, et s'ajoute aux témoignages que nous avons mis en avant au chapitre de l'étiologie (voir p. 23 et suiv.).

opiniâtres, plus intenses. Deux autres caractères importants s'ajoutent pour le distinguer du second : le retard et souvent l'impossibilité du vomissement, et, d'autre part, les accidents sympathiques des organes essentiels à la vie, qui peuvent devenir si soudainement graves que les familles sont plongées dans les plus vives alarmes.

Voici les plus ordinaires de ces symptômes sympathiques. Tantôt les centres nerveux sont atteints d'un embarras singulier qui semble le précurseur d'une congestion : somnolence continuelle, peu de sensibilité, paroles délirantes, ou signes de la congestion confirmée : visage hébété, yeux fixes, pupilles dilatées, parole difficile, mal articulée, déviation des traits, paralysie du mouvement et quelquefois de la sensibilité dans une moitié ou dans la totalité du corps, ou enfin agitation extrême, jactitation, regards provoquants, colères, avec pupilles contractées, céphalalgie violente, tableau propre à simuler la méningite ou l'arachnitis. Tantôt ce sont les centres de la circulation et de la respiration : suffocation, étouffements, respiration irrégulière, suspirieuse, haute; battements désordonnés, innombrables, du cœur; agitation, angoisse extrême : si des fourmillements, des douleurs se font sentir dans la poitrine et dans les membres thoraciques, surtout dans le gauche, on est fondé à craindre une angine de poitrine.

D'autres fois, ces deux genres de réaction sympathique sont remplacés, le premier, par des accidents nerveux périphériques, tels que des crises ou attaques de nerfs ordinaires chez les adultes du sexe féminin surtout, et l'éclampsie chez les jeunes enfants; le second, par un développement tout à fait fébrile du pouls, la chaleur de la peau semblable au début d'une fièvre inflammatoire.

Enfin, si les vomissements s'effectuent spontanément ou par l'intervention de l'art, ces troubles si formidables se dissipent comme par enchantement; sinon, ce n'est plus à des symptômes sympathiques qu'on a affaire, mais à des complications réelles, qui réclament une attention et des moyens spéciaux.

L'indigestion une fois jugée et les troubles généraux mis de côté, on retombe dans les conditions consécutives à l'indigestion dont il a été parlé précédemment. Le trouble qui en résulte pour l'organisme se maintient un jour ou deux de plus.

2° Dyspepsie aiguë temporaire.

Nous n'avons plus à considérer ici l'indigestion, mais la dyspepsie proprement dite, qui, par son invasion prompte, ses causes simples, faciles à définir, sa durée courte et sa guérison presque toujours assurée, se différencie de la dyspepsie chronique, avec laquelle MM. Chomel et Nonat l'ont encore confondue, aussi nettement que la bronchite aiguë de la bronchite chronique, le rhumatisme aigu du rhumatisme chronique, etc., etc.

A la suite d'irrégularités répétées de régime, de mets mal apprêtés et excitants, de rapprochements et d'éloignements exagérés des repas, de fatigues excessives, de préoccupations, de longs et copieux repas succédant à la diète, à l'abstinence, les fonctions digestives se ralentissent, deviennent pénibles, douloureuses. Les mêmes causes continuant, ces symptômes s'accentuent davantage : l'appétit reste le même, au moins après le long intervalle de la nuit; on y cède largement, avec la pensée que les résultats seront meilleurs; puis, au bout d'une, de deux ou trois heures, on ressent de la flatulence, de la gastralgie ou de l'acidité; si le repas suivant est trop rapproché, comme cela a lieu souvent, la dyspepsie nocturne est plus intense, plus prolongée; le sommeil en est troublé; le malade pâlit, maigrit, s'inquiète. En l'espace de quelques jours, son estomac, naguère irréprochable, devient susceptible, irritable, rebelle. On craint une gastrite, un mal organique; on consulte, et si les causes sont de celles qu'on élimine à volonté, si surtout l'on sait user des ressources du régime modifié, le bien-être et la régularité des digestions se reconquièrent aussi sûrement et presque aussi vite qu'ils s'étaient perdus (1).

II. — SYMPTOMES DE LA DYSPEPSIE STOMACALE CHRONIQUE.

1° Dyspepsie flatulente.

Ce trouble fonctionnel de l'estomac est d'une très-grande fréquence. Plus ordinaire chez la femme et les personnes douées d'un tempérament délicat et nerveux, il se rencontre aussi chez l'homme.

Il est constitué théoriquement par l'exagération de la production gazeuse, par la prédominance des forces exhalantes sur les absorbantes, ou, plus simplement, par la diminution de l'absorption jointe à une sécrétion gazeuse anormale.

Quoique favorisé beaucoup par le régime végétal, surtout par les légumes dits venteux, par les eaux gazeuses, cet état ne laisse pas de se produire, chez certaines personnes, en dehors de ces conditions diététiques; ce qui conduit forcément à admettre une disposition nerveuse spéciale de la fonction ou un vice dans la quantité et la qualité des liquides digestifs, ou enfin la réunion de ces deux circonstances étiologiques. Nous rechercherons, à l'article du diagnostic, les moyens propres à distinguer la part à faire à chacun de ces éléments, chose très-im-

1. La variété irritative, si fréquente dans ce genre de dyspepsie, n'est pas comprise dans la description précédente, quoiqu'elle s'y observe très-fréquemment, parce qu'elle appartient à la forme gastralgique. Nous nous réservons d'en parler à propos de celle-ci.

portante pour instituer le traitement d'une manière rationnelle et vraiment utile.

La description de cette affection comporte deux degrés. Dans le premier, qui est le plus simple, le plus ordinaire, les malades se plaignent de distension, de gonflement à l'estomac, vers le milieu de la durée du travail digestif, c'est-à-dire de la deuxième à la quatrième heure après le repas. Si le corps est contraint à l'immobilité, si les vêtements sont trop serrés à la taille, la tympanite épigastrique est douloureuse; des pincements, des picotements qui se prolongent souvent sous les hypocondres, une gêne particulière et toute mécanique dans les mouvements thoraciques, ne tardent pas à se prononcer. Quelques palpitations s'y ajoutent le plus souvent. Les rapports généralement inodores et abondants, lorsque ces différents signes sont réunis, procurent un soulagement qui dure peu, car, la production des gaz étant incessante tant que la cause déterminante ne s'est pas dissipée, la distension tympanitique cède et se reproduit alternativement.

Ces sortes de dyspeptiques sont reconnaissables à leurs efforts instinctifs et presque automatiques pour se soulager au moyen de renvois qu'ils cherchent à provoquer, et par l'émission de gaz spontanée qui leur échappe de moment en moment, et presque à leur insu.

L'appétit et la meilleure santé sont, du reste, compatibles avec ce trouble fonctionnel, dont il ne subsiste aucune trace quand la digestion est finie.

Il est rare que la flatulence intestinale n'accompagne pas quelque peu cet état de l'estomac. Nous en traiterons spécialement plus tard.

Dans un second degré, qui n'est que l'exagération du précédent, la surabondance des gaz atteint parfois un degré tel qu'indépendamment de la distension extrême de l'estomac, dont la forme oblongue peut se dessiner à travers les parois abdominales, pour peu que le sujet soit maigre, distension qu'il est d'ailleurs des plus faciles de délimiter à l'aide de la percussion, des douleurs assez vives, une sorte de colique, se font sentir à l'épigastre, sous les fausses côtes et à la région dorsale correspondante. Alors la respiration se trouve entravée; d'où une dyspepsie très-pénible et le refoulement du cœur vers le sommet de la poitrine, en même temps que sa position, de légèrement oblique qu'elle est normalement, devient presque horizontale et plus superficielle.

Aussi, pour peu qu'on tarde à dégager la taille des liens qui la resserrent, et que l'émission des gaz se fasse attendre, n'est-il pas rare de voir des lipothymies et même une véritable syncope se déclarer.

La flatulence dissipée, il est presque superflu de dire que la respiration se régularise, que le cœur reprend ses dispositions naturelles, et que la sonorité gastrique est réduite à son étendue ordinaire.

Ces accidents, aux yeux du médecin, n'ont sans doute aucune gravité; nous verrons, du reste, que l'art est riche en moyens propres à les prévenir ou à les réprimer; mais pour les familles il n'en est pas de même. Ils sont d'ailleurs fort pénibles, et, dans quelques circonstances, ils font réellement obstacle aux relations de société.

C'est, suivant que la flatulence est peu prononcée ou qu'elle l'est assez pour causer des troubles sérieux du côté de la respiration et de la circulation, ce qui m'a porté à en admettre trois variétés principales : la flatulence *simple*, la *dyspnéique* et la *pléthorique* ou *pseudo-pléthorique*, qui ont, comme on le voit, leur justification dans l'étude des symptômes [1] (voir 5e, 23e, 24e, 25e, 26e et 27e obs.).

Néanmoins, quelques détails sont nécessaires pour faire com-

1. Voir p. 16.

prendre, d'une manière plus précise, les nuances marquées qui existent entre chacune de ces variétés, dont l'appellation, suffisante peut-être pour le médecin expérimenté, conserverait trop de vague et d'incertitude aux yeux de l'observateur non préparé par ses études ou sa pratique.

A. Dyspepsie flatulente simple.

Des trois variétés du genre flatulent, c'est de beaucoup la plus ordinaire et la plus bénigne. Tous les signes exposés précédemment, sauf ceux relatifs aux complications respiratoire et circulatoire, lui sont applicables.

Le dyspeptique, principalement après un repas où dominent l'élément féculent, les végétaux, les viandes blanches peu avancées en âge, les boissons aqueuses, etc., ne tarde pas à sentir le bien-être résultant de l'appétit satisfait remplacé par du malaise, du gonflement, de la pesanteur à l'épigastre. S'il est assis et courbé, la gène s'accroît. Les éructations, d'abord faibles et séparées par d'assez longs intervalles, augmentent d'intensité et de fréquence. Deux à trois heures écoulées, et le soulagement, qui jusque-là ne succédait qu'au dégagement des gaz, devient durable; mais, en général, l'appétit est altéré ou ne se réveille que faiblement dans la même journée; il est, en outre, proportionné à l'abondance du repas précédent et encore plus à sa digestibilité.

Bornée à ces conditions, c'est la variété à laquelle on s'arrête le moins.

B. Dyspepsie flatulente dyspnéique.

Aux caractères précédents viennent se joindre des symptômes éloignés : non-seulement la distension épigastrique est plus prononcée, au point de refouler le diaphragme et les organes qui lui sont superposés, mais la respiration ne tarde pas à se troubler plus ou moins profondément, tantôt par un effet mécanique de compression exercée de bas en haut de manière à faire obstacle à l'expansion pulmonaire, tantôt par une sorte de sympathie de voisinage que la solidarité des ramifications nerveuses des appareils fonctionnels explique suffisamment : ce qui rend compte de la dyspepsie consécutive aux quantités les plus faibles d'aliments ingérés. Aussi l'embarras respiratoire, dans ce dernier cas, se prononce-t-il plus tôt et se trouve-t-il moins en rapport avec la gêne digestive proprement dite.

Quoi qu'il en soit, les malades se tiennent assis ou debout, éprouvent de la peine à marcher et surtout à monter. Quand la dyspepsie augmente et se prolonge, des douleurs sous les hypocondres, devant le sternum, entre les épaules, se font sentir. Le cœur lui-même participe aux troubles de la respiration quand ils sont arrivés à ce degré d'intensité : ses battements deviennent plus fréquents et plus irréguliers; enfin, l'angoisse précordiale se joint à la dyspepsie. Le malade pâlit, son front se couvre de sueur; il fait dénouer et élargir ses vêtements; il est menacé de défaillance, de lipothymies; il réclame avec impatience les secours de l'art, se croyant atteint de quelque grave affection. Les corps chauds appliqués sur la poitrine et l'épigastre, les antispasmodiques et les divers stimulants, employés d'inspiration ou par les conseils du médecin, n'apportent du soulagement qu'en favorisant l'expulsion des gaz qui distendent l'estomac et refoulent le diaphragme, ou en stimulant l'action de l'innervation générale. Quand la phase stomacale de la digestion touche à sa fin, l'amélioration se dessine et prend de la consistance : tout rentre peu à peu dans l'ordre naturel, à la fatigue près.

C'est à cette variété qu'il convient peut-être de rattacher la toux spéciale à quelques dyspeptiques, et qui s'accompagne le plus souvent d'un certain degré de troubles respiratoires, dont elle n'est qu'une dépendance.

Bon nombre de personnes, atteintes d'une manière répétée de ce trouble sympathique ou secondaire de la digestion, en prennent leur parti et se croient asthmatiques. Trop de médecins aussi, il faut le dire, se payent de mots à cet égard, sans chercher à regarder au fond des choses, et à faire ce raisonnement qu'un accident étant toujours lié et correspondant à l'élaboration et à la durée de la digestion, il doit, suivant toute vraisemblance, y avoir une connexion intime entre ces différents phénomènes, en sorte que l'un soit une conséquence de l'autre. Mieux avisés sont ceux qui dirigent leur action contre la dyspepsie, car, s'ils réussissent, ils peuvent du même coup enregistrer la guérison de cet asthme prétendu.

C. Dyspepsie flatulente pléthorique ou pseudo-pléthorique.

Il ne s'agit pas ici des symptômes cérébraux ou congestifs que nous avons signalés dans la dyspepsie aiguë accidentelle grave [1], ni des troubles sympathiques généraux sur lesquels nous aurons à fixer plus tard l'attention, mais de l'impression, plus ou moins prononcée, que ressent la fonction de la circulation chez les personnes souffrant d'une dyspepsie flatulente, fût-elle des plus légères, impression contemporaine de la flatulence et se dissipant avec elle.

D'abord, du côté du cœur, on observe une gêne, parfois une douleur obtuse, des battements plus profonds et plus amples, perçus à l'auscultation et à l'apposition de la main sur une plus large surface.

Du côté du pouls, le développement artériel, faible ou modéré dans l'état de vacuité, augmente au fur et à mesure que le travail digestif se prononce lui-même; en un mot, le pouls est plus plein, plus dur, quoique souvent sans fréquence anormale ni aucune altération de rhythme. Il arrive encore qu'on le

1. Voir p. 93.

perçoit dans les parties du corps où il doit être peu sensible, notamment à la tête.

En même temps, il se produit un anéantissement général, une disposition au sommeil, de la chaleur à la peau.

Ces différents symptômes, malgré leur faible intensité, leur liaison évidente avec la flatulence, au point qu'ils ne se montrent pas en dehors d'elle et ne durent pas au delà de sa propre durée, ont le privilége, bien compréhensible, d'inquiéter le malade plus que d'autres accidents véritablement sérieux. Tant qu'on ne parvient pas à l'en soulager, il faut s'attendre à ses plaintes ou à ses récriminations; et, pour y réussir, le meilleur moyen, le seul même, est de faciliter le travail digestif, de prévenir les retours de la flatulence. Sans cela, les agents pharmaceutiques les plus rationnels, si l'on ne se propose que de combattre les symptômes pseudo-pléthoriques, resteront sans effet et fatigueront même le malade en pure perte, en diminuant sa confiance dans les ressources de l'art.

2° Dyspepsie gastralgique.

Moins commune, mais plus inquiétante que la précédente, cette forme de la maladie se rencontre principalement encore chez les personnes nerveuses, à la suite de chagrins, de préoccupations prolongées, de travaux de cabinet excessifs, d'irrégularité de régime, d'excès de table, d'occupations sérieuses pendant le premier temps de la digestion, de nourriture grossière, mal apprêtée, trop abondante, et parfois, au contraire, consécutivement à une alimentation trop délicate, trop légère.

Au caractère gastralgique se rattachent bien des nuances, dont les principales sont les variétés *spasmodique, irritative* et *cardialgique*, qu'on a voulu à tort, selon nous, ériger en formes spéciales.

Nous allons décrire le trouble gastralgique sans acception de types, puis nous nous entretiendrons de chacun de ceux-ci.

Et, d'abord, disons qu'il ne faut pas confondre cette dyspepsie avec la gastralgie proprement dite, dont elle ne fait qu'emprunter le caractère douloureux, sans en avoir ni la marche, ni la nature essentiellement névralgique, confusion à laquelle a contribué M. Nonat lui-même en annonçant que la dyspepsie gastralgique peut exister en dehors de la digestion, ce qui est à peu près un non-sens si l'on n'admet pas que les deux affections sont identiques (1).

Il n'est pas rare de constater, dans la pratique, des exemples de dyspepsie, surtout dans les formes mixtes, où, de prime abord, il paraît rationnel d'admettre, au moins pour l'élément gastralgique, la continuité de la douleur et même son indépendance par rapport au travail digestif. Cependant, avec une analyse plus sévère, plus attentive, on reconnaît bientôt que la douleur stomacale est une névralgie proprement dite, accompagnée le plus souvent d'hypéresthésie de l'appareil nerveux du voisinage, ainsi qu'on en trouvera un beau spécimen dans la seconde partie de ce travail (voir 61e obs.).

Le symptôme dominant de cette forme, son signe vraiment pathognomonique, c'est la douleur. Peu après le repas, parfois même dès l'arrivée du bol alimentaire dans le ventricule, la sensibilité de celui-ci est éveillée. La douleur, tour à tour sourde et vive jusqu'à la terminaison complète de la phase stomacale de la digestion, consiste tantôt en des picotements aigus, des élancements entre l'ombilic et la base de la poitrine, tantôt en une sensation de mouvements anormaux tels que des crampes, des tortillements; d'autres fois, dans la perception de pince-

1. Voici les propres paroles de cet auteur : « Dans la dyspepsie gastralgique, elles (les douleurs) *sont souvent spontanées*, et se montrent dans l'état de *vacuité* comme dans l'état de plénitude. » (*Op. cit.*, p. 78.)

ments, de contusion, de perforation, de percussion, de morsure, d'arrachement, de brûlure, etc.

La digestion terminée, la plupart de ces symptômes disparaissent et il ne subsiste tout au plus, quand ils ont été intenses, qu'un sentiment de lassitude et de vague endolorissement.

A. Variété spasmodique.

Cette variété de dyspepsie gastralgique, décrite par M. Chomel, qui n'a pas jugé à propos de lui donner une dénomination particulière (1), est analogue, suivant lui, aux crampes dont certains muscles soumis à la volonté sont le siége, dans les mollets et la plante des pieds. Elles peuvent se montrer dans l'état de vacuité de l'estomac, dans la gastralgie proprement dite, et pendant le cours du travail digestif ou à sa fin. A un degré très-prononcé, elles sont assez douloureuses pour altérer les traits du visage, forcer le malade à se courber en deux, à se comprimer l'épigastre avec les mains. Parfois les contractions, loin d'être un simple résultat d'impression nerveuse, sont positives, et occasionnent des vomituritions liquides ou alimentaires, sans la sensation préalable de nausées, et dues sans doute à un effet mécanique d'antipéristaltisme.

B. Variété irritative.

Bien étudiée, suffisamment décrite par M. Nonat (2), qui a le mérite de l'avoir dégagée des obscurités de la pratique, tout en commettant, à notre avis, l'erreur de s'en être exagéré l'importance au point de lui reconnaître la spécialité de forme, cette

1. *Op. cit.*, p. 92.
2. *Op. cit.*, p. 73 et suiv.

variété appartient avant tout au type gastralgique [1]. Nous en emprunterons les principaux traits à cet auteur.

Ses caractères essentiels sont les suivants : constitution faible, convalescence, état chlorotique ou chloro-anémique, diète antérieure prolongée, voilà pour les conditions étiologiques. Quant aux signes, ce sont : un sentiment de chaleur, de cuisson dans la région de l'épigastre, qui a une sensibilité plus ou moins marquée à la pression. Pendant le travail digestif, l'irritabilité de l'estomac peut être portée au point que ce viscère ne tolère parfois aucun aliment, ni même la plus faible quantité de boissons, sans éprouver des douleurs vives et sans qu'il se produise des vomissements (voir 29e obs.).

Ces divers symptômes sont d'autant plus prononcés que les substances ingérées, aliments ou remèdes, appartiennent à la classe des excitants, comme les alcooliques, le café, le thé, les acides, les amers, les ferrugineux. La plupart des moyens connus lui sont contraires ; si l'on insiste, l'irritabilité devient de l'irritation et, bon gré mal gré, il faut bien admettre un état inflammatoire secondaire, une véritable gastrite. Parce que telle école a exagéré une doctrine, pourquoi vouloir que la nature et l'observation se refusent toujours à justifier quelques-unes de ses théories ? Le propre du temps n'est-il pas de dissiper toutes les erreurs et de mettre chaque vérité à sa place ? Nous ne sommes rien moins que broussaisien, et cependant nous ne craignons pas d'aller encore plus loin que M. Nonat dans cette voie de légitime mais conditionnelle réhabilitation.

1. Après avoir discuté en faveur de la propriété de forme de cette variété de dyspepsie, le médecin de la Charité s'énonce ainsi quelques pages plus loin (p. 76) : « La dyspepsie par irritation peut exister seule ; mais cela *est rare*, et, d'après ce que je viens de dire, il est plus ordinaire de la voir compliquer une autre variété de dyspepsie. »

La diète, les bouillons légers, les émollients, les révulsifs et tous les antiphlogistiques légers sont les moyens les plus propres à calmer cette sorte d'éréthisme irritatif, ce qui est une autre démonstration de sa nature.

C. Variété cardialgique.

Cette variété, sur laquelle M. Nonat pas plus que M. Chomel n'a insisté, n'est pas seulement la dyspepsie gastralgique, telle que nous l'avons représentée, portée à son plus haut degré d'intensité; elle a, en outre, pour signe distinctif le siége de prédilection de la douleur.

Nous avons vu, en effet, que les différentes sensations douloureuses se manifestent ordinairement au creux de l'estomac en s'irradiant souvent aux hypocondres et dans le dos. Or, ici, indépendamment de la difficulté générale de la digestion, il y a une douleur fixe, insupportable, atroce, à la partie supérieure de l'épigastre, sous l'appendice xiphoïde, et dans la région dorsale correspondante. Les malades se plaignent, de plus, que leur estomac se resserre, qu'il refuse les liquides et surtout les solides. Ils désignent d'eux-mêmes le siége de cette douleur, qui peut revêtir les différents caractères dont il a été question dans la description de la dyspepsie gastralgique en général.

Cette sensation de constriction violente, se propageant souvent le long de l'œsophage, n'est pas seulement un fait de perception purement nerveuse, elle se traduit quelquefois d'une manière matérielle par le refus opiniâtre qu'oppose l'orifice supérieur de l'estomac à l'entrée des substances ingérées.

Cependant, le patient, tourmenté par le besoin instinctif de faire pénétrer les liquides réclamés par la soif ou par la faim, et aussi par l'impatience ardente et craintive de voir cet état effrayant s'amender, lutte contre la douleur et contre lui-même.

Ses souffrances s'exaspèrent parfois au point que, malgré la plus grande énergie, la meilleure résolution, il se meurtrit le corps, se précipite, se roule par terre en jetant des cris, en pleurant, en appelant la mort, en menaçant de se la donner (voir 81e obs.).

C'est ce type encore assez fréquent, mais qui, il faut le dire, apparaît plus souvent sous forme essentielle ou de névralgie que comme symptôme de dyspepsie, que les anciens avaient certainement en vue, et d'où ils ont fait dériver toutes les souffrances stomacales, en leur donnant le nom générique, selon eux, de cardialgie [1].

L'abondance de nerfs qui se réunissent autour de l'orifice supérieur de l'estomac explique, ce me semble, d'une manière très-plausible, cette différence remarquable dans l'intensité et les différents caractères de la douleur quand elle établit son siége sur ce point.

3° Dyspepsie acide.

Cette forme de dyspepsie très-commune aussi et qui constitue, avec la flatulence et la gastrodynie, la triade ordinaire des digestions laborieuses, comporte trois degrés ou trois états tranchés sur lesquels personne n'a encore insisté suffisamment, savoir : le premier ou les simples *aigreurs*, le second ou *pyrosis*, le troisième ou *dyspepsie grave*, que M. Chomel a mis en relief et rattaché à bon droit à la catégorie que nous étudions.

Le symptôme caractéristique, pathognomonique, qui prime tous les autres, est l'acidité plus ou moins prononcée et anormale de la digestion, comme la surabondance de gaz et la douleur sont constitutives des dyspepsies flatulente et gastralgique.

1. Voir p. 1 et suiv.

Physiologiquement, les sécrétions alcalines sont diminuées ou remplacées par les sécrétions acides; il y a prédominance de celles-ci, et toute substance alimentaire, pouvant donner lieu directement ou indirectement à cette sécrétion, exalte la disposition morbide. Aussi les féculents par leur transformation en glycose, puis en acide lactique, les corps sucrés par suite d'une semblable transformation, le vin par sa décomposition acide, le fromage ancien par la présence de l'acide qui lui est propre ou auquel il peut donner naissance, sont-ils des produits alimentaires éminemment propres à la production de la dyspepsie acide.

Mais on ne doit pas ignorer que ce trouble physiologique peut aussi être causé par un vice de sécrétion, par une exagération des éléments acides du suc gastrique, en sorte que si ces diverses circonstances, sur lesquelles je tenais à fixer l'attention, sont réunies, on aura la dyspepsie acide dans toute sa force. C'est donc une névrose, mais avec altération des liquides sécrétés ou de la force sécrétante [1].

Jetons, à présent, un coup d'œil sur chacune des variétés qui viennent d'être annoncées.

A. Aigreurs.

Ce premier degré d'acidité s'observe très-communément chez les chloro-anémiques, les gens de cabinet, les personnes délicates ou épuisées par des travaux ou des excès antérieurs. Il n'est pas rare de le rencontrer chez les hommes les plus robustes, quand il y a abus de l'alimentation féculente et sucrée.

Les sujets qui en sont atteints présentent les signes suivants : après un repas dans lequel ont dominé ces principes alimentaires, la digestion s'embarrasse; il se produit de la pesanteur

1. Voir ma définition p. 8.

d'estomac; des renvois à saveur sucrée, puis acide, se font sentir peu à peu; enfin, la fonction suivant son cours sans autre incident, l'acidité et la gène épigastrique disparaissent.

Deux particularités symptomatiques que j'ai observées et annoncées plus haut [1] doivent trouver ici leur place et leur explication.

Parfois, tel dyspeptique qui pourra impunément ingérer, dans un copieux repas, féculents, sucre et substance azotée, sans éprouver d'aigreurs, en ressent de très-promptes et de prolongées s'il fait un petit repas, comme lorsque la faim ne permet pas d'attendre l'heure où l'on doit se mettre sérieusement à table. C'est, par exemple, un peu de pain, un bouillon, de la confiture, un fruit, du vin. Malgré le vif appétit qui a assaisonné cette collation d'attente, le dyspeptique ne tarde pas à éprouver de fortes aigreurs et qui souvent durent plusieurs heures. Or, il me paraît tout à fait présumable que l'arrivée de ces aliments dans l'estomac excite la sécrétion du suc gastrique en aussi grande abondance que s'il s'agissait d'un repas complet, et que ce liquide, ne trouvant pas d'emploi, neutralise et au delà l'action de la salive; que l'irritation physiologique secondaire continue à provoquer l'action sécrétante des glandes stomacales, et ainsi de suite tant que la digestion n'est pas terminée. D'où cette disposition si pénible et si tenace aux aigreurs en pareil cas, et qui empêche souvent, pour toute la journée, le retour de l'appétit. Inutile de répéter que j'ai puisé ces données dans une expérience très-répétée et très-exacte.

La seconde particularité, corollaire de la première, c'est que la plupart des acidités dyspeptiques, au moins sur la fin de la digestion, sont arrêtées, dissipées par un repas nouveau, surtout s'il est composé de substances azotées. L'explication en est aussi simple que facile : c'est que la masse alimentaire absorbe les

1. Voir p. 86.

acides gastriques sans emploi dont il a été parlé, et que, l'équilibre physiologique étant rétabli, la digestion ancienne et la digestion nouvelle se confondent, d'où résultent le bien-être et le calme.

B. Pyrosis.

Le pyrosis n'est que l'amplification des aigreurs. L'acidité se fait à propos de tout. Si peu qu'il y ait de principes amylacés ou sucrés dans l'alimentation, il y a production exagérée d'acide. Les éructations, très-fréquentes, donnent une sensation cuisante à l'épigastre et à la gorge. C'est bien l'eau-forte digestive dont parle Van Helmont, non plus au figuré, mais en réalité. Le manger calme encore, pour un instant seulement. En outre, l'appétit se restreint de plus en plus dans cette variété, et, si l'on ne se hâte d'intervenir, il se perd totalement et l'affection est susceptible d'aggravation.

Les aigreurs et le pyrosis peuvent compliquer les autres formes. Nous reviendrons sur ce sujet à propos des dyspepsies mixtes.

C. Dyspepsie acide grave.

Cette redoutable affection, sur laquelle M. Chomel nous a fourni, en quelques pages, des matériaux importants, au moins au point de vue de la séméiologie ([1]), est l'acidité générale de la digestion buccale et gastrique, jointe à la perte souvent absolue de l'appétit et aux vomissements incoercibles, cause et effet de cette singulière disposition.

Je ne puis mieux faire que de reproduire ici l'excellente relation que le professeur Chomel donne de cette maladie, qui a fixé son attention dès 1832.

« Elle débutait, en général, avec quelque lenteur, à la manière

1. *Op. cit.*, p. 144.

d'un embarras des premières voies, par la diminution, puis la perte d'appétit, et quelquefois par le dégoût des boissons, une accélération médiocre, d'abord passagère du pouls, des nausées, et une acidité de plus en plus prononcée de la salive et de l'haleine. L'épigastre était à peine douloureux, même à la pression. Une faiblesse croissante obligeait, en quelques jours, à garder le lit, avec un grand malaise dans lequel les troubles digestifs tenaient toujours la première place; l'inappétence devenait complète; la langue se couvrait d'un enduit blanc; aux nausées succédaient les vomituritions et les vomissements de mucosités acides, puis de la bile jaunâtre. L'acidité de l'haleine devenait de plus en plus prononcée; l'air de la chambre du malade en était comme imprégné; dans quelques cas même, cette odeur pénétrait dans une partie de l'appartement. Aux vomissements des matières jaunes succédaient les vomissements, quelquefois très-répétés, de bile verte. La faiblesse, la fréquence du pouls, l'altération des traits, la maigreur, faisaient des progrès journaliers et rapides; le ventre était plat, indolent, moins sonore le plus souvent que dans l'état normal. La constipation était l'état le plus habituel; les selles n'avaient lieu qu'au moyen de lavements et de purgatifs : ces derniers étaient très-fréquemment rejetés par le vomissement.

» Après quelques semaines d'accroissement dans les symptômes, les vomissements se modéraient; mais la fréquence du pouls devenait plus grande, sans que la chaleur s'élevât beaucoup, ni constamment.

» A cette période, des accidents cérébraux commençaient à se montrer : c'étaient la céphalalgie, l'agitation dans le sommeil, un délire d'abord passager, puis habituel, l'obscurcissement de la vue, des hallucinations singulières, le malade croyant apercevoir dans sa chambre, autour de son lit, des objets, des personnes, des animaux qui n'y étaient pas. Enfin, un assoupissement de plus en plus fort, une sorte de coma précédait et annonçait inévitablement la mort prochaine des malades, après une lutte de trente à quarante jours. » ([1])

Ces caractères, qui se sont présentés de point en point dans les observations que j'ai recueillies et dont plusieurs seront transcrites à la suite de ce travail (35e, 37e, 38e obs.), appartiennent principalement à la dyspepsie des femmes grosses ; mais, ainsi que M. Chomel, il m'a été donné de les étudier en dehors de la gestation (voir 91e obs.).

4° Dyspepsie atonique.

La dyspepsie atonique, comme son nom le fait pressentir, est constituée par la lenteur, la difficulté de la digestion. Ce que la flatulence, la douleur, l'acidité, ont été aux formes précédemment étudiées, l'atonie l'est à celle-ci. Non, sans doute, que l'un ou l'autre de ces symptômes ne puisse s'y ajouter, mais parce que celui que nous lui attribuons lui est propre et prédomine.

Nous n'apprendrons rien qu'on n'ait compris d'emblée en disant que ce trouble digestif se rencontre presque constamment chez les personnes affaiblies, profondément débilitées, soit par une altération des éléments normaux du sang, soit à la suite de toute autre cause ayant appauvri la constitution. La chloro-anémie est la situation de santé où on la rencontre de préférence.

Chez quelques personnes, cette lenteur de digestion, cette bradypepsie ([2]), comme l'appelait déjà Galien, est poussée au

1. *Op. cit.*, p. 144 et 146.

2. De βραδὺς, lent, et πέψις, coction. Le médecin de Pergame tend à faire, pour ce genre de dyspepsie, ce que ses devanciers et ses successeurs ont fait de l'apepsie et de la cardialgie, c'est-à-dire qu'il veut le généraliser et comprendre sous son nom toutes les formes de digestion laborieuse. (Voir, du reste, p. 1 et suiv.)

point que les vingt-quatre heures du jour suffisent à peine, chez quelques personnes, pour l'accomplissement des différents temps de la digestion. Les malades, doués en général de peu d'appétit, mangent par raison plutôt que par besoin, et, dès que leur repas est fini, ils éprouvent des pesanteurs, des impressions plus fatigantes que douloureuses, qui leur font dire qu'ils sentent *leur estomac travailler*. Aussi ne manquent-ils pas de savoir, pour peu qu'ils s'observent et qu'ils soient éclairés, quand les aliments ont franchi l'orifice pylorique.

Trois variétés de dyspepsie me paraissent appartenir à cette forme; ce sont : la dyspepsie *neutre ou alcaline*, la dyspepsie des *liquides*, la dyspepsie des *solides*.

A. Dyspepsie neutre, ou alcaline.

Cette variété, dont M. Chomel fait dubitativement une forme spéciale de la maladie, et qu'on ne trouve pas même mentionnée dans la monographie de M. Nonat, a pour signe distinctif la lenteur de la digestion s'exerçant sur les substances azotées ou animales, c'est-à-dire sur les matières alimentaires qui subissent le plus facilement l'élaboration gastrique même dans les dyspepsies flatulente, gastralgique et surtout acide.

Nous avons vu, dans l'étude de l'assimilation des aliments, que, de même que les féculents avaient besoin d'être digérés dans un milieu alcalin, les azotés réclamaient la présence des acides, à telles enseignes que quelques physiologistes ont prétendu réduire la transformation albuminosique à un simple effet de dissolution par les acides [1]. Partant de là, toutes les fois que la classe des produits albuminoïdes ou azotés [2] est lentement élaborée, on est en droit de supposer que l'élément acide

1. Voir p. 59, 64 et 65.
2. Voir p. 42.

de la digestion fait défaut, et que, par conséquent, il y a dyspepsie neutre ou alcaline, c'est-à-dire par prédominance des fluides alcalins. Si cette vue théorique est, comme nous chercherons à le prouver, vérifiée par l'expérience clinique, l'induction, appuyée sur la physiologie, aura aidé à élucider la question de cette forme de dyspepsie que les plus sages n'ont encore admise qu'avec réserve.

Cette variété est donc le contraire de la dyspepsie acide. Ses symptômes ne sont pas moins différents.

En effet, on l'observe surtout après l'hiver et le printemps, à la suite d'une nourriture animale presque unique. La soif est plus ou moins prononcée et constante; il y a une propension marquée pour les aliments et les boissons acides; la bouche est pâteuse et amère; dans les cas les plus graves, il se produit des rapports et des vomissements bilieux.

A ces quelques traits on reconnaîtra facilement la dyspepsie neutre ou alcaline, qui se rencontre, du reste, assez peu souvent. Je citerai une observation (47e obs.) d'autant plus intéressante qu'elle prouve la vérité de ce que je viens d'annoncer, le sujet qui y a donné lieu étant atteint d'une dyspepsie chronique tour à tour acide et alcaline, suivant le genre de son alimentation.

B. Dyspepsie des liquides.

En lisant la description de cette variété que M. Chomel a le premier signalée, il y a plus de vingt ans, on ne doute pas qu'elle n'appartienne à la forme atonique [1].

La lenteur naturelle des digestions est remarquable en ce que les boissons et en général tous les liquides l'augmentent et peuvent, s'il en a été pris une certaine quantité, troubler complétement la fonction. Il est très-ordinaire alors de percevoir

1. *Op. cit.*, p. 99 et suiv.

sur soi et à distance un bruit très-reconnaissable de clapotement que M. Chomel donne comme caractéristique. Aussi, moins les sujets atteints de cette affection prennent de liquides à leur repas ou dans leur intervalle, mieux ils digèrent (40e, 41e obs.). Excellent enseignement pour la thérapeutique.

Cette dyspepsie est évidemment due à une diminution de la force absorbante des vaisseaux de l'estomac chargés de cet office [1].

C. Dyspepsie des solides.

Dans une autre catégorie de malades, la lenteur digestive est surtout prononcée quand il y a eu ingestion des solides. Les liquides tels que le bouillon, le laitage, le vin, les infusions, sont digérés assez facilement. Dès qu'on y ajoute tant soit peu d'aliments solides, l'élaboration stomacale se ralentit, des pesanteurs, des tiraillements plus ou moins douloureux, en un mot tout ce qui constitue l'atonie digestive se fait sentir (42e, 46e obs.).

L'induction physiologique permet encore de penser qu'ici la cause principale, après l'affaiblissement général, est la sécrétion insuffisante du suc gastrique.

5° Dyspepsie boulimique.

Cette singulière névrose, que j'ai eu occasion de rencontrer plusieurs fois en dehors de toute affection autre qu'un trouble nerveux de l'estomac, fait un contraste complet avec la forme atonique.

Son caractère essentiel, vraiment pathognomonique, est non-seulement l'exagération de l'appétit, mais encore un accroissement anormal des forces digestives.

1. Voir p. 60, 61, 72 et suiv.

Le propre de la digestion étant de réparer le déficit de l'économie et d'imprimer à celle-ci un sentiment de bien-être, de besoin satisfait, la boulimie est un trouble nerveux dans lequel ce déficit n'est pas réparable quoique la digestion s'opère régulièrement, et où le bien-être résultant du besoin satisfait ne se rencontre pas ou ne dure pas. Tantale avait le supplice de voir sa faim toujours excitée par l'éloignement des objets de son ardente convoitise : le boulimique a beau manger, sa faim renaît sans cesse.

La boulimie la plus simple ne peut être considérée que comme une dyspepsie suivant notre définition de cette affection ([1]), car elle est essentiellement un trouble, une perversion de la digestion; c'est une névrose par excès, une fonction outrée, comme la dyspepsie atonique est une névrose par défaut, une fonction amoindrie.

Mais la boulimie peut s'accompagner de plusieurs autres signes qui appartiennent à la dyspepsie, tels que la douleur, l'acidité, les glaires ou pituites, que l'ingestion des aliments calme, et qui reparaissent dès que la phase digestive, si rapide, s'est accomplie.

J'ai observé des cas de dyspepsie boulimique aiguë et chronique. Celle-ci étant de beaucoup la plus opiniâtre, la plus caractérisée, c'est d'elle que je vais donner une courte description.

Les malades se plaignent de *mourir de faim*, d'éprouver constamment le besoin de prendre de la nourriture; ils ont beau multiplier leurs repas, manger de la viande six, huit fois, quinze fois même dans les vingt-quatre heures, comme le jeune homme dont parle M. Chomel ([2]), sans compter les mets accessoires qu'ils ingèrent dans l'intervalle, ils sont toujours dans l'état

1. Voir p. 8.
2. *Op. cit.*, p. 94.

d'une personne atteinte de fringale ou d'inanition : fatigue des jambes, langueur, accablement profond, faiblesse des conceptions intellectuelles. Le sommeil même n'interrompt pas cette faim morbide; pour le recouvrer, il faut couper la nuit de plusieurs repas supplémentaires (72e obs.).

Dans ces circonstances, la distinction des forces radicales et des forces en action, d'après les idées en honneur à Montpellier, se présente naturellement à l'esprit. Où trouver une explication plus satisfaisante de cette singulière situation de gens qui, mangeant aussi souvent que la faim le commande, ressentent autant d'affaiblissement d'une satiété toujours complète et toujours opportune que d'autres de la privation d'aliments, ou d'une nourriture insuffisante et trop longtemps attendue? N'est-ce pas la dépense excessive des forces en action, absorbant, au détriment des forces radicales, des forces en réserve, le bénéfice de la réparation nutritive, qui en diminue la somme nécessaire à l'harmonie physiologique, sans jamais l'épuiser, si ce n'est à la longue, comme toute cause d'affaiblissement peu sensible, mais continue?

Il faut en convenir, la physiologie, la médecine expérimentale, dirons-nous avec M. Cl. Bernard [1], viennent ici puissamment en aide à la théorie vitaliste en montrant que la dépense excessive de suc gastrique, résultant d'une digestion aussi active [2], doit entraîner une grande déperdition de forces, et que, par conséquent, ce travail digestif exubérant, qui fait en quelque sorte converger tous les efforts de la nutrition sur une seule fonction, a lieu, sinon en pure perte, au moins sans profit pour l'ensemble de l'économie normale.

Quoi qu'il en soit, au milieu de cet état singulier qu'on voit

1. *Leçon d'ouverture du cours de médecine au Collège de France*, 15 mars 1864. In *Gaz. méd. de Paris*, p. 249, même année.

2. Voir p. 63.

parfois se prolonger des années, l'embonpoint reste souvent le même ou augmente; les fèces sont naturelles, bien liées, en quantité proportionnelle avec l'alimentation.

C'est là la forme simple. Il existe plusieurs variétés, auxquelles nous avons déjà fait allusion, comme la boulimie gastralgique, acide, pituiteuse. Ces variétés rentrant dans la catégorie des dyspepsies mixtes, nous en parlerons à cette occasion.

6° Dyspepsie syncopale.

Cette variété, déjà admise par Sauvages, a été rejetée à tort du cadre des dyspepsies. Sans doute, toute syncope survenant dans le cours d'une digestion ne signifie pas qu'il y a dyspepsie; mais je soutiens que quand une digestion difficile, peu ou point douloureuse, non flatulente, s'accompagne fréquemment de lipothymie, de syncope, ce symptôme dominant, caractéristique, suffit pour lui donner une place à part, sinon à titre d'espèce morbide, du moins comme manière d'être importante, comme forme spéciale de cette espèce morbide.

Les auteurs les plus récents n'en font nulle mention. M. Chomel lui-même, qui admet une variété alcaline, sur la foi seule de l'induction, n'a pas songé à la forme syncopale, qui est au moins aussi fréquente, et qui est plus facile à observer, plus importante à étudier.

Or, voici ce que je puis dire de cette dyspepsie, dont je reproduirai plusieurs spécimens (49e, 50e et 68e obs.). Les personnes faibles, impressionnables, anémiques, en état de grossesse, y sont le plus prédisposées. Le travail digestif, assez lent, pénible, semble absorber toutes les forces; une émotion, une fatigue légère vient-elle s'y ajouter, la circulation se ralentit, l'harmonie fonctionnelle se rompt : le pouls faiblit, la respiration baisse, les paupières ne peuvent plus se lever, le sentiment s'amortit ou se perd, le froid gagne les extrémités. Cet état lipothymique se prolonge parfois autant que la digestion. Si la malade est ou veut rester assise, si elle est agenouillée et en prière pendant que se passe cette dépression vitale, provoquée par la chose même qui semble la plus propre à la prévenir, la circulation et parfois la respiration s'interrompent tout à fait; il se produit une véritable syncope, cet état de mort apparente auquel le médecin lui-même ne peut rester indifférent. Elle demeure assise ou, ce qui est moins dangereux, elle roule sur le parquet et revient peu à peu à elle pour rester plongée, souvent pendant plusieurs heures, dans cette sorte de torpeur lipothymique dont il vient d'être parlé (49e obs.).

Je distingue trois variétés dans cette affection : la *simple*, qui n'est autre que celle qui a été exposée précédemment; la *gastralgique*, qui s'accompagne de souffrances plus ou moins vives d'estomac; et la variété dite *des femmes grosses*, qu'on n'a pas de peine à s'expliquer ([1]). Ne sait-on pas, en effet, depuis les travaux de M. Cazeaux, que la diminution des globules (c'est-à-dire l'appauvrissement sanguin) est fréquente dans la première moitié de la gestation, sans parler de la susceptibilité nerveuse si marquée et des troubles digestifs non moins importants de ce grand travail physiologique? Nous nous retrouvons, par conséquent, en présence des conditions prédisposantes ordinaires de la dyspepsie syncopale (50e obs.).

1. Je n'ai pas cru devoir faire figurer ces variétés dans mon tableau (voir p. 16), pas plus que celles des formes boulimique et pituiteuse, parce que leur étude n'est pas encore assez avancée et que, tout considéré, il m'a paru suffisant, pour le moment, de me borner à ces indications.

7° Dyspepsie hypercrinique ou pituiteuse.

Aucune des formes admises et décrites plus haut n'a manqué de symptômes saillants propres à la faire reconnaître et distinguer non-seulement de tout autre état morbide, mais encore des formes de dyspepsie les plus voisines.

Il en est de même de celle qu'il nous reste à indiquer. Le signe propre, essentiel, n'est plus la flatulence, la douleur, l'acidité, la lenteur, la suractivité digestive, la syncope : c'est la production dans l'estomac et le rejet de liquides clairs, albumineux, glaireux, ou simplement aqueux, s'accomplissant loin de la digestion, un peu avant ou après elle. Sans autre trouble digestif que celui-là, le malade est pris de malaise, auquel il est bientôt accoutumé, de nausées et de vomissements liquides; après quoi le soulagement est obtenu et la digestion suit son cours, car il est rare que, dans cette sorte de choix de l'estomac, les aliments accompagnent le rejet de la pituite. Nous parlons, bien entendu, de la dyspepsie pituiteuse essentielle.

Si, le plus ordinairement, les matières pituiteuses sont rejetées avec facilité et abondance (51e obs.); s'il suffit parfois de l'acte du lever matinal, de la simple expectoration d'un crachat, pour qu'à l'instant l'estomac se vide d'une quantité plus ou moins considérable de liquide qui s'y est accumulé pendant le sommeil, d'autres fois le rejet ne s'en fait qu'après des efforts violents, douloureux, pendant lesquels le patient perçoit des craquements dans la paroi thoracique, dus sans doute à l'exagération, à l'instantanéité des contractions musculaires et des mouvements costaux. Ce symptôme se montre surtout pour les dernières et plus faibles portions du liquide, devenu intolérable après avoir été si longtemps supporté.

Quelques personnes ont plusieurs accès de pituite par jour,

avant ou après les repas. Il en est d'autres qui, ayant rendu leur pituite matinale, sont quittes de tout vomissement pour la journée, bien que conservant à la région épigastrique une sensation de plénitude, de ballottement; il leur semble que la matière alimentaire flotte dans un liquide inerte qui entrave la digestion, et qu'elle ne s'en dégage que péniblement et peu à peu. J'ai connu des malades auxquels ces diverses impressions arrivaient principalement quand la crise matinale avait été troublée ou incomplète.

Nous avons vu, dans l'examen des causes, que l'usage des alcooliques à jeun était considéré comme la prédisposition la plus certaine de cette bizarre affection, qui, loin d'être rare, s'observe fréquemment, et dont les recueils d'observations fournissent des exemples. Cependant, elle n'est pas étrangère aux personnes les plus tempérantes.

D'où vient ce liquide, et qu'est-il?

Notre instruction est encore à faire sur ce point. L'estomac en est la source, c'est très-vrai; mais où le sécrète-t-il? Est-ce dans ses glandes muqueuses; et alors ne serait-ce qu'une hypersécrétion muqueuse, et la présence d'un liquide impropre à la digestion provoquerait-il les contractions et le refus du ventricule? C'est une question qui demande à être élucidée.

Nous inclinons à penser que cette affection doit être rangée dans la catégorie des névroses avec hypersécrétion, du genre de celles que M. le docteur Cahen a récemment fait connaître dans un mémoire récompensé par l'Académie des sciences [1]. Ce serait donc moins dans l'estomac même qu'il faudrait chercher la cause du trouble fonctionnel que dans les plexus et autres éléments nerveux qui alimentent le viscère et ses glandes.

Jusqu'à ce que la lumière se fasse plus complétement sur ce point obscur de la pathologie, et pour y aider autant qu'il est

1. *Des névroses vaso-motrices et de leur traitement.*

en notre pouvoir, nous avons institué diverses expériences, desquelles il résulterait que le liquide rendu le matin ou pendant la vacuité de l'estomac présente une réaction alcaline, se putréfie rapidement, ne coagule pas le lait à chaud, et exerce une action sensiblement dissolvante sur la fibre musculaire; que celui qui est rejeté peu après le repas a une odeur moins désagréable, une réaction acide, est moins putrescible et coagule le lait à chaud (1).

1. Voici quelques détails sur ces expériences, qui ont été entreprises avec le concours éclairé de M. Dominé, inspecteur de la pharmacie, à Laon :

1re EXPÉRIENCE (3 juin 1863; chaleur modérée).

Liquide A (à jeun). — Aspect lactescent, trouble; odeur animale, repoussante; réaction alcaline; se putréfie rapidement; ne coagule pas le lait à chaud.

Liquide B (rendu peu après le repas). — Même aspect; odeur faible, non désagréable; réaction acide; reste à peu près inodore; coagule le lait à chaud.

2e EXPÉRIENCE (10 et 12 juillet 1863; temps très-chaud).

Faite sur deux échantillons de pituite matinale recueillie à deux jours d'intervalle.

Les deux liquides sont fortement alcalins; odeur fade, analogue à celle du ferment lactique; la filtration est facile et donne un liquide incolore qui, soumis à l'évaporation au bain-marie jusqu'à siccité, laisse un résidu jaunâtre complétement insoluble dans l'éther, très-peu soluble dans l'alcool, qui lui enlève assez de chlorure et de phosphate pour précipiter abondamment par l'azotate d'argent.

Soumise à l'action de l'eau distillée, cette substance, évidemment de nature albumineuse, s'hydrate et augmente de volume; mais elle ne reproduit qu'incomplétement le liquide primitif. La propriété franchement alcaline n'en est nullement amoindrie.

Les deux liquides sont sans influence sur le lait et ne se putréfient pas rapidement.

3e EXPÉRIENCE (6 novembre 1863).

Liquide matinal ou jéjunal. — Réaction comme ci-dessus; de plus, trouble sensible avec les bisels de mercure (bichlorure), analogue à

Nous voyons donc déjà par là que, selon que la crise pituiteuse s'effectue à jeun ou pendant les digestions, le liquide rejeté est alcalin, possède des traces d'un principe animal fermentifère, mais dépourvu de la présence de l'acide qui lui est indispensable, ou qu'il offre une réaction et des propriétés franchement acides, avec absence du principe fermentifère sans doute accaparé par l'élaboration digestive. Or, si l'on a présents à la pensée nos aperçus physiologiques relatifs au rôle important et à la composition du suc gastrique [1], on admettra sans

l'action de l'albumine sur les sels de mercure, avec lesquels elle forme le composé étudié par M. Mialhe.

Le contact de la chair musculaire du bœuf avec ce liquide produit promptement :

1° La décoloration de la fibrine et la dissolution de la matière colorante (hématosine) du sang, qui rougit le liquide;

2° La désagrégation et le ramollissement de la fibrine, qui devient spongieuse et semble évidemment propre à l'assimilation, sans arriver à se dissoudre.

4e EXPÉRIENCE (30 décembre 1863).

Liquide matinal. — Mêmes réactions que plus haut; mis en contact avec la fibrine des viandes rouges (bœuf et mouton), il la désagrége rapidement en la ramollissant et en la transformant en une matière molle qui est comme un premier degré vers l'assimilation.

5e EXPÉRIENCE (13 janvier 1864).

Liquide matinal chez le même sujet. — Semblables réactions; seulement, le contact avec la fibrine produit un résultat plus lent et moins énergique.

6e EXPÉRIENCE.

Liquide salivaire matinal étudié comme point de comparaison. — Odeur fort désagréable, analogue à celle des liquides putrescibles; action à peine sensible sur le papier de tournesol; alcalin plutôt qu'acide; ne coagule pas le lait; contact avec la fibrine musculaire à peu près indifférent.

1. Voir p. 62 et suiv.

peine que, dans les deux cas, ce liquide constitue un corps inerte, inutile et pathologique, contre lequel la sensibilité de l'estomac se révolte à propos, j'allais dire avec intelligence.

Quant à la périodicité de la reproduction du trouble physiologique, elle n'a rien qui doive plus nous étonner que celle de la plupart des névroses connues, avec ou sans exagération de sécrétion, les névralgies, l'hystérie, etc.

Ajoutons à ces premières données, qui ont déjà leur importance, que la dyspepsie hypercrinique est le plus souvent héréditaire; qu'elle s'observe parfois chez tous les membres d'une même famille; qu'elle est très-fréquente et en quelque sorte endémique dans certaines contrées, sans que l'on puisse en préciser toujours exactement la cause, aussi bien chez la femme que chez l'homme, chez les jeunes gens que chez les personnes âgées; qu'elle se dissipe souvent à l'apparition d'une autre névrose, mais surtout d'un état fluxionnaire (voir 53e obs.), ou d'une sécrétion exagérée d'un appareil plus ou moins éloigné; enfin, qu'elle est loin d'être toujours l'avant-coureur d'une affection organique de l'estomac, comme quelques médecins le disent un peu à la légère, sur cette observation que souvent le squirre de l'estomac est précédé ou accompagné de pituite. En effet, en pareil cas, n'est-il pas de règle de constater les formes les plus connues de la dyspepsie sans qu'on soit fondé davantage à dire que la dyspepsie a produit le cancer stomacal? Si donc on rapproche ces diverses remarques, on a un ensemble de circonstances étiologiques et séméiologiques qui, en resserrant la question dans des limites plus définies, permettront de la mieux embrasser et de la résoudre, tôt ou tard, avec satisfaction au point de vue de la science non moins qu'à celui de la pratique.

Sans me bercer d'une trop grande confiance, je puis assurer avoir tiré déjà un avantage sensible, comme on en jugera à l'article du traitement, de ces données cliniques et expérimentales, qui rentrent pleinement dans le plan de cette médecine sagement progressive à laquelle l'éminent professeur du Collége de France, M. Cl. Bernard, consacre les plus louables efforts.

III. — SYMPTOMES COMMUNS AUX DIVERSES FORMES DE LA DYSPEPSIE GASTRIQUE.

Nous avons en vue de parler ici des symptômes digestifs proprement dits, c'est-à-dire de ceux qui se passent dans la première phase de la digestion. Nous n'aborderons que plus tard l'histoire des troubles généraux et sympathiques.

Nous examinerons successivement l'appétit, la soif, l'état de la bouche, de la salive, de l'estomac, avant, pendant et après la digestion.

1° *Appétit.* — Cette sensation est très-importante à étudier tant au point de vue des symptômes que du mode de production ou de prolongation des dyspepsies. Nous nous sommes assez arrêté à cette dernière considération dans l'étude des causes [1] pour n'y pas revenir. Nous ne nous occuperons donc que de la première.

Sauf les dyspepsies atonique et boulimique, où l'appétit est diminué et augmenté d'une manière permanente, on peut dire que, dans les autres formes, il est plutôt irrégulier et capricieux que notablement diminué.

Dans les dyspepsies flatulente, gastralgique et acide, qui représentent les quatre cinquièmes au moins de ces affections, la digestion étant pénible, difficile et plus ou moins douloureuse, le sentiment de la faim est éteint pendant ce temps. Quand la digestion est complète, que les symptômes qui en dépendent sont entièrement dissipés, le besoin de manger se fait sentir impérieusement; le dyspeptique, qui se plaignait tant

1. Voir p. 18 et suiv.

hier et qui va se plaindre de nouveau tout à l'heure, prend sa large part du repas : s'il est prudent, s'il se modère un peu, s'il n'a rien mangé qui lui soit contraire, non-seulement il digérera plus librement, mais il recouvrera assez d'appétit pour faire plus tard un second repas digne du premier.

Il ne faut pas perdre de vue que l'excès dans l'alimentation est une des principales causes des troubles digestifs; or, on ne mange trop que parce qu'on a de l'appétit. Cependant, à n'en croire que le témoignage de ces malades, ils en ont très-peu, et ne s'y abandonnent jamais au delà du strict besoin.

Toutefois, il est juste de reconnaître que les degrés extrêmes des dyspepsies, que nous avons décrites, influent sur la faim dans le sens de sa diminution.

L'appétit n'est pas seulement augmenté ou diminué, il est souvent plus ou moins dépravé. Ainsi, la plupart des dyspeptiques ont parfois une antipathie pour les mets qui leur sont le plus favorables, et un vif attrait pour ceux qui leur sont contraires. Tous ou presque tous recherchent les condiments, les épices; enfin, une certaine catégorie (les chlorotiques) est entraînée vers les substances non nutritives et même repoussantes au palais.

Pour en finir sur ce point, disons encore que, sauf la boulimie, les malades n'ont besoin que d'un nombre restreint de repas, et se trouvent plus souffrants quand l'intervalle qui les sépare est trop rapproché.

2° *Soif.* — La soif est assez généralement augmentée dans différentes espèces de dyspepsie. Elle est d'autres fois très-diminuée, comme dans la forme atonique, et principalement dans la variété de cette forme dite dyspepsie des liquides.

Cette sensation subit encore d'autres modifications : ainsi quelques personnes ne peuvent digérer qu'avec des boissons froides ou glacées, et d'autres qu'avec les liquides chauds.

Elle peut être bizarre : bien des dyspeptiques ne supportent pas l'eau, d'autres le vin, la bière, le cidre, le lait, le thé, le café; quelques-uns le mélange du vin et de l'eau, tandis qu'ils se trouvent bien du vin et de l'eau pris séparément.

Tel sujet qui a besoin de boire beaucoup pour digérer dans une saison, en été par exemple, ne doit boire que très-peu dans une autre, comme en hiver.

Enfin, les boissons stimulantes, les vins généreux, les liqueurs, sont recherchés par le plus grand nombre.

3° *État de la bouche.* — La bouche est généralement sèche, pâteuse, et exhale une odeur fade ou forte, désagréable, quelquefois infecte. Il est peu de dyspeptiques qui ne se plaignent d'y avoir un goût terreux, amer ou métallique, dominant, par sa persistance, celui des mets et des liquides ingérés.

La langue est ordinairement large, blanche ou saburrale, surtout à sa base, plus ou moins visqueuse. L'espèce de V, à base postérieure, formé par une mousse blanche et épaisse sur la surface de la langue, et à laquelle M. Chomel attache une importance peut-être exagérée en voulant en faire un signe presque pathognomonique [1], ne reconnaît pas d'autre cause, selon nous, que la viscosité même des humeurs buccales. La langue, habituellement appliquée contre le palais dans l'état de repos, et moins vers la base qu'à la pointe, conserve sur ses côtés les traces de cet accolement. C'est par une raison semblable qu'on peut constater et s'expliquer la présence, sur les piliers, les amygdales et les parois du pharynx, de petits dépôts de mousse blanchâtre.

Enfin, un signe matériel sur lequel les écrits spéciaux ont peu insisté, consiste dans la fréquente altération de la surface et de la consistance des gencives : ce sont tantôt des éruptions papuleuses ou pustuleuses, dont la plus fréquente est l'aphthe,

1. *Op. cit.*, p. 68.

des boursouflements, des gerçures, des plaques vasculaires, des fongosités, etc.

Quant aux dents, on sait combien leur entretien réclame de précautions chez les dyspeptiques, comme elles se carient promptement et se recouvrent de tartre, sorte de substance caséeuse et minérale, dont le contact est si irritant pour les gencives et provoque le déchaussement des dents, leur ébranlement et leur chute.

Nous avons apprécié la question de savoir si l'altération des dents était cause ou effet des dyspepsies [1]. Il nous suffit de constater ici que leur état laisse le plus généralement à désirer dans ces affections.

4° *État de la salive.* — La diminution de la salive ou son écoulement irrégulier se traduit par la sécheresse de la bouche, dont il vient d'être fait mention, sécheresse qui se continue dans la gorge et parfois dans toute l'étendue de l'œsophage.

La quantité en est assez souvent augmentée. Cette circonstance, qui explique une des variétés de la dyspepsie atonique qu'on appelle alcaline, résulte le plus habituellement de l'excitation des glandes salivaires causée par l'usage du tabac à fumer ou par l'habitude vicieuse qu'ont bien des personnes de sucer des bonbons dans l'intervalle des repas.

Indépendamment de ces caractères, la salive est souvent acide, et communique son acidité à l'haleine. Il est vrai que chez la plupart des malades, sauf dans la dyspepsie acide, elle redevient alcaline pendant la mastication.

5° *État de l'estomac avant les repas.* — Ce qui a été dit de l'appétit prouve que, dans nombre de cas, l'estomac, à l'état de repos comme celui qui précède les repas, ne diffère pas notablement de ce que présente cet organe chez les personnes dont les digestions sont régulières.

1. Voir p. 59 et 60.

Il n'y a d'exception à faire, à cet égard, que pour les formes acide, gastralgique, boulimique et pituiteuse. Dans la première, dès qu'elle est un peu prononcée, il existe un endolorissement, une sensibilité, une sorte de disposition à refuser ce qui lui est offert. Dans la variété grave dont nous avons tracé les principaux caractères, cette disposition se révèle par les symptômes les plus tranchés, puisque l'eau pure elle-même est souvent rejetée et provoque des vomissements et des contractions douloureuses.

Dans la seconde, ou forme gastralgique, l'estomac ne montre pas de susceptibilité particulière, hormis la variété irritative, où la sensibilité soit extérieure, soit profonde, est permanente et se réveille à propos de la moindre impression de contact.

Dans la forme boulimique, il y a habituellement un état de vague souffrance, de tiraillements, d'appel de nourriture, que l'ingestion des aliments calme rapidement, mais qui se reproduit non moins vite. Il n'est pas rare que ces dyspeptiques ressentent du côté de l'estomac tantôt des douleurs, tantôt de l'acidité, comme nous l'exposerons à propos des formes mixtes.

Quant à la dyspepsie pituiteuse, ce qui se passe avant le vomissement aqueux ou glaireux est calqué en petit sur l'état local qui précède l'indigestion : pesanteur épigastrique, nausées, vertiges, contractions, mouvements spasmodiques du diaphragme, efforts pénibles, et enfin rejet du liquide, cause ou résultat de cette sorte de révolution, de crise périodique de l'estomac.

6° *État de l'estomac pendant le travail digestif.* — Ici l'accord est à peu près unanime : il y a, d'une manière ou d'une autre, trouble, souffrance, dérangement. C'est même en ne considérant que la sensation de difficulté, de douleur plus ou moins accentuée, sans tenir compte des caractères prédominants, que plusieurs auteurs n'ont voulu voir dans toutes les dyspepsies que des variantes de la gastralgie.

Ce serait nous répéter inutilement que de revenir sur les signes distinctifs de chaque forme et même de chaque variété. On n'a qu'à se reporter à ce que nous en avons dit pour se convaincre du rôle important que joue l'estomac dans ces différentes conditions pathologiques.

Un symptôme que présentent plusieurs dyspepsies, et dont aucune n'est exempte d'une manière absolue, est le vomissement. Nous devons, en raison de sa valeur séméiologique, nous y arrêter un instant.

Sous le rapport de la quantité, les matières sont tantôt abondantes et tantôt tellement restreintes qu'à peine peut-on les considérer comme le résultat d'un vomissement. Ce sont alors des rapports accompagnés de quelques portions du contenu stomacal, des régurgitations, des vomituritions à peine appréciables.

Sous le rapport de la qualité, la différence n'est pas moindre : chez les uns, c'est un liquide aqueux, limpide ou albumineux, filant, qu'on appelle pituite, faute d'un nom meilleur ; chez les autres, un liquide plus épais et spumeux, mélangé, en proportions diverses, de salive, de mucus, de suc gastrique, et souvent de bile ; dans une troisième catégorie, enfin, qui est la plus ordinaire, ce sont des matières alimentaires plus ou moins complétement digérées, ou un résidu de la digestion.

Eu égard au moment où s'opère le vomissement, il peut être plus ou moins rapproché de l'heure du repas. Si, chez quelques malades, l'estomac manifeste sa révolte peu après l'ingestion alimentaire et, pour ainsi dire, dès l'arrivée du produit de la déglutition, chez d'autres, et c'est le plus grand nombre, cette répulsion ne se prononce que dans le cours de la digestion ou quand elle touche à sa fin.

La dyspepsie aiguë ne se comporte pas autrement à cet égard, car plusieurs de ses variétés sont traversées de vomissements tour à tour prompts et tardifs.

Quant à la manière dont se fait ce trouble digestif, il peut être si facile qu'on a quelque peine à saisir la lutte, la résistance, l'effort de l'estomac. Il est, d'autres fois, si laborieux, si lent à se produire, qu'il absorbe à lui seul toute la scène morbide, soit qu'on l'observe dans les formes aiguës ou chroniques.

7° *État de l'estomac après la digestion.* — Immédiatement après la terminaison du travail digestif, l'estomac, chez tous les dyspeptiques, conserve les traces sensibles de la longueur ou de la difficulté de l'acte qui s'est accompli. C'est encore de la plénitude, de la pesanteur, de la douleur, de l'acuité atténuée sous forme d'engourdissement; mais cet état va se dissipant de plus en plus.

Au fur et à mesure qu'on s'éloigne de la fin de la digestion, le bien-être se rétablit, sauf pour la boulimie, et l'on retombe dans les conditions, que nous avons tracées, de la manière d'être de l'estomac avant les repas.

IV. — SYMPTOMES DE LA DYSPEPSIE INTESTINALE.

Quand on a un peu approfondi l'étude de la dyspepsie gastrique, on a beaucoup fait, sans doute, pour la connaissance de celle des intestins. Aussi considérons-nous cette partie de notre tâche comme singulièrement facilitée, et aurons-nous plutôt à confirmer les résultats acquis qu'à leur en ajouter de nouveaux.

Néanmoins, la science ainsi que l'art réclament qu'une part distincte soit laissée à des affections qui, quoique semblables par leur nature, diffèrent beaucoup entre elles par leur siége et par le rôle physiologique de la fonction à laquelle elles se rattachent.

Il est peu de dyspepsies gastriques qui ne se compliquent d'un trouble dans le reste du tube digestif. Nous examinerons cette connexion morbide à l'article consacré aux dyspepsies mixtes. Mais n'y eût-il que cette circonstance, que la dyspepsie gastrique agit souvent comme cause sur la dyspepsie intestinale, c'en serait assez pour les étudier l'une et l'autre séparément, sauf à les rapprocher ensuite dans ce qu'elles ont de commun. Cette méthode un peu sévère est la seule qui soit réellement féconde et digne des exigences scientifiques de notre temps.

Les diverses formes et variétés de dyspepsie du genre gastrique sont loin de se retrouver toutes dans le genre intestinal.

Nous jetterons les yeux successivement sur la dyspepsie aiguë et sur la dyspepsie chronique.

1° Dyspepsie intestinale aiguë.

Pour les mêmes raisons que dans la dyspepsie gastrique correspondante [1], il faut admettre deux espèces de troubles digestifs intestinaux aigus, l'une *accidentelle* ou *indigestion intestinale,* l'autre *temporaire.*

A. Dyspepsie intestinale aiguë accidentelle.

L'indigestion intestinale fait suite à l'indigestion gastrique, ou elle en est indépendante.

Quand elle succède à l'indigestion gastrique, deux circonstances peuvent se présenter : ou bien le trouble de l'estomac a été complet, et alors celui de l'intestin n'en est, à proprement parler, que le contre-coup ; ou bien il n'a pas abouti au vomissement, et alors l'indigestion intestinale est généralement plus prolongée et plus complète. Voici ce qui se présente dans l'un et l'autre cas.

1. Voir p. 13 et 16.

Lorsque l'estomac s'est débarrassé, après une lutte plus ou moins difficile et durable, du produit de la déglutition, l'intestin est rarement insensible d'une manière absolue. Quelques heures après le repas, des pesanteurs, des tiraillements, quelquefois des flatuosités se font sentir dans toute l'étendue moyenne de l'abdomen. Bientôt un besoin pressant de garde-robe s'établit, et une ou plusieurs selles liquides et presque toujours fétides ont lieu. C'est le complément sympathique ou autre de l'indigestion.

Si la phase gastrique du trouble fonctionnel s'est accomplie sans vomissements, les symptômes intestinaux ont, dans la majorité des cas, plus d'intensité et de durée.

La masse alimentaire mal élaborée, passant peu à peu dans l'intestin, cause par sa nature insolite, par la présence des sucs gastriques non employés ni neutralisés, une impression irritante sur les tuniques intestinales, impression qui, s'ajoutant à l'influence du trouble fonctionnel, accélère les accidents et leur donne un caractère de prééminence.

C'est dans ces conditions que les douleurs ou coliques, les pesanteurs, le ballonnement, se font sentir d'une manière presque continue. D'abord limités à la partie supérieure de l'intestin, ils s'étendent successivement au reste de son parcours. Des borborygmes bruyants, une émission de gaz fréquente, précèdent de plus ou moins près le rejet de matières d'abord solides ou demi-liquides bien digérées, qui appartiennent à la précédente digestion, puis de garde-robes liquides, infectes, où se distinguent des aliments non élaborés. Alors le calme se rétablit, les selles se suspendent : la crise est terminée.

Telle est la forme simple et ordinaire de l'indigestion intestinale.

Il en est une plus grave que nous avons observée plusieurs fois tant chez l'adulte que chez les enfants, et qui doit figurer, pour les craintes qu'elle inspire, à côté de l'indigestion stomacale de grande intensité ([1]).

Ici, les symptômes locaux sont très-prononcés, la pression du ventre est des plus douloureuses, la fièvre s'allume, la céphalalgie, le délire, peuvent se présenter; une soif vive, des nausées, s'y ajoutent : on craindrait le début d'une fièvre grave, d'une péritonite ou d'une entérite, si l'on n'avait les commémoratifs qui servent de guide pour le diagnostic et la thérapeutique. Celle-ci, bien dirigée, ne tarde pas, d'ordinaire, à résoudre la difficulté, et la fin de la crise devient plus bénigne que son début. A part quelques ressentiments plus longs, tout se passe ensuite comme dans la forme ordinaire.

Mais l'indigestion intestinale est parfois indépendante de celle de l'estomac.

Elle se produit alors d'une manière plus lente, sans symptômes gastriques préalables, à la suite d'une impression vive, d'une grande commotion, d'un froid subit ou d'un trouble fonctionnel profond et inexplicable.

Le malade ressent subitement les symptômes qui caractérisent l'indigestion ordinaire ou de moyenne intensité, dont il a été parlé précédemment : coliques, borborygmes, selles liquides se succédant rapidement; puis on retombe dans les conditions habituelles.

C'est dans cette dyspepsie intestinale que se rencontre une forme suraiguë revêtant le plus souvent le type cholériforme. J'en ai observé en hiver et en été, mais principalement dans cette dernière saison, et plutôt la nuit que le jour (4e obs.).

Les malades, après une alimentation exagérée ou mal choisie, après un refroidissement extérieur ou causé par l'ingestion d'un liquide glacé, se couchent et prennent un commencement de sommeil. Vers le milieu de la nuit, ils sont réveillés par des

1. Voir p. 92.

coliques sourdes, puis aiguës, qui se rapprochent de plus en plus, deviennent continues, insupportables. Des selles liées, bientôt liquides et tout à fait aqueuses, se succèdent coup sur coup. Le pouls faiblit, se précipite ou se ralentit, et se concentre. La voix s'éteint; des crampes se font sentir aux extrémités. Peu après, les nausées, les vomissements, l'algidité, l'excavation des yeux, la suppression des urines, l'aspect blanchâtre, bilieux et même riziforme des garde-robes, complètent le tableau et le font ressembler de point en point à une attaque de choléra.

Un retour sur les causes probables, l'absence d'autres cas semblables, permettent de repousser toute idée de choléra épidémique ou sporadique, et le résultat prompt et décisif des moyens rationnels achève de confirmer cette manière de voir.

Les symptômes généraux de l'indigestion intestinale sont moins marqués, moins considérables, que dans l'indigestion gastrique. Sauf les degrés intenses, on peut même dire qu'ils sont à peu près nuls.

Une exception doit cependant être faite en faveur de l'indigestion du bas âge, laquelle, même pour l'intestin, s'accompagne fréquemment de mouvements nerveux, d'agitation, de convulsions ou de réaction vers le cerveau, avec yeux fixes, effrayés, pupilles serrées, cris aigus, rotation de la tête, chaleur de la peau, pouls fébrile et serré, en un mot tout l'appareil symptomatique propre à faire craindre une complication cérébrale.

Les suites de l'indigestion intestinale sont le plus généralement bénignes et de courte durée. Toutefois, chez les personnes délicates, lymphatiques, prédisposées, chez les enfants surtout, cette dyspepsie est souvent l'origine d'une diarrhée séreuse ou bilieuse, pouvant dégénérer en dyssenterie pour peu que la constitution médicale y prête, et à laquelle il faut opposer plus de moyens de traitement qu'à l'accident primitif lui-même.

B. Dyspepsie intestinale aiguë temporaire.

Le nombre n'est pas petit des individus qui, à la suite d'un régime vicieux, tantôt animal, tantôt végétal, de boissons indigestes, frelatées, de rapprochement excessif des repas, de changement de nourriture, d'eau potable, de vin, de vicissitudes atmosphériques, voient la phase intestinale de la digestion troublée plus ou moins gravement pendant un certain nombre de jours. Et cela sans perte d'appétit, sans réaction ni aucun signe pouvant faire soupçonner une lésion anatomique quelconque.

Avec la disparition des causes et un régime approprié, les accidents se dissipent d'ordinaire assez facilement.

Les formes flatulente, entéralgique et acide sont celles qu'affecte cette dyspepsie dans l'immense majorité des cas.

Ces variétés n'ayant de particulier qu'une plus grande soudaineté, on se reportera, pour s'en former une idée suffisante, aux détails dans lesquels nous allons entrer à propos des affections correspondantes de l'espèce chronique.

2° Dyspepsie intestinale chronique.

Les formes que nous décrirons rapidement, et qui sont les seules que nous ayons rencontrées dans notre pratique, se réduisent aux quatre suivantes : formes *flatulente, entéralgique, acide* et *atonique*.

Cependant, les recherches persévérantes de M. L. Corvisart, recherches appuyées sur de nombreuses expériences physiologiques [1], tendent à représenter le duodénum comme une sorte de diverticulum ou d'organe complémentaire de l'estomac; d'où

1. *Collection de mémoires sur une fonction peu connue du pancréas.* Paris, 1864.

nous nous sommes cru obligé, ainsi que M. Nonat (1), à faire de la dyspepsie de cette portion de l'intestin une variété spéciale, sous le nom de *duodénale* (2), que nous examinerons par conséquent à part dans la description qui va suivre.

A. Dyspepsie intestinale flatulente.

A peu près aussi fréquente que celle de l'estomac, reconnaissant les mêmes causes, la flatulence intestinale apparaît plusieurs heures et quelquefois longtemps après le repas.

Elle se traduit sous forme d'empâtement d'abord, puis de ballonnement, de résonnance plus grande du ventre. Des borborygmes fréquents, dus au déplacement et au choc des gaz et des liquides intestinaux, sont perçus par le sujet et quelquefois à distance. La migration de ces fluides s'accompagne souvent de douleurs généralement peu intenses, peu prolongées, appelées coliques venteuses, et dont l'issue du gaz par la bouche et surtout par l'anus amène la cessation instantanée. Seulement, le soulagement n'est que momentané, car la même série d'accidents se reproduit suivant une triple période d'augment, d'état et de déclin, jusqu'à ce que la digestion intestinale ait parcouru ses diverses phases.

On doit admettre aussi trois degrés de flatulence : un léger, qui est si fréquent dans les professions sédentaires, surtout chez les hommes de cabinet, qu'on peut dire qu'il leur appartient presque en propre ; un moyen, qui est à peu près la forme dont nous venons de tracer les principaux caractères. Il en est un troisième beaucoup plus intense, et qui va quelquefois jusqu'à la tympanite la plus complète, dans laquelle, si le sujet est maigre, les portions superficielles de l'intestin se dessinent

1. *Op. cit.*, p. 104.
2. Voir p. 16.

à l'œil de manière à être délimitées aisément par la percussion. C'est dans ce cas qu'on voit parfois l'arc du colon chevaucher au-dessus de l'estomac, et venir s'opposer au libre jeu des poumons et déterminer un certain degré de dyspnée.

On rencontre assez fréquemment une variété de flatulence intestinale dont il est bon de donner une courte description. Elle consiste dans l'emprisonnement ou l'arrêt des gaz intestinaux dans une portion limitée du tube intestinal, soit qu'il y ait contraction des tuniques au-dessus et en dessous, soit que des matières solides ou une autre cause opposent un obstacle momentanément infranchissable à leur migration. On constate alors au palper, à la percussion et quelquefois à la vue, une poche sonore qui offre cette autre singularité de se reproduire presque toujours à la même place chez les mêmes sujets. Toute action tendant à provoquer le déplacement des gaz, comme les frictions, la pression, la chaleur, qui agit de même en favorisant leur expansion, réussit à calmer ces sortes d'étranglements venteux et à en démontrer la nature.

B. Dyspepsie entéralgique.

Les troubles purement douloureux de la digestion intestinale sont dignes de figurer, pour la fréquence et les autres caractères, à côté de ceux de l'estomac.

Les variétés qu'ils présentent se réduisent à deux, au moins autant qu'il nous a été donné de l'observer : une variété que j'appellerai *nerveuse* et une *irritative.*

Quoique l'épithète *nerveuse* ajoutée à *entéralgie* ne paraisse rien signifier ou rien faire comprendre de plus, cependant nous n'en trouvons pas une autre pour mieux représenter ces douleurs multiples, si variables quant au siége, au moment de leur apparition, à leur durée, à leur intensité, qui naissent pendant le cours d'une digestion intestinale difficile. Tous les degrés de la douleur peuvent s'y rencontrer, depuis la simple sensation pénible jusqu'à la colique sèche la plus violente. Le lieu de prédilection de ces souffrances est ordinairement la région moyenne ou ombilicale de l'abdomen. Comme la pression les calme plus ou moins, on voit les patients s'appliquer les mains avec force sur le siége du mal et, dans les crises les plus violentes, se coucher à plat ventre les mains encore croisées sur celui-ci pour augmenter la pression. Des gémissements, des cris même échappent aux hommes les plus énergiques. L'agitation, l'inquiétude, l'angoisse, pour peu qu'il y ait de durée à cet état, sont extrêmes. Le refroidissement du corps, d'abondantes sueurs, la défaillance, la syncope même, peuvent en résulter. Chez les enfants, il s'y joint aussi des grincements de dents et fréquemment des convulsions.

Ces douleurs, loin de rester fixes, se propagent, s'irradient sous forme d'élancements, de cuisson, de crampe, non-seulement dans toute l'étendue et jusqu'à l'extrémité de l'intestin, mais dans les régions voisines, lombaires, sacrée, thoracique et même dans les cuisses. Cependant il ne faut pas les confondre avec l'entéralgie simple, qui se montre dans l'état de vacuité et ne fait qu'être exaspérée par le travail digestif. Elle est à cette forme de dyspepsie intestinale ce que la gastralgie proprement dite est à la dyspepsie gastralgique [1]. M. Nonat a prêté à la même erreur ou à la même confusion en admettant l'entéralgie de l'état de vacuité comme pouvant être le fait de la dyspepsie [2].

Quoi qu'il en soit, ces douleurs se calment peu à peu avec les progrès de l'élaboration intestinale et se dissipent tout à fait à la suite des évacuations alvines.

1. Voir p. 102.
2. *Op. cit.*, p. 85.

La variété *irritative,* que nous admettons aussi, a les mêmes signes et les mêmes précédents fonctionnels et généraux que la variété correspondante de la dyspepsie gastrique. Elle se rencontre principalement chez les personnes délicates, chloro-anémiques. Il n'y a, en conséquence, rien d'étonnant qu'elle accompagne si souvent, ainsi que M. Nonat l'a fait ressortir, les affections utérines dont la corrélation avec la chloro-anémie est d'observation journalière.

Les symptômes apparaissent généralement de quatre à six heures, et quelquefois plus, après les repas : ils siégent dans toute l'étendue de l'intestin et plus souvent dans une portion restreinte de ce canal, dans celle surtout qui correspond à la phase actuelle de l'élaboration intestinale.

Ils sont tantôt superficiels et consistent en une sensation de picotements, de chaleur âcre, de brûlure; tantôt la sensation est plus profonde et prend les caractères d'une phlegmasie légère. On note quelquefois aussi l'augmentation de la chaleur cutanée de la surface du ventre.

La pression directe, loin de soulager comme dans la variété précédente, accroît plutôt les souffrances, sans les exalter toutefois autant que dans les vraies phlegmasies.

Au lieu de se dissiper après les évacuations alvines, cette sensation pénible, douloureuse, se prolonge souvent pendant quelques heures.

Quant à cette irritation permanente de la muqueuse rectale, décrite par M. Nonat sous le nom d'*entérite glaireuse* et qui coexiste fréquemment avec les affections utérines, il est presque superflu de dire que c'est une inflammation de voisinage qu'il ne convient nullement de faire rentrer dans le cadre des dyspepsies, pas même à titre de complication.

C. Dyspepsie intestinale acide.

Cette forme, qui n'est même pas mentionnée par M. Nonat, et que M. Chomel se borne à indiquer en reconnaissant, avec une sincérité qui ne fait jamais défaut chez les hommes de sa valeur, qu'il n'a pas assez dirigé son attention sur elle, est cependant bien réelle, et sa symptomatologie, quoique restreinte, n'en est pas moins facile à tracer.

Ce trouble digestif s'observe chez l'adulte, mais surtout chez les jeunes enfants.

Il se caractérise par des douleurs plus continues que dans l'entéralgie, ressemblant davantage à la colique, moindres que celles de l'entéralgie et plus fortes que celles de la simple flatulence. Les selles qui les suivent d'assez près sont le plus souvent liquides, ont une réaction acide, et pour peu qu'elles se répètent, elles irritent le pourtour de l'anus. Chez les enfants à la mamelle, elles ont le plus souvent une teinte verte caractéristique et une odeur franchement acide.

La diarrhée verte permanente, opiniâtre des enfants, en dehors de toute altération de tissu, et qui redouble après chaque repas, est le digne pendant de la dyspepsie gastrique acide de grave intensité. Elle attaque plus de sujets et ne fait guère moins de victimes.

De même que dans la variété stomacale, la dyspepsie intestinale acide se complique et se termine souvent, chez les enfants, d'accidents cérébraux formidables et même mortels. De même aussi que les vomissements, dans la première, peuvent s'arrêter brusquement et être suivis des accidents ultimes, de même, dans la seconde, il n'est pas rare de voir les selles se suspendre brusquement par suite d'une sorte de métastase céphalique.

Sans anticiper sur le pronostic, disons cependant que la terminaison est généralement plus favorable et les moyens de traitement plus assurés dans celle-ci que dans celle-là.

D. Dyspepsie intestinale atonique.

Cette variété dont le caractère essentiel est la lenteur, ainsi que nous l'avons amplement démontré pour la dyspepsie gastrique atonique, nous paraît reconnaître trois manières d'être ou variétés que je désignerai sous les appellations de *sèche, des liquides, des solides.*

Dans la *dyspepsie atonique sèche,* l'élaboration intestinale se fait lentement, sans développement marqué de douleurs; il y a de la gène, de l'embarras; le malade sent le travail digestif se fixer dans telle partie de ses organes et n'avancer que peu à peu. La constipation accompagne d'ordinaire cette dyspepsie.

Dans la *dyspepsie des liquides,* la digestion est sinon interrompue, du moins notablement troublée par une quantité un peu grande et surtout brusquement ingérée de boissons. L'élaboration intestinale s'en trouve entravée. Jusqu'à ce qu'elles soient absorbées ou rejetées par les garde-robes, elles séjournent dans l'intestin et y sont décelées parfois aussi par un bruit de clapotement plus sourd que celui dont nous avons parlé pour l'estomac, mais dont le malade n'a pas moins conscience.

Dans la *dyspepsie des solides,* les mêmes phénomènes, sauf le dernier, se passent à l'occasion de l'alimentation solide et substantielle. Ici, tandis que les liquides nutritifs et autres, les végétaux, les fruits, les œufs peu cuits seront assez bien supportés, les viandes rouges et même les plus légères ralentissent et troublent la digestion.

Nous n'avons pas à nous étendre davantage sur ces questions : nous ne ferions que reproduire la plupart des remarques qui se trouvent consignées dans l'étude des dyspepsies de l'estomac.

E. Dyspepsie duodénale.

On se demandera sans doute, en regardant comme vraie cette nouvelle forme de dyspepsie, quelle utilité il peut y avoir de la distinguer des troubles digestifs du reste de l'intestin, dont le duodénum est une dépendance immédiate, et si, à ce compte, on ne pourrait pas aussi légitimement admettre une dyspepsie de l'intestin grêle, du cœcum, du colon transverse, du rectum.

Si, captivé au point de vue théorique seulement par les idées ingénieuses de M. L. Corvisart, nous avions, comme M. Nonat [1], la pensée de ne pouvoir en adopter les conséquences pratiques, nous nous dirions aussi : A quoi bon embarrasser notre marche d'une distinction inutile?

Cependant, les conditions anatomiques de la première portion de l'intestin, dont la disposition semble tout à fait appropriée à l'arrêt, à la fixation du travail digestif; les liquides importants et spéciaux, muqueux, bilieux et surtout pancréatique, qui y sont déversés, portaient déjà à penser que la nature, par une de ces prévoyances qui lui sont familières, avait dû opposer cette barrière et cette élaboration de seconde main aux substances alimentaires, avant de les soumettre à la transformation ultime et définitive de l'intestin.

Les croyances encore incertaines des physiologistes sur le rôle de la bile et du pancréas [2] paraissant être fixées par les recherches aussi variées que judicieuses de M. le docteur L. Corvisart [3], il paraît bien démontré, ainsi que nous l'avons annoncé

1. *Op. cit.*, p. 104.
2. Voir p. 66 et suiv.
3. *Op. cit.* et Communication à l'Acad. de méd. sur une fonction puissante et méconnue du pancréas (3 mai 1864).

au chapitre de l'étiologie, que le travail digestif peut être plus ou moins troublé selon que la phase duodénale s'accomplit plus ou moins irrégulièrement; selon que les sucs biliaire et pancréatique sont, au point de vue de la quantité et de la qualité, dans des conditions plus ou moins normales; selon, enfin, que la pâte chymeuse franchit l'orifice pylorique bien ou mal élaborée, accompagnée d'une faible ou d'une forte quantité de suc gastrique.

D'après ces données, la dyspepsie duodénale résulterait donc d'une élaboration incomplète des aliments albuminoïdes par suite de la viciation, de l'insuffisance ou de l'absence du suc pancréatique, ou encore d'une surabondance excessive du suc gastrique ou d'un relâchement de l'anneau pylorique [1], circonstances reconnues aptes à nuire à l'activité du suc pancréatique, lequel résumerait le double rôle de la salive et du suc gastrique en présence des produits amylacés et azotés. Elle peut résulter, en troisième lieu, d'une diminution dans la sécrétion biliaire, ce qui produirait les mêmes inconvénients que dans les deux cas précédents, un des principaux attributs de la bile paraissant être de neutraliser l'influence du suc gastrique.

La propriété qu'aurait le pancréas de dissoudre les albuminoïdes, entrevue par Purkinje et Pappenheim dès 1834, soutenue ensuite par M. Cl. Bernard, par M. Schiff et plusieurs autres physiologistes, rejetée par le plus grand nombre, est mise en évidence par les expériences de M. Corvisart, qui sont de trois sortes : *digestion chez l'animal vivant* des aliments introduits dans le duodénum fermé et isolé soigneusement des sucs gastrique et biliaire; *digestion extérieure* par infusion des

1. L'insuffisance de l'anneau pylorique mise en avant par M. Corvisart, et depuis par M. le docteur de Séré, me paraît très-admissible; mais qu'est-ce, sinon une conséquence, une variante de l'atonie stomacale, qui, au lieu d'être simplement fonctionnelle, est aussi organique, ce qui s'observe dans tous les genres d'atonie profonde et ancienne?

substances alimentaires dans le ferment spécial au pancréas pris à cette glande aussitôt après le sacrifice de l'animal et au moment où elle en est chargée au maximum, c'est-à-dire après un repas; *digestion extérieure* encore, mais après avoir provoqué par l'un des canaux excréteurs l'issue pendant la vie du seul suc pancréatique, faite également au moment favorable. Les méprises des expérimentateurs ont tenu, jusqu'à ce jour, à l'absence de ces diverses précautions, et l'on eut raison de confondre les effets digestifs avec des effets de putréfaction, parce qu'on laissait arriver ceux-ci après ceux-là.

Le pancréas, sans action sur les aliments transformés par l'estomac, en aurait une complète sur les autres, qu'ils soient crus ou cuits, ramollis ou divisés ou absolument intacts. En outre, cette fonction rapide et puissante, puisque quelques heures suffisent pour dissoudre soit l'albumine cuite ou liquide, soit la fibrine animale, s'exercerait également dans l'état neutre, alcalin ou acide du liquide portant en dissolution le ferment pancréatique, privilége dont ne jouit pas le suc gastrique.

Enfin, une dernière et fort curieuse conclusion résulterait de ces expériences, dont nous avons tenu à donner une analyse succincte, en raison de leur importance : c'est la neutralisation des sucs gastrique et pancréatique mis en présence l'un de l'autre et au milieu de substances albuminoïdes, effet fâcheux prévenu par la nature au moyen de l'obstacle pylorique, de l'épuisement de la pepsine dans la digestion gastrique, de l'action neutralisante de la bile sur les portions du ferment gastrique ayant pu franchir le pylore. D'où une cause incontestable de dyspepsie dans le cas où les vues de la nature sont contrariées soit d'un côté, soit de l'autre.

Disons enfin que ces expériences ont pu être répétées à l'aide du suc pancréatique recueilli chez un homme vigoureux, bien portant, mort en plein travail de digestion.

Nous avons assez prouvé, dans nos développements sur les causes de l'ordre physiologique, combien nous attachions de valeur à la part qui leur revient dans la pathogénie des dyspepsies, pour qu'on ne doute pas de l'estime particulière que nous professons pour les recherches et les doctrines relatives à cette question. Loin donc de les repousser, nous les acceptons et voulons les faire servir à l'étude de ces affections. Mais notre expérience personnelle autant que les descriptions des auteurs nous faisant complétement défaut, nous attendons du temps et de l'observation les matériaux nécessaires pour établir sûrement la symptomatologie de cette variété de dyspepsie. Jusque-là, les considérations qui précèdent suffiront pour en marquer le point de départ.

Il s'agira avant tout de localiser rigoureusement les accidents dyspeptiques, d'en déterminer scientifiquement la nature, car ce ne serait pas beaucoup avancer nos connaissances que de se contenter de dire un peu hypothétiquement, à côté d'expériences physiologiques si positives :

« Certains symptômes de dyspepsie, de gastralgie, d'entéralgie, d'hépatalgie, peuvent être attribués à tort à l'estomac, à l'intestin, au foie, et ne résulter que de l'absorption, par la veine porte, du suc pancréatique, trop abondant, trop actif ou trop irritant. » [1]

V. — SYMPTOMES COMMUNS AUX DIVERSES FORMES DE LA DYSPEPSIE INTESTINALE.

Les symptômes communs aux diverses formes de dyspepsie intestinale sont en petit nombre.

Le premier de tous et le principal, c'est le trouble, la gêne, la douleur venant traverser la digestion, trois, quatre ou six

1. L. Corvisart, *op. cit.*

heures et quelquefois plus après les repas. Ces accidents, que le malade localise facilement, ont pour caractère de se prolonger beaucoup, d'avoir une intermittence moins marquée que dans la dyspepsie gastrique, de suivre, en général, pour leur progrès comme pour leur déclin, le début et la fin de la digestion intestinale.

La pression directe apaise les souffrances plutôt qu'elle ne les exaspère. Il peut n'en pas être ainsi, et alors il est bon de se rappeler que, de même que pour l'épigastre, quand le palper abdominal est douloureux, notamment sous les fausses côtes, dans le centre du muscle droit, à la région inguinale, du côté gauche plutôt que du côté opposé, ainsi que l'a démontré M. Briquet ([1]), il y a fort à penser qu'il existe une complication de névralgie, d'algésie plus ou moins hystériforme, que n'excluent souvent ni l'âge ni les précédents sexuels les plus favorables (61e obs.). La douleur de la dyspepsie irritative est plus spontanée et bien moins vive.

Les garde-robes n'offrent rien de particulier, sinon qu'elles sont, en général, peu influencées. On a donc eu tort en prétendant qu'il y avait toujours, dans ce genre de dyspepsie, soit de la diarrhée, soit de la constipation. Ces deux signes peuvent se montrer dans l'une ou l'autre forme, mais ils ne sauraient être généralisés. Ainsi dans la forme flatulente et entéralgique il y a plutôt constipation, dans la forme acide diarrhée, et dans la forme atonique tantôt l'une et tantôt l'autre.

Quant à la nature des selles, voici ce que l'expérience permet de constater. Les matières dures sont généralement de coloration brune, foncée, rarement terreuse, grise ou pâle. Si la défécation est pénible et rare, des stries sanguinolentes, du mucus ou des glaires incolores, blanchâtres et parfois rosés, peuvent les tapisser en totalité ou en partie. Ces excrétions

1. *Op. cit.*

muqueuses en imposent souvent, par leur coloration et leur consistance, pour des débris de la tunique interne de l'intestin. Les excréments mous sont plus ou moins liquides, jaunâtres, bilieux. L'aspect sanguinolent, muqueux, porracé, riziforme, est tout à fait exceptionnel et n'appartient qu'à quelques variétés telles que la forme acide. Enfin, surtout dans la dyspepsie aiguë, on y retrouve quelquefois une quantité plus ou moins notable de substances alimentaires mal digérées.

VI. — DYSPEPSIES MIXTES.

Nous avons étudié jusqu'ici les troubles fonctionnels de la digestion à l'état d'isolement. Il a été dit, dans le cours de chaque description, que les différentes dyspepsies pouvaient se combiner entre elles, celles de l'estomac avec celles de l'intestin ou, dans le même appareil, une forme avec une autre forme.

C'est ce que nous appelons dyspepsie mixte ou combinée, dont nous avons fait le troisième genre de notre classification [1]. Nous allons en donner un exposé rapide où il nous suffira de rappeler les caractères principaux qui ont été décrits dans les articles précédents.

1° Combinaison des diverses formes de dyspepsie gastrique entre elles.

La plupart de ces formes peuvent se compliquer réciproquement : on voit ainsi deux et plus rarement trois formes se combiner.

La réunion de plusieurs variétés dyspeptiques entre elles est loin d'être primitive. Presque toujours un type, qui du reste reste dominant et redevient souvent isolé en cas d'amélioration

1. Voir p. 16.

surtout, existe seul pendant un temps donné. Ce n'est que plus tard, par suite de la persévérance des causes ou d'un traitement mal dirigé, qu'il se double d'une autre forme, la plus voisine généralement, mais quelquefois d'une forme plus rare (61e obs.).

Il faut prendre garde toutefois de ne pas confondre une complication étrangère, quelques connexions qu'il y ait entre les symptômes, avec les types dyspeptiques proprement dits (voir l'observation précédente).

Nous allons examiner les principales de ces dyspepsies mixtes dans leur ordre de fréquence.

Dyspepsie flatulente et gastralgique. — Le premier symptôme qui s'annonce est la flatulence, puis peu à peu la douleur se dessine et l'emporte. D'autres fois, c'est celle-ci qui apparaît la première et la flatulence qui vient s'y surajouter. Assez souvent, les deux formes marchent pour ainsi dire parallèlement et ont une égale durée (54e, 55e et 56e obs.).

Dyspepsie flatulente et acide. — Cette forme mixte est très-fréquente : la flatulence s'établit d'une à trois heures après le repas, comme on l'a vu; puis, quand le malade croit être délivré de sa pénible digestion, des rapports quelquefois sucrés, puis aigres ou complétement acides, se font sentir et changent le caractère de la dyspepsie. L'interversion de forme ne se présente pas ici, à notre connaissance du moins, comme dans le cas précédent (57e, 58e et 59e obs.).

Dyspepsie gastralgique et acide. — Encore très-fréquente, la combinaison de ces deux variétés se fait remarquer plus tôt après les repas. C'est l'élément douleur qui ordinairement commence, et l'acidité qui termine, en se prolongeant plus ou moins, la série des symptômes. Néanmoins, il n'est pas rare non plus d'observer, comme plus haut, l'interversion des symptômes (63e, 64e et 65e obs.).

Dyspepsie flatulente pituiteuse, dyspepsie gastralgique

pituiteuse. — Ces formes mixtes se rencontrent encore assez fréquemment dans la pratique. Ici, le plus habituellement, le caractère flatulent ou gastralgique est le type permanent, de fondation, en quelque sorte, et l'élément pituiteux celui qui s'y surajoute d'une manière transitoire ou définitive, suivant les circonstances (61e, 66e et 67e obs.).

Dyspepsie flatulente, gastralgique et acide. — C'est la combinaison de ces trois formes suivant l'ordre et la marche indiqués précédemment. La flatulence et la gastralgie, ou *vice versâ,* s'établissent d'abord, durent plus ou moins de temps, puis font place à l'acidité.

Cette forme mixte est rare, mais il est bon d'en tenir compte, car le diagnostic, sans sa connaissance, pourrait en être très-obscurci.

Dyspepsie atonique flatulente, atonique acide. — C'est l'atonie ou l'extrême lenteur de la digestion compliquée tantôt de flatulence, tantôt d'acidité.

Dyspepsie boulimique gastralgique, boulimique acide. — Ces formes mixtes se définissent aussi d'elles-mêmes : dans un cas, on a affaire à la suractivité digestive compliquée de douleurs (72e obs.); dans l'autre, à la suractivité compliquée d'acidité. Ici surtout, disons-le, les repas répétés semblent être le remède palliatif par excellence, car c'est pendant leur durée et peu après que les pauvres malades goûtent le repos du corps et de l'esprit.

Dyspepsie syncopale gastralgique, syncopale flatulente, syncopale atonique. — Dans la première de ces trois variétés de dyspepsie mixte, la syncope, symptôme prédominant, s'accompagne de douleurs plus ou moins vives à l'estomac; dans la seconde, c'est la flatulence qui détermine la complication et qui, si l'on n'y regarde attentivement, peut passer pour la cause prochaine de la syncope; dans la troisième, l'atonie, par suite de la longueur du travail digestif, complique quand elle ne suffit pas à expliquer la suspension momentanée des facultés sensorielles.

2° Combinaison des diverses formes de dyspepsie intestinale entre elles.

Ici la simplicité et la rareté des formes étant plus grandes, leur complication réciproque est moins fréquente. Néanmoins, dans la pratique, on en rencontre quelques exemples qu'il suffira de spécifier pour les faire comprendre; ce sont :

La dyspepsie entéralgique flatulente;

La dyspepsie flatulente entéralgique, moins fréquente que la précédente;

La dyspepsie atonique flatulente;

La dyspepsie flatulente acide.

3° Combinaison des formes gastriques et intestinales entre elles.

La complication de la dyspepsie gastrique avec la dyspepsie intestinale se remarque, on peut le dire, plus habituellement que chacun de ces deux genres de dyspepsie séparés.

Ce qui n'est pas moins fréquent, c'est que l'un l'emporte sur l'autre en durée, en intensité. Ainsi une dyspepsie gastrique relativement courte peut être suivie d'une dyspepsie intestinale relativement longue. C'est ce que nous avons rappelé notamment à propos de la dyspepsie aiguë accidentelle [1].

Chez la plupart des malades, on observe une sorte d'alternative, de compensation d'intensité, de durée, entre le type gastrique et le type intestinal; c'est-à-dire que quand le premier est très-marqué et prolongé, le second est plus faible et court,

1. Voir p. 90 et suiv.

et *vice versâ* : d'où l'on peut formuler cette loi générale que *la dyspepsie gastrique et la dyspepsie intestinale réunies sont l'une avec l'autre en rapport inverse de durée et d'intensité.*

Si l'on se reporte aux considérations physiologiques sur lesquelles nous nous sommes appesanti à dessein, on aura l'explication de ce fait d'observation. En effet, le propre d'une digestion stomacale complète, quelque douloureuse qu'elle puisse être, est de déverser dans l'intestin un produit élaboré et apte à se prêter aux diverses transformations qui l'attendent dans cette seconde phase de la digestion. Donc, celle-ci n'aura qu'à utiliser ses ressources ordinaires : son opération reste dans toute sa simplicité. Quand, au contraire, la phase gastrique est précipitée et incomplète, la masse alimentaire non élaborée, non préparée à l'action des sucs intestinaux, double, triple le travail de cette seconde réparation, qui peut, de la sorte, se prolonger presque indéfiniment et aboutir, à travers des symptômes variés, à un résultat imparfait.

Voilà, comme nous y insisterons à propos du diagnostic, où l'esprit d'analyse a besoin de s'exercer; car sans une attention soutenue, sans études ou expériences préalables, on tombe dans le vague et la confusion.

La plupart des formes du premier genre peuvent se réunir aux formes du deuxième. La combinaison la plus fréquente et en même temps la plus saillante est la *forme gastro-entéralgique*. Aussi est-ce à elle que quelques observateurs prévenus ou non suffisamment éclairés par l'observation, tels que Barras, ont cherché à rapporter toutes les variétés de dyspepsie.

Cependant on rencontre souvent encore les *dyspepsies gastro-intestinales flatulente, atonique, acide*, sur lesquelles il est superflu de nous arrêter.

Il existe également une combinaison que j'appellerai *croisée*, dans laquelle la forme intestinale ne correspond pas à la forme gastrique. En effet, j'ai observé quelquefois l'acidité des premières voies compliquée d'entéralgie, la gastralgie compliquée de flatulence intestinale, etc.

Enfin la combinaison est quelquefois multiple pour l'élément gastrique et simple pour l'élément intestinal, et réciproquement. Ainsi la dyspepsie gastrique peut être flatulente et acide, et la dyspepsie intestinale qui la suit seulement flatulente.

Nous n'indiquons pas ces diverses associations de types morbides, de symptômes, pour en charger la mémoire, mais pour que l'esprit du praticien, averti de leur possibilité, ne s'en laisse pas imposer par leur existence.

Que de médecins, que d'auteurs même désabusés, découragés par la notion de la dyspepsie simple en présence de ces collections en apparence incohérentes de symptômes, se sont pris à douter de la réalité, de la légitimité du type générique lui-même, et se sont laissés aller à la pente si douce, mais si funeste, de l'indifférence et de l'inertie pratique!

VII. — DYSPEPSIES SYMPATHIQUES ET SYMPTOMATIQUES.

Notre intention n'est pas, on le pense bien, d'examiner dans cet article tous les troubles fonctionnels de la digestion qui relèvent d'une autre affection : autant vaudrait passer en revue le cadre nosologique tout entier. En effet, non-seulement les maladies aiguës, dans leurs diverses périodes, comptent parmi leurs symptômes des altérations plus ou moins marquées des fonctions digestives, mais il est peu de maladies chroniques qui ne s'accompagnent, à un degré quelconque, de troubles dyspeptiques.

Nous indiquerons simplement ceux de ces troubles qui, paraissant essentiels tout d'abord, ne sont pourtant que les signes d'une maladie plus grave, non encore dessinée ou soupçonnée, et privée, à son début, de caractère révélateur suffisant. Nous voulons parler de quelques maladies du *cerveau*, du *foie* et des *reins*.

Qu'on ne se méprenne donc pas sur notre pensée : ce n'est nullement la dyspepsie symptôme ou complication des maladies connues, établies, anciennes, du cerveau, du foie ou des reins, que nous avons en vue, mais la dyspepsie prétendue essentielle, et qui n'est que le prélude ou le symptôme initial plus ou moins prolongé de ces mêmes affections.

1° Dyspepsie liée à une maladie du cerveau.

Les lésions cérébrales dont il est question ici ne sont pas celles qui ont une physionomie morbide accentuée, encore que les plus franches manquent souvent de signes positifs [1], ainsi que les livres de clinique en témoignent, mais celles qui ont une marche lente, insidieuse, telles que les tumeurs intra et extra-cérébrales, l'encéphalite chronique, le ramollissement partiel ou disséminé, etc.

Le plus généralement, dans ces conjonctures, l'économie entière est en souffrance; les fonctions languissent : la digestion ne fait que participer à la débilité, à l'atonie, à la dépression nerveuse, qui ont envahi tout le système. On mange avec peu d'appétit; on cède aux instances d'autrui, aux suggestions de son propre instinct, et l'on prend plus de nourriture que de raison. Il en résulte tous les symptômes d'une digestion laborieuse, troublée, de forme habituellement atonique, sur lesquels nous n'avons pas à insister. Les mauvaises digestions sont peu à peu incriminées : on les accuse de causer ce trouble général de la

1. J'ai observé, pour ma part, et publié un exemple de désorganisation profonde de la moitié d'un hémisphère cérébral, compatible, pendant plus de quinze jours, avec toutes les exigences de la vie la plus active. (*Recueil des Mémoires de médecine et de pharmacie militaires*, année 1855.)

santé; on dirige contre elles les moyens les plus appropriés, les plus méthodiques. Vains efforts! la dyspepsie et les autres symptômes suivent opiniâtrément leur cours, et l'on se persuade qu'on a affaire à un cas incurable de trouble fonctionnel de la digestion agissant sur la nutrition et les forces vitales.

Cependant, si l'on y regarde de plus près, on ne tarde pas à rentrer dans la voie de la vérité : d'abord le plus souvent la santé était déjà troublée, et des symptômes généraux et spéciaux existaient avant l'état dyspeptique. C'étaient, par exemple, une céphalée intermittente ou continue, une somnolence habituelle, des phénomènes de compression, le ralentissement, la faiblesse de la circulation et de la respiration, l'inertie musculaire, vésicale, rectale; la perte ou la diminution de la mémoire, des vertiges plus ou moins intenses avec résolution générale et momentanée de la puissance musculaire; des fourmillements, des crampes, quelques contractures. Si l'on ajoute à ces symptômes, souvent fugitifs, je l'avoue, et peu marqués, la connaissance des antécédents, de l'hérédité, on n'hésite plus à revenir de sa première opinion et à reconnaître à l'horizon le point noir grossissant d'où viendra l'orage. En effet, un long temps ne s'écoule pas d'ordinaire que les symptômes cérébraux acquièrent une force et une netteté telles que le doute n'est plus possible et que la dyspepsie, jugée d'abord primitive, n'est plus considérée que comme symptôme secondaire.

Mais il est désirable pour la science et pour la pratique que le jugement du médecin soit en garde contre ces fallacieuses apparences, et qu'il puisse de bonne heure s'établir sûrement.

2° Dyspepsie liée à une maladie du foie.

Nous dirons de même que ce ne sont pas les maladies aiguës et franches du foie qui peuvent prêter à l'erreur, mais quelques maladies chroniques dont le développement est latent et inaperçu, comme les diverses tumeurs, l'hypertrophie, l'atrophie, la cirrhose. Mais, à côté de ces affections plus ou moins rares ou tranchées, il en est une dont la fréquence est extrême, bien qu'elle ait été peu accusée jusqu'ici, sauf par M. Monneret (1) : je veux parler de l'engorgement, de la congestion ou de l'inflammation chronique de la glande hépatique.

Il n'est pas encore bien démontré laquelle des affections du foie et des organes digestifs a précédé ou suivi. Ce problème, posé et non résolu par M. Andral (2) pour les affections aiguës, me paraît également d'une solution difficile dans les conditions dont je parle.

Quoi qu'il en soit, voici ce que j'ai observé environ trente fois dans une période de moins de deux ans, dans ma pratique privée ou dans mes consultations.

Les malades généralement doués d'un embonpoint moyen, sans fièvre ni altération prononcée du visage, des forces, d'aucune autre fonction, se plaignent de ne pouvoir digérer, d'éprouver des pesanteurs, des picotements à l'épigastre, dans le dos, d'être constipés ou relâchés. On les a purgés par haut et par bas, puis on les a tonifiés. L'appétit, un instant réveillé, s'est bientôt amoindri, les digestions sont devenues plus laborieuses : on essaye sans succès les différents genres d'alimentation ; on invoque tout : gastrite, gastralgie, dyspepsie, anémie, excepté la vraie cause, la lésion du foie.

Dépité plus d'une fois des incertitudes et des insuccès de ces traitements, dont la réussite ou du moins l'utilité me paraissait habituelle dans une foule d'autres affections digestives analogues, je me résolus de poursuivre mes investigations plus loin, et je

1. *De la congestion non inflammatoire du foie.* (In *Arch. génér. de méd.*, 5e série, t. XVII, p. 545 et suiv.)

2. Andral, *Clinique médicale*, t. II, 4e édit., p. 24 et suiv.

découvris que ces sortes de dyspepsie ne résistaient tant que parce qu'elles étaient sous la dépendance d'une affection du foie, connue sous le nom d'engorgement simple ou de congestion chronique [1].

Pour éviter une relation superflue des transitions qu'il m'a fallu traverser avant d'en arriver à la fixité d'idées que je possède aujourd'hui, je vais décrire sommairement les symptômes de cet état complexe. Je ne balance pas à déclarer que ce progrès diagnostique m'a rendu les plus grands services en même temps qu'il m'a causé une vive satisfaction.

Appétit généralement affaibli; digestions troublées aussi bien avec les aliments légers qu'avec les succulents; les symptômes remontent à trois semaines au moins, à six mois au plus; les malades ressentent habituellement, avant comme pendant les digestions, des picotements à l'épigastre, sous l'un et l'autre hypocondre; une douleur sourde, rarement aiguë, parfois un sentiment de pesanteur, de tiraillement, existent dans la région hépatique, dans l'épaule droite ou dans la région intrascapulaire; du ptyalisme se produit souvent à jeun et dans l'intervalle des repas. Les aliments, ingérés à contre-cœur, sont difficilement élaborés. Les toniques, les stimulants, sont plus nuisibles qu'utiles.

A l'examen direct, on constate une sensibilité plus ou moins grande à la pression dans la région épigastrique et sous les fausses côtes droites; le creux épigastrique souvent a disparu et fait place à une sorte de voussure; cette saillie va se continuant sous les côtes plus à droite qu'à gauche. La percussion, qui est

1. L'état inflammatoire chronique peut se produire d'une manière latente aussi et d'emblée, ou succéder aux altérations de tissus nommés ci-dessus, comme M. Andral l'a reconnu lui-même (*op. cit.*); mais cependant ce cas est plus rare que les précédents. Je l'ai observé, néanmoins, plusieurs fois. La marche du traitement et le pronostic sont alors bien différents, comme on le verra.

surtout douloureuse là où les côtes ne protégent pas les viscères contre le choc du doigt, donne une matité généralement supérieure de trois à huit centimètres à la matité normale. Enfin, le traitement institué suivant ces nouvelles données en vérifie la justesse, et au fur et à mesure que la maladie principale disparaît, la dyspepsie s'amende, et tels moyens diététiques ou médicaux qui avaient échoué jusque-là, ont ensuite le plus complet succès. Nous en reparlerons amplement en leur lieu (89e, 90e et 92e obs.).

J'ai des raisons de croire que la lumière doit être faite d'autant plus tôt sur cette complication que la lésion accidentelle du foie peut être suivie de l'hypertrophie, d'une désorganisation sur laquelle tous les moyens connus viennent s'user infructueusement [1].

Nous devons néanmoins avertir les médecins peu familiarisés avec l'exploration plessimétrique du foie que la glande hépatique, d'après les longues et savantes études de M. Piorry, dont ce professeur, avec un empressement qui n'étonnera personne, a bien voulu nous fournir la démonstration, il y a peu de temps, dans son service de la Charité, que la glande hépatique, disons-nous, varie très-sensiblement dans son volume, suivant que la respiration est plus ou moins active. C'est au point que sur plusieurs malades de ses salles atteints de différentes affections, l'habile professeur nous fit constater presque instantanément un accroissement de trois à quatre centimètres dans la matité verticale et transversale, en commandant à ces personnes de ralentir et de suspendre leur respiration, et une diminution

1. M. Andral, qu'il me faut encore citer, car aucun auteur n'a émis des vues plus sages et plus conformes à l'observation que les siennes, reconnaît que la congestion active du foie avec augmentation de volume est le point de départ possible d'un grand nombre d'altérations ultérieures. (*Op. cit.*)

égale et même plus prononcée par l'accélération de l'acte respiratoire.

Ce curieux phénomène s'explique, sans équivoque possible, par les conditions mêmes de la circulation hépatique. Dans les respirations lentes, le système veineux de la glande, qui n'est pas pour rien supplémentaire de celui des poumons, se remplit et arrive à un état de pléthore momentanée. Dans les respirations actives, précipitées, l'appel du sang étant plus puissant, plus répété, les vaisseaux du foie se vident, et le volume total du viscère diminue promptement. C'est ainsi que se comprennent ces changements si brusques de matité qu'on observe dans la pratique journalière.

Il faudra donc, avant d'arrêter son diagnostic, bien étudier l'état de la respiration et s'efforcer de se placer, d'un jour à l'autre, dans des conditions identiques. Il faudra de même qu'il y ait concordance entre les symptômes digestifs et les résultats de l'examen du foie. En aucun cas, la pléthore capillaire ou congestion ne peut subir de fluctuation comparable à celle des gros vaisseaux.

3° Dyspepsie liée à une maladie des reins.

Il n'y a qu'une maladie des reins, dont les allures lentes, incertaines, puissent longtemps en imposer, que nous ayons à mettre en cause : c'est l'albuminurie ou maladie de Bright, à forme chronique.

En effet, bien longtemps avant l'œdème facial, avant les douleurs lombaires qui souvent font défaut d'une manière absolue, et, à plus forte raison, avant les signes diagnostiques de la maladie confirmée, les fonctions digestives se troublent : à une appétence peu prononcée se joint une dyspepsie flatulente, acide, gastralgique, ou mixte. Comme l'atonie et d'autres fois un certain orgasme inflammatoire accompagnent cette disposition, on en accuse ces signes généraux, et l'on base sur eux le régime et la médication. Rien ne sert. La faiblesse augmente en même temps qu'une sorte d'embonpoint ou de *fausse graisse,* pour emprunter un langage vulgaire, se fait sentir; les digestions s'altèrent de plus en plus, l'œdème de la face, puis des extrémités, devient évident : la vraie cause de toutes ces souffrances ne peut plus faire doute (voir 94e obs.).

On le voit donc, dans toute dyspepsie revêtant un caractère anormal, il faut observer le malade avec une inquiète vigilance et interroger soigneusement les organes ou maladies d'organes dont nous venons de parler, afin de diriger contre elles les ressources de la thérapeutique, qui n'ont jamais plus d'influence que quand elles sont appliquées de bonne heure. Et comme l'opinion la plus accréditée est que la présence de l'albumine dans les urines est antérieure aux lésions rénales et aux différentes hydropisies, il sera bon d'analyser ce liquide dans toute dyspepsie douteuse, rebelle, ne relevant pas d'une maladie du cerveau, du foie, d'un organe quelconque, ni d'une affection générale démontrée.

VIII. — SYMPTOMES GÉNÉRAUX ET SYMPATHIQUES DE LA DYSPEPSIE.

Ce côté intéressant de la symptomatologie, si bien exposé par M. Chomel [1], ne nous arrêtera pas aussi longtemps que son importance paraîtrait le réclamer, parce que, d'une part, un certain nombre de ces symptômes ont déjà été étudiés dans plusieurs formes de dyspepsie, dont l'étude est liée intimement à leur connaissance, et que, d'autre part, il en est quelques-uns attribués indûment jusqu'ici à la dyspepsie, ainsi que je l'ai

1. *Op. cit.*, p. 68 et suiv.

prouvé dans l'article précédent, et dont la source ou l'explication se trouve dans une autre maladie.

La valeur des signes vraiment sympathiques de la dyspepsie ne perd rien à cette restriction. Nous allons en donner un aperçu pour chaque organe ou appareil principal.

Cerveau.

Chez la plupart des dyspeptiques, le centre sensitif et intellectuel est plus ou moins troublé pendant le travail digestif : moralement, il y a de la tristesse, une sorte d'occupation soucieuse de soi, une inaptitude à l'étude, à la méditation, et même parfois à la simple lecture, de la difficulté dans le rapprochement et la comparaison des idées ; physiquement, on remarque de la gène, une sensation pénible et même douloureuse, de la somnolence, souvent des vertiges. Ce dernier symptôme, qui effraye si fort les malades, est des plus importants à noter et mérite une mention un peu plus étendue.

Le vertige des dyspeptiques se produit surtout pendant ou après les exaspérations des accidents digestifs et à la suite des insomnies auxquelles ces malades sont si exposés. On le constate à tout âge et dans toutes formes de tempérament, de constitution. La plupart des signes de la pléthore, tels que force, ampleur et ralentissement du pouls, lui font défaut. La régularité, le soulagement des digestions, la bonté et la longueur du sommeil de la nuit, le dissipent jusqu'à la reproduction des causes déterminantes ou aggravantes de la dyspepsie.

Cœur et circulation.

Nous avons indiqué tout ce qui peut se présenter du côté du cœur proprement dit ; nous ne pouvons nous répéter. Disons simplement que la circulation générale ou partielle peut subir des troubles plus ou moins marqués dans la dyspepsie. C'est, chez certains malades, une agitation, une sorte de fièvre qui dure autant que l'élaboration alimentaire, et qui est presque toujours en rapport avec la quantité des substances ingérées. Elle est surtout prononcée la nuit, et influe, en conséquence, sur le sommeil. Chez quelques autres, ce sont des bouffées de chaleur mêlées de sensibilité au froid, d'horripilation; des battements artériels à l'épigastre, au cou, à la tête.

Toutefois, les symptômes qui se manifestent souvent du côté du cœur ou de la circulation, dans les diverses dyspepsies un peu anciennes, n'ont ni la même intensité ni une dépendance aussi étroite des troubles digestifs que dans la dyspepsie flatulente à forme pléthorique ou pseudo-pléthorique (1).

Poumons et respiration.

Nous avons exposé ailleurs aussi (2) les symptômes qui se remarquent dans certaines circonstances du côté de l'appareil respiratoire. Nous n'avons qu'à renvoyer à cet article. Il en est de même d'un signe assez fréquent dans toutes les formes de dyspepsie chronique et que nous avons mentionné également : c'est une petite toux sèche, caractéristique, à laquelle on a donné avec assez d'à-propos le nom de toux gastrique. Elle s'observe principalement pendant le cours de la digestion.

Appareil cutané.

Indépendamment de la sensibilité au froid et du phénomène de l'horripilation dont il vient d'être parlé, la peau présente souvent une sécheresse plus grande; parfois, au contraire, une

1. Voir p. 100.
2. Voir p. 97 et suiv.

exhalation de sueurs générales ou locales; d'autres fois, un trouble par exagération ou diminution de sa sensibilité, phénomène morbide étudié par M. Beau ([1]). Cette diminution irait parfois jusqu'à l'analgésie. Enfin, il ne faut pas omettre les érythèmes et les diverses éphélides dont le visage est le siége de prédilection.

Appareil musculaire.

L'énergie musculaire laisse souvent à désirer chez les dyspeptiques, non dans l'intervalle des repas, chose importante à noter au point de vue du diagnostic, mais pendant la digestion elle-même, ce qui est l'opposé de ce qu'on constate chez les personnes douées de bon appétit et de digestions régulières.

Organes des sens.

Les symptômes sympathiques n'épargnent à peu près aucun des sens. Ainsi la *vue* est fréquemment troublée non-seulement par des éblouissements qui ne sont peut-être qu'une des formes du vertige que nous avons rapporté au cerveau, mais par des hallucinations plus ou moins intenses et complètes, et dont la moindre et la plus constante est la perception de corpuscules, de mouches, etc.; enfin, par la diminution de la force visuelle ou amblyopie, qui, jointe au signe précédent, est de nature à donner des craintes sur le développement d'une amaurose.

L'*ouïe* est assez fréquemment intéressée : ce sont des bruits anormaux, des tintements, des sifflements, des battements, parfois même un certain degré de surdité.

1. *Arch. génér. de méd.*, 4e série, t. XVI, p. 12. Il est vrai de dire que M. Beau, dans son travail sur l'anesthésie, a surtout en vue les rapports de ce trouble de la sensibilité avec l'hypocondrie, qu'on rencontre si souvent dans la dyspepsie que plusieurs médecins confondent ces deux maladies dans une même appellation.

Le *goût* est tantôt diminué et tantôt dépravé, ainsi que nous l'avons noté dans l'étude des symptômes ([1]).

L'*odorat* participe quelquefois du trouble général des fonctions nerveuses. Le seul symptôme que j'aie observé jusqu'ici est une diminution, portée quelquefois jusqu'à la perte absolue, des perceptions odorantes.

Organe vocal.

La voix, chez certains dyspeptiques, est plus ou moins altérée pendant le travail de la digestion : elle est plus rauque, plus cassée.

Organes génito-urinaires.

L'atonie, le dépérissement, semblent atteindre, enfin, jusqu'aux organes de la *génération;* mais ce symptôme n'est pas constant et peut s'expliquer aussi bien, sinon mieux, par les antécédents des sujets ou par la débilité générale résultant de digestions habituellement laborieuses et imparfaites. Cependant, il est bon de noter que la fièvre de digestion qui a lieu, la nuit surtout, chez quelques dyspeptiques, ne laisse pas d'agir comme cause occasionnelle de pollutions nocturnes et indirectement comme circonstance déprimante de la puissance sexuelle, sur laquelle les pertes séminales involontaires exercent une influence si décisive.

Dans la dyspepsie chronique essentielle ou non, il n'est pas rare de rencontrer, du côté des *urines,* certaines conditions, telles qu'une densité plus grande (1.015 à 1.034), un sédiment plus abondant dû à un excès d'urée, d'épithélium et surtout d'oxalates alcalins; en un mot, un trouble de la sécrétion rénale appelé *oxalurie* depuis les travaux des médecins amé-

1. Voir p. 125 et 126.

ricains, allemands, anglais, de M. Bouchardat en France [1], que la plupart considèrent comme la cause des accidents digestifs, mais que M. le docteur Gallois, qui s'est particulièrement occupé de cette étude, fait sagement dépendre du désordre de la digestion lui-même [2]. En effet, l'oxalurie, loin d'appartenir en propre à cette maladie, se rencontre dans plusieurs autres et doit être attribuée à un vice de la nutrition. On l'observe même, à un faible degré il est vrai, dans l'état de santé.

Toutefois, ce symptôme ayant sa valeur, et la persistance de certains effets pathologiques pouvant réagir, à la manière d'une cause secondaire, sur la maladie primitive, nous avons cru convenable de fixer sur lui l'attention du praticien [3].

1. *Bulletin de thérapeutique* de M. Bouchardat; 1850.

2. *Mémoire sur l'oxalate de chaux dans les sédiments de l'urine.* (In *Gaz. méd. de Paris*, 1859, p. 538 et suiv.)

3. Golding Bird, au dire de M. Gallois (*loc. cit.*, p. 540), conseille de recueillir l'urine excrétée peu après le repas, de la laisser déposer dans un verre à expérience pendant quelques heures, d'en décanter la sixième ou septième partie, de verser le reste dans un vase de verre, de la chauffer à la lampe, ce qui facilite la précipitation des cristaux d'oxalate de chaux, surtout si l'on agite doucement le vase.

Cela fait, l'urine ayant reposé quelques minutes, on en enlève la plus grande partie avec une pipette, et on la remplace avec de l'eau distillée. On aperçoit alors une poussière blanche et brillante, semblable à de la poudre de diamant, qui est composée d'oxalate de chaux cristallisé, vu au microscope sous forme d'octaèdres transparents.

M. Gallois assure même « que, pour chercher l'oxalate de chaux dans une urine, il suffit, dans la grande majorité des cas, de la laisser déposer de douze à vingt-quatre heures dans un petit flacon cylindrique haut et étroit, ou dans un vase à expérience, et de puiser au fond du vase à l'aide d'une pipette. Une goutte du liquide, échappée de la pipette, est placée entre deux verres, en ayant soin qu'elle ne déborde point la plaque supérieure, et c'est la préparation ainsi obtenue qu'on soumet à l'examen microscopique. » (Ibid.) Du reste, la composition chimique et même microscopique de ce dépôt salin n'est pas encore définitivement admise; mais le fait pathologique ne saurait guère être contesté quand la quantité sédimentaire est très-prononcée et persistante.

Disons pourtant qu'il paraît bien démontré, depuis les recherches consciencieuses du docteur Gallois, que l'oxalurie ne constitue pas une entité morbide, une véritable diathèse oxalique, mais un épiphénomène, une complication accompagnant des maladies très-diverses, principalement la spermatorrhée, les maladies vertébrales et de la moelle épinière, la gravelle et les calculs, la goutte, enfin la dyspepsie.

La symptomatologie de l'oxalurie devait se ressentir de la multiplicité de ses origines. Aussi est-elle très-indécise, et le seul signe qui soit digne d'être relevé, par suite de sa constance assez grande, c'est une douleur dans les régions lombo-dorsale et surtout rénale. Les autres peuvent, à juste titre, être imputés au compte des maladies principales (73e, 74e obs.).

Il faudra donc, quand on voudra s'éclairer à cet égard, consulter avant tout les qualités physiques et chimiques des urines, dont il a été parlé précédemment, auxquelles il convient d'ajouter une acidité et une abondance plus grandes qu'à l'état normal.

État psychique.

Il est peu d'affections des organes abdominaux qui ne réagissent sympathiquement sur les dispositions affectives. La dyspepsie habituelle, prononcée, opiniâtre, étant de celles que les malades sont le plus aptes à constater, à étudier et à suivre, est aussi celle qui prédispose davantage à certaines maladies morales, telles que l'hypocondrie, la lypémanie, et à ces troubles indéterminés appelés vésanies par les anciens. Tous les recueils d'observations en présentent des exemples frappants. Nous en donnerons nous-même plusieurs spécimens remarquables (59e, 87e obs.).

On peut voir, enfin, ces symptômes moraux atteindre à un degré tel que l'amour de l'existence, la crainte de Dieu, ne retiennent plus les malheureux absorbés dans leurs sombres pensées, et que, dans un moment d'exaltation et après une lutte souvent prolongée, où le libre arbitre faiblit de plus en plus, ils mettent fin d'eux-mêmes à leur existence.

CHAPITRE VII

Diagnostic.

Après l'analyse si longue et si complète qui vient d'être faite des caractères séméiologiques de la dyspepsie, nous pouvons nous rendre ce témoignage, que le diagnostic général de la maladie, de ses formes et même de ses variétés les plus rares, ne souffre pas plus de difficulté qu'il ne peut laisser de doute dans l'esprit. C'est donc bien moins une discussion qu'un rapprochement de circonstances connues, définies, que nous allons tenter dans ce chapitre.

S'il est vrai qu'un bon diagnostic est la principale garantie de succès de la pratique et de progrès de la science, nous n'aurons qu'à nous féliciter du soin scrupuleux que nous avons pris à éclairer la voie qui y conduit.

Sans avoir à entrer dans de grands développements, nous devons examiner au moins sommairement les principales faces de la question, telles que le diagnostic proprement dit, le diagnostic des formes aiguës et chroniques de l'estomac et de l'intestin, enfin, ce qui est de première importance, le diagnostic différentiel entre chaque genre et forme de dyspepsie, entre celle-ci et les autres affections, surtout de l'abdomen, ayant quelque ressemblance avec elle.

Ces diverses matières, sur lesquelles les auteurs même les plus sérieux ont glissé un peu légèrement, sont pleines d'indications utiles : aussi notre préoccupation est-elle moins de les traiter complétement que d'en tirer tout le fruit qu'il est permis d'en attendre.

I. — DIAGNOSTIC PROPREMENT DIT.

Les symptômes de la dyspepsie accidentelle ou habituelle sont si tranchés, en dehors de quelques variétés exceptionnelles, qu'on peut dire qu'ils emportent leur signification diagnostique avec eux. Néanmoins, nous ne croyons pas superflu de nous y arrêter un instant pour chacune des catégories admises dans notre classification et étudiées dans le chapitre précédent.

1° Diagnostic de la dyspepsie gastrique aiguë.

A. Dyspepsie accidentelle, ou indigestion.

L'indigestion de faible et moyenne intensité est facilement reconnaissable à la spécificité et à la récence de la cause : ingestion de solides ou de liquides en excès, d'aliments antipathiques, circonstances perturbatrices; aux accidents qui l'accompagnent : pesanteur, gêne épigastrique, nausées, et enfin vomissements, bientôt suivis de soulagement.

L'indigestion de grande intensité présente souvent des signes locaux et généraux ou sympathiques qui ne laissent pas de donner le change au praticien le plus consommé, et exigent de sa part un recueillement et une attention dont cette affection ne semble pas susceptible de prime abord.

Les formes les plus graves que revêt alors l'indigestion sont les formes cérébrale ou apoplectique, les formes cardiaque et dyspnéique.

En présence de ces troubles sympathiques si formidables, on a pour se guider, avant tout, les antécédents : un repas copieux, un mets indigeste ingéré avec excès, un liquide glacé pris pendant le travail de la digestion, une cause morale imprévue, violente, etc.; souvent, chez le même sujet, des indigestions semblables ont déjà été observées et ont eu un dénoûment prompt et heureux. Les complications sympathiques sont contemporaines non de l'ingestion des aliments, mais de leur élaboration définitive, et obéissent dans leur marche au progrès du travail digestif lui-même. Ordinairement, le malade a la conscience de l'arrêt de la digestion et indique avec netteté la cause de ses souffrances. Enfin, les vomissements spontanés ou provoqués coupent court à toute hésitation. Si, malgré eux, les symptômes alarmants persistent, c'est une complication réelle qu'on a devant soi.

Quant à l'indigestion cholériforme, dont les symptômes inquiétants peuvent persister plus ou moins, nous en donnerons les signes distinctifs à l'article du diagnostic des dyspepsies intestinales.

B. Dyspepsie aiguë temporaire.

Le dérangement dans le régime habituel, des excès de table ou de travail, une maladie antérieure qui a nécessité une diète rigide, l'intégrité des organes digestifs et autres, le maintien de l'appétit, l'apyrexie, la coïncidence des symptômes et leur accroissement avec le commencement et pendant la période moyenne de la digestion, leur exaspération avec la persistance des causes, leur diminution, leur suspension dans l'intervalle des repas, tels sont les points de repère certains que le médecin possède pour asseoir son jugement.

2° Diagnostic de la dyspepsie gastrique chronique.

On a affaire à une dyspepsie chronique dès qu'elle est ancienne, qu'elle suit une marche en quelque sorte réglée, que les causes en sont plus ou moins complexes et difficiles à réunir, qu'il existe un vice de régime de longue date, des tentatives de traitement peu heureuses, un trouble constitutionnel établi, etc. Mais là n'est que le commencement de la tâche : il y a nécessité et utilité capitale à savoir distinguer la forme de l'affection. Il n'y en a pas moins à reconnaître dans chaque forme les éléments étiologiques les plus probables, afin d'appuyer sur eux le traitement.

A. Dyspepsie gastrique flatulente.

La surabondance des gaz, leur rejet fréquent, suivi d'un soulagement momentané, la pesanteur à l'épigastre; à un degré plus avancé, la gène mécanique de la respiration et du cœur (variétés *dyspnéique* et *pléthorique*); leur provenance attribuable tantôt à l'alimentation, tantôt à une origine toute nerveuse, tantôt à un défaut d'absorption [1], voilà des conditions séméiologiques qui ne laissent guère place au doute, surtout si on les rapproche du caractère général de la dyspepsie essentielle, qui est le soulagement, le repos de la fonction après la digestion accomplie.

B. Dyspepsie gastralgique.

Toutes les nuances de la douleur accompagnant et suivant la digestion, ou pouvant être provoquées par elle, se dissipant assez facilement avec la cessation des causes connues ou à l'aide de moyens appropriés, tels que les narcotiques, constituent le

1. Voir p. 75, 95 et suiv.

caractère dominant et pathognomonique de cette forme de dyspepsie. Ses variétés *irritative, spasmodique* et *cardialgique* ne sont pas moins faciles à diagnostiquer, grâce à la sensibilité, à l'irritabilité spontanée ou provoquée de l'estomac qui se révèle dans la première, aux crampes ou spasmes qui existent dans la seconde, au siége et à la violence particulière des douleurs vis-à-vis de l'orifice supérieur du ventricule qu'on constate dans la troisième.

C. Dyspepsie gastrique acide.

L'acidité, au point de vue du diagnostic, joue un rôle aussi décisif que la douleur dans la forme précédente. Son degré plus ou moins avancé, sa propagation le long de l'œsophage, son intermittence ou sa continuité, la complication des vomissements, sont les signes qui permettent de reconnaître les simples *aigreurs,* le *pyrosis* et la forme *grave* si fatale souvent aux femmes grosses.

Dans cette dernière variété, indépendamment de la cause très-facile à reconnaître, outre l'acidité extrème de la salive, des matières rejetées de l'estomac, de l'atmosphère ambiante, les vomissements incoercibles, leur aspect vert clair, il existe le plus souvent un ptyalisme incessant et une sensibilité évidente dans la région de l'estomac, comme dans la variété irritative de la forme gastralgique.

D. Dyspepsie gastrique atonique.

La lenteur, l'inertie digestive, tel est le signe distinctif de cette forme, qu'il est rare de ne pas voir associé à un appauvrissement, à une détérioration générale de l'organisme. L'atonie, s'exerçant principalement à l'occasion des aliments azotés, des solides ou des liquides, caractérise les variétés dites *dyspepsie alcaline, des solides* et *des liquides*.

E. Dyspepsie boulimique.

Le signe contraire à l'atonie, c'est-à-dire la suractivité digestive, en dehors de tout symptôme révélateur de glycosurie, la précipitation des phases de la digestion, le besoin pénible, douloureux de manger, le grand nombre des repas du jour et de la nuit, un sentiment de faiblesse, d'anéantissement faisant contraste avec cette élaboration incessante de matériaux nutritifs, appartient en propre à la boulimie et la distingue des autres formes de la maladie.

F. Dyspepsie syncopale.

Est reconnaissable à la défaillance, à la lipothymie et même à la syncope complète, survenant non pas fortuitement, mais fréquemment, habituellement, pendant une période de temps plus ou moins longue, à un degré plus ou moins prononcé, pendant le travail digestif.

G. Dyspepsie pituiteuse.

Le signe diagnostique spécial à cette forme est le rejet, au moment du repas, pendant sa durée, peu ou longtemps après, d'un liquide aqueux, filant et glaireux, dont l'expulsion ne détermine généralement aucun autre trouble de la digestion et ne provoque pas notamment le vomissement des aliments en totalité ou en partie.

3° Diagnostic de la dyspepsie intestinale aiguë.

A. Dyspepsie aiguë accidentelle, ou indigestion intestinale.

Quand elle fait suite à l'indigestion gastrique, ses signes sont faciles à interpréter : quelques coliques, quelques selles liquides fétides, dans lesquelles se reconnaissent des matières alimentaires non transformées. Si, au contraire, elle existe par elle-même, c'est-à-dire sans avoir été précédée de troubles de l'estomac, ses signes sont plus intimes, plus complets et plus prolongés. Ce sont, en général, les causes perturbatrices qui l'ont provoquée. Les commémoratifs, unis à la soudaineté des symptômes, à leur marche, à leur caractère, à l'absence de fièvre et de douleur notable au palper, ne permettent guère d'hésiter dans le diagnostic.

L'embarras peut néanmoins se comprendre dans deux formes graves de l'indigestion intestinale : les formes *cholérique* et *convulsive*. Dans la première, qui s'observe habituellement chez l'adulte, les mêmes ressources diagnostiques que plus haut pourront être invoquées, savoir : commémoratifs, établissement des symptômes, généralement la nuit, après une impression de froid éprouvée avant le sommeil, à la suite de l'ingestion d'un liquide glacé, de fruits aqueux tels que le melon, le concombre, etc, pendant ou après le repas; en outre, on saura que d'autres cas semblables ne se sont pas produits dans le voisinage, que le malade a déjà éprouvé des indigestions de ce genre, qu'il manifeste une susceptibilité particulière à l'endroit de tel ou tel aliment [1]. En joignant à cela le peu de résistance de l'état

1. Je donne des soins à une dame à qui la plus faible quantité de lait prise à jeun, et surtout pendant ses digestions, cause presque infailliblement des accidents du genre de ceux dont il est fait mention ici.

cholériforme, le prompt résultat des moyens thérapeutiques, on a bientôt levé les difficultés.

Dans la forme *convulsive*, qui appartient à peu près exclusivement à la première enfance, les coliques violentes, les cris aigus poussés d'intervalle à intervalle, en même temps que les petits malades fléchissent leurs cuisses et contractent le ventre à l'approche des doigts du médecin, la connaissance des causes productrices qu'il faut aller chercher jusque chez la nourrice, dont une émotion vive, une colère peut occasionner tous ces troubles si l'enfant a pris le sein à la suite, mettent vite le médecin sur la voie de la nature et du traitement de l'affection.

B. Dyspepsie aiguë temporaire.

J'ai peu de choses à noter ici, car le caractère des troubles digestifs qui s'accomplissent consécutivement à la première phase de l'élaboration des aliments, leur arrêt après que la part dévolue à l'intestin est achevée, leur répétition dans les mêmes conditions pendant un certain nombre de jours, la connaissance des causes qui sont peu anciennes, la réussite assez prompte de la médication, tout enfin contribue à rendre l'erreur sinon impossible, au moins difficile.

4° Diagnostic de la dyspepsie intestinale chronique.

A. Dyspepsie intestinale flatulente.

Le gonflement, le ballonnement, la sonorité plus grande du ventre, survenant trois ou quatre heures au moins après les repas, et surtout consécutivement à l'ingestion de mets lourds, de légumes secs, etc., des coliques intermittentes, atténuées par une fréquente émission de gaz par l'anus, sont des signes suffisants pour établir le diagnostic de cette forme de dyspepsie.

Quoique la progression des gaz puisse s'entendre parfois à distance chez les personnes atteintes de dyspepsie flatulente, nous ne pensons pas que ce soit là un signe fréquent et caractéristique, comme M. Chomel tend à l'admettre [1]; mais que ce symptôme appartient plutôt à une disposition nerveuse spéciale hystériforme, fait que M. Briquet a si savamment mis en lumière [2]. L'observation de tous les jours ne nous apprend-elle pas, d'ailleurs, que ces borborygmes bruyants se produisent et se perçoivent surtout dans l'état de vacuité, et qu'il suffit d'ingérer quelque aliment pour les arrêter et souvent les dissiper?

La dyspepsie flatulente, restreinte à une portion de l'intestin, comme nous l'avons décrite [3], et qui peut occasionner des douleurs intenses, se reconnaît à la localisation en un point du ventre, presque toujours le même chez le même individu. Quand les parois abdominales sont amincies, la percussion permet de limiter aisément cette sorte de poche gazeuse qui donne une sonorité exagérée, et dont la pression est douloureuse à moins que la fuite des gaz qu'elle contient n'en résulte.

B. Dyspepsie entéralgique.

Non moins facile que la précédente à reconnaître, en raison de la vivacité particulière des douleurs qui coïncident avec le second temps de la digestion, se calment plus qu'elles ne s'exaspèrent par la pression, suivent la marche de l'élaboration intestinale, finissent ordinairement avec elle, qui enfin ne s'accompagnent pas de fièvre, ni de sensibilité au toucher, sauf dans

1. *Op. cit.*
2. *Traité de l'hystérie.*
3. Voir p. 3.

la variété irritative, où la main peut percevoir une certaine chaleur des parois abdominales.

C. Dyspepsie intestinale acide.

Son diagnostic se fonde sur la continuité plus grande des douleurs, sur leur intensité généralement moindre que dans l'entéralgie et plus prononcée que dans la simple flatulence, enfin sur la fréquence des selles liquides, qui sont acides, d'un vert clair chez les enfants, et causent un érythème des bords de l'anus, des fesses, de la partie supérieure des cuisses et surtout des organes génitaux, si les soins de propreté ne sont pas minutieux.

D. Dyspepsie intestinale atonique.

La lenteur de la digestion intestinale, sans douleur ni flatulence, au moins dans la forme essentielle, se montrant avec les diverses classes d'aliments ou seulement avec les liquides ou les solides, forme le caractère diagnostique suffisant de cette dyspepsie. Elle se rattache très-souvent à la débilité générale de l'organisme.

5° Diagnostic des dyspepsies mixtes.

Nous nous sommes assez étendu sur ce genre de dyspepsies [1] pour ne pas être obligé de revenir sur les nombreuses combinaisons qu'elles peuvent offrir.

L'expérience montre que les diverses formes gastriques se réunissent tantôt à deux, quelquefois à trois; qu'il en est de même des formes intestinales; enfin, que souvent les secondes se surajoutent aux premières.

1. Voir p. 147 et suiv.

Dans le premier cas, la forme qui apparaît d'abord, et qui est ordinairement la plus prolongée, impose son nom à la combinaison; la forme qui vient ensuite, quoique souvent plus intense, comme la gastralgie et l'acidité, ne fait que s'ajouter dans la dénomination de l'affection. Par exemple, la flatulence qui débute et qui est suivie de gastralgie ou d'acidité, ou des deux réunies, sera une dyspepsie flatulente gastralgique ou acide, ou une dyspepsie flatulente gastralgique acide. Le diagnostic, comme la définition, se fait donc de lui-même.

Il en est de même des dyspepsies intestinales mixtes ou composées, des dyspepsies gastriques et intestinales combinées ensemble, soit que la forme se trouve être la même dans les deux genres, soit qu'elle diffère. On aura alors une sorte de dyspepsie mixte croisée dont nous avons déjà parlé.

Il serait futile de s'arrêter davantage sur ces distinctions, qu'il suffit mais qu'il n'était pas inutile d'indiquer. Pour bien des praticiens encore, une dyspepsie sortant de l'observation et des règles ordinaires est plus qu'une dyspepsie, et réclame un traitement actif, lequel trop souvent ne fait qu'aggraver la situation.

II. — DIAGNOSTIC DIFFÉRENTIEL.

De rapprochements en rapprochements, de déductions en déductions, notre tâche va se simplifiant de plus en plus. La diagnostic comparé ou différentiel n'étant que la conclusion de l'étude des causes et des symptômes, plus l'esprit se sera exercé à leur endroit, plus le jugement qu'il portera sur le caractère définitif, sur la nature et l'espèce de la maladie, sera assuré et prompt.

Le novice, qui connaît beaucoup de symptômes, mais qui ne sait pas encore les apprécier à leur juste valeur, est semblable à l'enfant qui épelle, mais qui ne lit pas. Le vrai médecin, au contraire, habile à regarder et à reconnaître, voit tout, compare tout sans peine, sans embarras, et se fait promptement une opinion. C'est à l'art du diagnostic comparé, ce couronnement de la pathologie et de l'observation, qu'il doit d'être arrivé à ce degré éminent de la pratique.

Ce qui caractérise donc le médecin savant et habile, et ce qui affermit surtout l'art, c'est la connaissance aussi précise, aussi exacte que possible de la maladie. A un diagnostic incertain correspondent infailliblement des principes instables et une thérapeutique hasardée et chancelante.

La science contemporaine, qui a tant avancé ce côté de nos études, a donc bien mérité de tous, et quels que puissent être les progrès de l'avenir, on ne saurait, sans injustice, lui en refuser la principale gloire.

Cependant, M. Chomel, à qui revient une si large part dans le grand mouvement des idées médicales de notre temps, n'a pas compris la nécessité de faire pour le diagnostic des dyspepsies, dont l'étude a été remise en honneur par lui, ce qui a été si savamment et si utilement tenté pour la plupart des grands types nosologiques et dans des ouvrages devenus classiques dès leur apparition, c'est-à-dire une comparaison, une mise en regard raisonnée des névroses digestives et des affections qui, de loin ou de près, pourraient prêter à l'erreur ou à la confusion. Sans doute, un praticien, de l'expérience et de la rectitude d'esprit de M. Chomel, ne s'y trompera guère; mais il suffit que l'erreur soit possible pour mettre les médecins en garde contre elle. Il y a, d'ailleurs, à cette manière de faire un autre avantage, c'est de délimiter plus nettement le cadre dans lequel on se meut, et de constituer scientifiquement ce qui, pour certains esprits sévères et exigeants, semblerait ne pas sortir de l'ordre des conceptions théoriques ou des déductions expérimentales prématurées.

Ces pensées, hâtons-nous de le dire, se retrouvent en substance dans l'excellente appréciation critique de M. le docteur Giraud-Teulon, qui a su concilier les égards dus au caractère et à la mémoire de M. Chomel avec les droits de la science et de la vérité ([1]).

Nous allons nous efforcer de combler cette lacune.

1° Diagnostic différentiel entre la dyspepsie essentielle et la dyspepsie secondaire.

Pour le médecin expérimenté, mis en demeure de se prononcer sur le caractère essentiel ou secondaire d'une dyspepsie, la difficulté ne saurait survivre à un examen un peu approfondi.

Quelle que soit la forme qui se présente, dès qu'une lésion organique ancienne est démontrée, comme la phthisie, le cancer, les affections du cœur, ou des maladies cachectiques telles que le scorbut, la syphilis, le rachitisme, etc., et qu'elles existent concurremment, il n'y a pas à hésiter : la dyspepsie doit être réputée secondaire, alors même qu'il pourrait résulter d'informations prises qu'elle a précédé l'explosion des accidents pathologiques principaux. En effet, une maladie générale a une telle influence sur les fonctions digestives, qu'elle agit, à tout le moins, comme circonstance aggravante, sinon à titre de cause déterminante, et que la dyspepsie, à partir de ce moment, cesse d'être essentielle, l'eût-elle été antérieurement, ce qu'il est toujours fort difficile de démontrer.

La dyspepsie essentielle est donc caractérisée par l'intégrité de l'économie moins la fonction digestive. Nous avons dû faire, toutefois, nos réserves à l'égard des névroses et de la chloroanémie ([2]). Elle diffère par cela même de la dyspepsie secondaire

1. *Gaz. médic. de Paris*, 1858, p. 332.
2. Voir p. 31 et suiv.

se montrant concurremment avec une autre maladie qui la détermine ou l'explique.

Il se voit pourtant, dans la pratique, des troubles fonctionnels de l'estomac ou des intestins sur la nature desquels il n'est pas toujours possible d'être fixé, au moins pendant un certain temps.

Ainsi, on observe une catégorie de dyspepsies douteuses, paraissant tenir à une lésion organique de l'estomac ou des intestins sans en présenter toujours les signes principaux. Ces troubles digestifs réclament la plus grande attention, et s'ils ne permettent pas une sécurité sérieuse pour l'avenir des malades, même après une guérison apparente, elles ne laissent pas de donner des résultats satisfaisants dans leur traitement.

Le diagnostic différentiel ne peut reposer, dans ce cas, que sur des signes négatifs : il faut réserver son opinion, car il y a souvent lieu de regretter également de l'émettre trop favorable ou trop fâcheuse. Cependant, quand les fonctions digestives, d'abord profondément troublées, se rétablissent d'une manière un peu durable, que la nutrition se maintient dans des conditions moyennes, qu'on ne constate aucun des symptômes locaux et généraux de la lésion organique redoutée, il y a de fortes raisons de croire qu'on n'a affaire qu'à une dyspepsie essentielle.

Mais il est une autre catégorie de troubles fonctionnels de la digestion qui, sous une apparence d'essentialité, cachent pendant longtemps une liaison intime avec une affection profonde et latente. Nous avons cité, à cette occasion, quelques maladies du cerveau, du foie et des reins.

La lumière est facile à faire pour ces deux dernières affections : la ténacité des troubles digestifs d'une part; d'un autre côté, le moyen facile de découvrir la lésion accidentelle du foie à l'aide du palper et de la percussion, de la nature et du siége des symptômes, ou la présence de l'albumine dans les urines, jointe ou non à la bouffissure, à l'œdème de la face, seront des signes presque toujours suffisants pour trancher la difficulté.

Quant à l'affection du cerveau, le doute est permis, car la marche de certaines lésions cérébrales est si lente, si bizarre, leurs caractères si fugaces, si incomplets, que l'esprit le plus sagace et le plus observateur ne saurait souvent se prononcer avec assurance à leur égard. Néanmoins, on aura les plus grandes probabilités que la dyspepsie est essentielle, quand les symptômes cérébraux se dissiperont facilement ou ne reparaîtront qu'à intervalles éloignés (voir 1re, 3e et 5e obs.), et qu'elle est secondaire, lorsqu'ils seront journaliers, opiniâtres, pouvant diminuer, mais ne se dissipant jamais complétement.

2° Diagnostic des différentes formes de dyspepsie.

L'exposé raisonné des symptômes comprenait implicitement cette partie du diagnostic. Nous devrons conséquemment nous contenter de rapprocher les principales circonstances séméiologiques pour en faire ressortir la valeur au point de vue où nous nous plaçons.

La forme *flatulente* gastrique et intestinale se distingue des autres dyspepsies par ce signe essentiel qu'elle s'accompagne de formation exagérée de gaz, constatable directement par la percussion, par la dilatation des viscères, par le déplacement d'organes voisins et les symptômes qui en résultent. Elle s'en distingue aussi en ce qu'elle est produite le plus souvent par une alimentation trop riche en principes gazeux, ou par une disposition particulière de l'économie en vertu de laquelle une surabondance de gaz est produite.

La forme *gastralgique* ou *entéralgique* se distingue des

autres en ce qu'elle ne s'accompagne ni de flatulence, quand elle est simple, ni d'acidité, ni d'atonie, mais de douleurs généralement vives, continues ou exacerbantes, jusqu'à la cessation de la cause qui y a donné lieu, c'est-à-dire de la digestion.

La forme *acide* se reconnaît entre les autres dyspepsies à l'acidité des rapports, des vomissements, des selles, des gaz eux-mêmes. La douleur qui l'accompagne est généralement plus cuisante; elle est surtout provoquée par les rapports, par les contractions de l'estomac ou le rejet des matières fécales. Les douleurs de la gastralgie et de l'entéralgie sont plus spontanées, plus violentes, plus variées, et sont indépendantes des contractions gastriques ou intestinales, se calmant même le plus souvent par la pression de ces organes. Enfin, la très-grande intensité de symptômes à laquelle ces dyspepsies peuvent atteindre, en mettant les jours du malade en danger et en causant même la mort, comme on le voit aussi bien dans la forme gastrique que dans la forme intestinale, est un signe différentiel qui n'appartient guère qu'à cette affection.

La forme *atonique* n'a pas un type moins facile à distinguer de celui des autres dyspepsies : c'est la lenteur, la débilité, l'inertie fonctionnelle substituée à la flatulence, à la douleur, à l'acidité, ou existant du moins d'une manière prédominante.

Pour ce qui concerne les formes *boulimique*, *syncopale*, *pituiteuse*, leur spécialité séméiologique est telle qu'il est tout à fait superflu de s'appesantir sur une distinction qui ressort des faits eux-mêmes.

Nous ne reviendrons pas, dans cet article, sur les dyspepsies mixtes, les détails dans lesquels nous sommes entré à leur égard nous paraissant suffisants pour éclairer la question [1].

1. Voir p. 147 et suiv.

3° Diagnostic des dyspepsies et des autres affections gastro-intestinales.

Les lésions ou affections pouvant prêter à la confusion sont habituellement les suivantes : l'*embarras gastro-intestinal*, la *gastro-entérite*, la *gastro-entéralgie*, le *ramollissement*, le *cancer*, l'*ulcère simple*.

A. Embarras gastro-intestinal.

Il arrive fort souvent, qui le croirait? que cette affection est confondue encore avec la dyspepsie, et *vice versâ*. Ce n'est pas, hâtons-nous de le dire, l'embarras gastro-intestinal ordinaire, s'accompagnant d'un état légèrement fébrile, cédant promptement à l'intervention de l'art, mais la même indisposition présentant de la ténacité, une marche en quelque façon chronique, s'effaçant, puis reparaissant après les moyens curatifs les mieux indiqués, le plus sagement dirigés.

Cependant, dans les deux cas, l'état saburral ou bilieux de la langue, le goût âpre ou fétide de la bouche, la soif, la pesanteur et le sentiment de surcharge des voies inférieures, même dans l'état de vacuité; les nausées, le dégoût des aliments pour l'embarras gastrique; la plénitude du ventre, la diarrhée, ajoutées à l'empâtement de la bouche, à la largeur et à la teinte blanchâtre de la surface de la langue pour l'embarras intestinal; une nuance subictérique des sclérotiques et des sillons de la face, la céphalalgie, des mouvements de fièvre survenant à plusieurs heures du jour pour les deux formes, sont des signes positifs et presque toujours suffisants. En y joignant l'absence de tous symptômes du côté des autres viscères, les résultats généralement heureux des évacuants, des relâchants unis à la diète, remplacés ensuite par quelques toniques amers et employés avec plus de persistance dans l'embarras gastro-intestinal opiniâtre, on a un ensemble de symptômes qui ne touche que par quelques points secondaires à la séméiologie de la dyspepsie.

Dire que l'embarras gastro-intestinal répété, mal soigné, ne peut pas constituer une prédisposition sérieuse à la dyspepsie, nous sommes loin de le penser. Ce qu'il s'agissait simplement de démontrer dans cet article, c'est que si ces deux affections peuvent être confondues quelquefois, ce n'est pas faute de caractères distinctifs.

B. Gastro-entérite.

Réaction fébrile généralement ou accidentellement prononcée; sensibilité très-vive dans l'état aigu ou subaigu, et encore manifeste dans l'état chronique; émaciation, vomissements fréquents, selles diarrhéiques, chaleur cutanée dans le voisinage immédiat des organes malades; accroissement de la plupart de ces symptômes non-seulement pendant le travail de la digestion, mais dès après le repas; le plus ordinairement, langue rouge et saburrale, appétit très-affaibli ou nul, soif augmentée en proportion de la diminution de l'appétit et de l'intensité des signes locaux; déjections bilieuses, glaireuses, diarrhéiques et dyssentériformes. A ces caractères, comment reconnaître les signes des dyspepsies qui ne s'en différencient pas moins dans leur ensemble que dans leurs détails?

C. Gastro-entéralgie.

L'analogie, nous ne saurions en disconvenir, est ici des plus sensibles, et il n'y a rien de surprenant que bien des médecins croient à l'identité de la dyspepsie nerveuse et de la gastro-entéralgie simple.

Cependant, la différence est radicale : la gastro-entéralgie est un trouble nerveux pouvant s'exalter avec le travail de la digestion, comme une névralgie de l'œil, de l'oreille, des dents, s'exaspère avec la lumière intense, avec le bruit, avec la mastication, mais existant par lui-même, en dehors et loin des repas et de l'élaboration des aliments, avec la diète.

Ce signe différentiel si important n'est pas le seul : la gastro-entéralgie proprement dite se montre généralement chez un malade atteint, dans le même moment ou antérieurement, de névralgies de la face ou des membres; elle affecte une certaine périodicité, comme la plupart des névralgies, et cède alors facilement aux sels de quinine; le froid l'augmente et la détermine très-souvent, tandis qu'il tempère et dissipe parfois la douleur liée au travail digestif. Enfin, les causes productrices de la dyspepsie les plus ordinaires, telles que la mauvaise qualité des aliments, leur excès, la trop grande fatigue, etc., font presque toujours défaut dans la gastro-entéralgie essentielle.

Il est une variété de cet état nerveux qu'il est opportun de distinguer, c'est l'épigastralgie hystérique si bien décrite par M. Briquet [1].

L'épigastralgie, comme son nom l'indique, a son siége à l'épigastre : ce n'est même qu'un point tout à fait supérieur, placé immédiatement sous l'appendice xiphoïde. Il est spontanément et constamment douloureux chez les personnes atteintes ou menacées d'hystérie, ou simplement latent, de manière à ne se révéler que sous la pression du doigt.

J'en ai vérifié la fréquence extrême, ainsi que le savant auteur que je viens de citer, et j'ai tiré profit de sa présence dans plus d'une circonstance douteuse.

1. *Op. cit.* Que cette douleur soit essentielle ou dépende d'une névralgie intercostale incomplète, peu importe dans la question que nous traitons.

L'épigastralgie si bornée, si restreinte, continue, existant aussi bien dans l'état de vacuité que de plénitude de l'estomac, ne pourrait tout au plus être confondue qu'avec la variété irritative de la forme gastralgique. Cependant, si l'on considère que la douleur, dans cette variété de dyspepsie, est largement étendue à l'épigastre, qu'elle n'est pas intense, qu'elle ne s'accompagne pas forcément des autres symptômes hystériques, mais qu'elle est généralement provoquée et momentanément accrue par l'ingestion et la transformation des aliments dans l'estomac, on n'aura plus d'embarras sérieux à la distinguer de l'épigastralgie, qui n'est qu'un point névralgique localisé et tenace, comme il s'en voit tant dans la chloro-anémie hystérique.

Eu égard aux coliques résultant de la flatulence intestinale, leur intermittence et leur cessation momentanée ou définitive avec le rejet des gaz et avec la fin de la digestion sera un signe différentiel d'avec l'entéralgie proprement dite, qui est indépendante de la digestion, ne s'accompagne pas d'une pareille surabondance de gaz et ne se juge point par leur émission.

D. Ramollissement.

Le ramollissement blanc et le ramollissement gélatiniforme des tuniques et surtout de la muqueuse de l'estomac, cette sorte de digestion des parois de l'organe même de la digestion, due suivant les uns à une surabondance des acides gastriques, suivant d'autres à une irritation primitive et spéciale, révoquée en doute par ceux qui ne veulent y voir qu'une forme de la gastrite chronique, se reconnaissent aux signes principaux de cette dernière affection, auxquels il faut en ajouter un petit nombre plus particuliers. Ainsi, cette maladie est à peu près spéciale à la première enfance : la tension, la douleur de l'épigastre sont plus constantes, les vomissements plus continus; les déjections alvines sont liquides et vertes comme les matières des vomissements : elles ont, au dire de M. Cruveilhier, qui attache la plus grande importance à ce signe, de la ressemblance avec de l'*herbe hachée* [1]; leur odeur est putride; enfin, le pronostic en est presque toujours fatal.

Distinct ou non de la phlegmasie proprement dite de l'estomac, cet état pathologique ne peut donc, en aucune façon, prêter à un rapprochement fondé avec la dyspepsie. La forme acide la plus grave, qui présente avec lui l'analogie des vomissements opiniâtres et de la terminaison généralement funeste, s'en différencie, sur le vivant, par la marche plus lente des symptômes, par l'âge adulte, par l'acidité progressive, par la circonstance de la grossesse, et, après la mort, par l'absence de lésions nécroscopiques autres que celles des membranes fœtales, qui encore ne sont pas toujours existantes. L'erreur n'est guère possible qu'au début de la gestation, et quand le médecin est porté par l'âge ou la position des malades à ne pas soupçonner la vraie cause des accidents. On trouvera parmi nos observations (64e obs.) un exemple remarquable de cette prévention trop favorable de deux distingués praticiens, qui leur a fait négliger les signes les plus importants de la maladie, dont la nature, entrevue par un autre médecin, n'a pas tardé à être nettement définie par lui; mais à un moment, il faut le dire, où l'illusion n'était plus guère possible. C'est une preuve nouvelle que les plus expérimentés doivent se défier de leurs impressions et n'écouter que la science et leur raison.

1. *Traité d'anatomie pathologique*, 10e livraison. Ces signes appartiennent surtout au ramollissement gélatiniforme, le moins contesté, grâce aux travaux de cet éminent professeur.

E. Cancer de l'estomac et des intestins.

Cette maladie si grave, si fréquente dans certains pays, ne peut offrir quelques doutes qu'au début, et quand elle siége sur les parois et non aux orifices.

Est-elle confirmée, la tumeur douloureuse située vers le pylore, le cardia, sur l'étendue de l'estomac ou des intestins, au rectum; les vomissements répétés, longtemps après les repas dans le cancer du pylore ou des parois, peu ou même immédiatement après quand l'affection siége au cardia; les vomissements sanguins ou noirs et devenus en même temps plus rares quand le cancer se ramollit; les déjections sanguinolentes, glaireuses, purulentes, accompagnées de coliques lancinantes dans le cas de dégénérescence intestinale; l'amaigrissement progressif, la perte de l'appétit, le teint jaune-paille des tissus et surtout du visage; l'insuccès des moyens de traitement et des digestifs en particulier : voilà plus qu'il n'en faut pour distinguer cette lésion redoutable des formes de dyspepsie essentielle même les plus opiniâtres et les plus invétérées.

F. Ulcère simple.

Cette maladie, si bien étudiée par M. Cruveilhier d'abord (1), puis par M. Rokitanski (2), non moins redoutable que la précédente, et qui se termine souvent, à l'approche de la guérison, par une mort prompte et inattendue, causée par la perforation de l'estomac, a pour signes distinctifs qui ne permettent pas de la confondre avec aucune des formes de la dyspepsie, notamment avec la gastralgique : douleurs plus continues, spontanées

1. *Revue médic.*, 1838.
2. *Arch. génér. de méd.*, 3e série, t. VIII, p. 195.

et provoquées, plus profondes; vomissements mélaniques, et souvent de sang pur ou des aliments tout de suite après leur ingestion; amaigrissement rapide, marche plus aiguë; terminaison généralement par la mort. Quand l'ulcération est unique et tend à la cicatrisation, la convalescence est longue, traversée de nombreux accidents, notamment de ceux qui viennent d'être exposés; les récidives sont fréquentes surtout après les écarts de régime, et la mort peut survenir souvent dans les vingt-quatre heures.

Nous donnerons un exemple mémorable de cette gastrite ulcéreuse, ou ulcère simple, comme il plaira de l'appeler, qui aurait pu, durant de longues années, donner le change pour une dyspepsie, et bien que l'autopsie n'ait pu être faite, il n'y a eu ni pour moi, ni pour les deux médecins qui m'ont assisté, le moindre doute sur sa nature (31e obs.).

4° Diagnostic différentiel entre les dyspepsies et quelques affections de l'épiploon et des parois de l'abdomen.

A. Affections ayant pour siége l'épiploon.

Ce sont d'abord toutes les tumeurs pouvant s'y développer, telles que l'engorgement du foie dont nous avons parlé, du pancréas, de la rate, des reins, qui donnent lieu ordinairement à des troubles digestifs. La palpation, la percussion, un examen répété, la connaissance des antécédents, permettent généralement, sauf dans des cas exceptionnels, de fixer le diagnostic et la part que ces affections prennent à la dyspepsie.

Il en est de même des tumeurs fibreuses et autres ne pouvant pas être rattachées à une lésion des viscères, mais dont la présence et la configuration mettront le médecin à même de se prononcer sur le degré d'influence qu'elles peuvent exercer.

B. Affections ayant pour siége les parois abdominales.

Dans ce nombre figurent les *tumeurs*, les *contractions*, le *relâchement* extrême des parois abdominales, les *hernies* de la ligne blanche et des interstices musculaires, appelées aussi hernies épiploïques.

Les tumeurs et productions cellulo-fibreuses ou autres des parois abdominales proprement dites sont loin d'être rares. Elles prennent le plus souvent un grand développement. J'en ai observé deux cas remarquables, dont l'un récemment, situés entre l'ombilic et la partie moyenne de l'épigastre. La gêne mécanique qui en résultait pour les digestions était des plus sensibles et des plus faciles à apprécier : les repas légers, peu copieux, passaient seuls; si le malade cédait tout à fait à son appétit, les vomissements ne tardaient pas à se produire. Le premier cas, concernant un jeune garçon de dix à douze ans, fut suivi d'une guérison complète; le second, relatif à un homme de quarante et quelques années, m'a été présenté par un habile confrère : il est en cours de traitement et n'a pu me servir encore qu'au point de vue symptomatique. Chez les deux malades, la nutrition continuait à se faire convenablement, et, avec un peu d'attention, on percevait bien la superficialité de ces productions, leur union intime avec les parois, leur indépendance de l'estomac et des intestins, sur lesquels elles ne faisaient qu'exercer une compression plus ou moins forte, suivant que ces organes se trouvaient en état de vacuité ou de plénitude.

La contraction des muscles abdominaux peut faire croire à une tumeur de l'estomac ou des intestins; mais l'absence des signes généraux de ces tumeurs, la forme quadrilatère des intersections musculaires contractées, le relâchement absolu des parois pendant le sommeil ou quand on explore le ventre avec plus de douceur et de soin, dissipent peu à peu les doutes.

Le relâchement extrême des parois abdominales, qui vient à la suite des grossesses ou d'épanchements considérables dans la cavité du ventre, peut être cause de dyspepsie atonique surtout, en raison du manque de soutien des viscères abdominaux pendant leurs contractions et la progression du produit de la digestion, de l'influence, enfin, qu'il doit exercer sur ce que nous avons appelé le rôle mécanique de la digestion [1], rôle si important, quoique secondaire. Il suffit d'énoncer cette circonstance pour que les moyens de diagnostic et de traitement se trouvent facilement sous la main.

Les petites hernies épiploïques qui existent si souvent au pli de l'aine et principalement dans les régions ombilicale et épigastrique, dans les intervalles ou sur les côtés des muscles droits, à travers les interstices qui résultent de l'écartement des fibres musculaires aponévrotiques, donnent lieu souvent à des troubles de l'estomac et en particulier à des vomissements, ce qui a fait penser longtemps, à tort, qu'elles étaient formées par une portion herniée de l'estomac lui-même.

Nous en citerons un exemple assez remarquable où, indépendamment des accidents dyspeptiques, le développement herniaire, par son ancienneté et ses progrès, faisait craindre l'existence d'une tumeur intra-abdominale, double supposition qui fut déjouée par un taxis convenable (95e obs.).

Souvent peu perceptibles à la vue, tant elles sont petites, ces tumeurs peuvent causer des accidents digestifs opiniâtres, contre lesquels tout l'art du médecin vient échouer, jusqu'à ce qu'il s'aperçoive de leur vraie cause. La réduction de ces hernies et leur compression méthodique, sur lesquelles M. Chomel n'a pas

1. Voir p. 61 et 69.

dédaigné de donner des avis ingénieux et utiles ([1]), suffit pour les dissiper et pour éclairer le diagnostic.

Quant à la péritonite chronique simple ou tuberculeuse, s'accompagnant de dyspepsie, ses caractères sont trop tranchés pour que le praticien hésite à la distinguer de la dyspepsie essentielle.

5° Tableau synoptique du diagnostic.

Bien que ce tableau, à peine ébauché par M. Valleix ([2]), qui ne l'a tracé qu'en vue de la gastralgie, comporte bien des difficultés pour être à la fois complet et précis, son importance nous semble telle que nous ne saurions reculer devant la tâche d'en présenter un qui résume convenablement ce qui a été dit dans ce chapitre, en consultant avant tout l'intérêt pratique.

Ce tableau répond aux cas de beaucoup les plus fréquents et les mieux déterminés. Ceux qui ne constituent que de rares exceptions ou qui peuvent prêter à une interprétation ambiguë ont été négligés, et il sera nécessaire, pour en éclairer le diagnostic, de se reporter aux considérations particulières qui les concernent.

1° *Signes distinctifs entre la dyspepsie* aiguë *et la dyspepsie* chronique.

DYSPEPSIE AIGUE.	DYSPEPSIE CHRONIQUE.
Invasion plus ou moins *récente*.	Invasion plus ou moins *ancienne*.
Causes *simples*, *faciles* à apprécier.	Causes *complexes*, plus *difficiles* à apprécier.
Marche plus *rapide*.	Marche plus *lente*.
Traitement bien *indiqué* et *efficace*.	Traitement plus *incertain* et moins *efficace*.
Guérison *durable*.	Guérison *peu durable*.

1. *Op. cit.*, p. 131.
2. *Op. cit.*, t. II, p. 632.

2° *Signes distinctifs entre la dyspepsie* gastrique *et la dyspepsie* intestinale.

DYSPEPSIE GASTRIQUE.	DYSPEPSIE INTESTINALE.
Signes locaux à l'*épigastre*.	Signes locaux *au-dessous de l'épigastre.*
Troubles digestifs apparaissant *peu de temps* après les repas.	Troubles digestifs apparaissant *longtemps* après les repas.
Symptômes généraux et sympathiques *plus ou moins accentués.*	Symptômes généraux et sympathiques ordinairement *peu accentués.*

3° *Signes distinctifs entre la dyspepsie* simple *et la dyspepsie* mixte.

DYSPEPSIE SIMPLE.	DYSPEPSIE MIXTE.
Le symptôme caractéristique et générique de la dyspepsie reste le même pendant *toute sa durée.*	Le symptôme caractéristique et générique *ne reste pas le même pendant toute sa durée; il fait place ou se combine à celui d'une ou plusieurs formes voisines.*
Durée en général *moins longue.*	Durée en général *plus longue.*

4° *Signes distinctifs entre la dyspepsie* gastro-intestinale *et l'embarras* gastro-intestinal.

DYSPEPSIE GASTRO-INTESTINALE.	EMBARRAS GASTRO-INTESTINAL.
Appétit plus ou moins bien *conservé.*	Appétit *perdu* ou même *dégoût* pour les aliments.
Accidents locaux et généraux *faisant suite* aux repas.	Signes locaux et généraux *indépendants* des repas.
Vomi-purgatifs *peu utiles* et quelquefois *contraires.*	Vomi-purgatifs généralement *très-utiles* et *jugeant* l'affection.

5° *Signes distinctifs entre la dyspepsie* gastralgique *et la* gastrite [1].

DYSPEPSIE GASTRALGIQUE.	GASTRITE.
Douleurs locales *vives, aiguës, plus ou moins intenses, non continues,* faisant *suite aux repas, peu influencées par la pression.*	Douleurs locales *sourdes, obtuses, peu intenses, continues,* souvent *indépendantes* du repas; *accrues par la pression.*

1. Si j'ai accordé plus d'étendue au diagnostic différentiel de ces deux affections, c'est qu'elles sont encore trop souvent confondues dans la pratique. M. Jolly m'a été ici d'un précieux secours. (*Dict. de méd. et de chir. pratique*, t. IX, p. 55 et 56.)

Langue *empâtée, pâle* ou *saburrale.*	Langue *contractée* et *plus ou moins rouge.*
Appétit généralement *conservé.*	Appétit souvent *nul.*
Désir des aliments de haut goût et des stimulants.	*Aversion* instinctive et motivée pour tous les stimulants.
Vomissements *rares, accompagnant les crises,* composés de *mucosités* et *peu souvent d'aliments.*	Vomissements *fréquents, bilieux* et *souvent d'aliments.*
Chaleur locale peu *influencée.*	Chaleur locale *augmentée.*
Fièvre généralement *nulle.*	Fièvre *fréquente*, plus ou moins prononcée.
Embonpoint le plus *souvent conservé.*	*Amaigrissement* progressif.
Physionomie *peu altérée.*	Physionomie *altérée, souffrante.*
Pronostic habituellement *peu grave.*	Pronostic *plus ou moins grave.*
Caractères anatomiques *nuls.*	Caractères anatomiques *constants.*

6° *Signes distinctifs entre la dyspepsie* entéralgique *et l'*entérite.

DYSPEPSIE ENTÉRALGIQUE.	ENTÉRITE.
Douleurs locales souvent *intenses, non continues*, accompagnant la *seconde phase* de la digestion ; souvent *calmées* par la pression.	Douleurs locales *moins vives, continues, simplement accrues* par la digestion ; *augmentées* par la pression.
Appétit généralement *conservé.*	Appétit généralement *nul.*
Diarrhée plus ou moins *rare*, composée de mucosités, d'aliments incomplétement digérés et *jugeant* les douleurs.	Diarrhée *ordinaire, bilieuse, parfois sanguinolente, ne jugeant pas les douleurs.*
Chaleur locale à peu près *normale. Pas de fièvre ;* embonpoint souvent *intact.*	Chaleur locale presque toujours *exagérée. Fièvre. Dépérissement rapide.*

7° *Signes distinctifs entre la dyspepsie* gastro-entéralgique *et la* gastro-entéralgie simple.

DYSPEPSIE GASTRO-ENTÉRALGIQUE.	GASTRO-ENTÉRALGIE SIMPLE.
Douleurs plus ou moins *intenses* faisant explosion *avec le travail* digestif et *cessant* avec lui.	Douleurs habituellement *très-intenses* et pouvant apparaître *en dehors des repas* et *du travail digestif.*
Pas de névralgie.	*Névralgies antérieures* ou *concomitantes.*
Régime *efficace aussi*, et parfois *plus utile* que les calmants.	Efficacité *très-grande* des narcotiques ou des *antipériodiques.*

8° *Signes distinctifs entre la dyspepsie* gastro-intestinale *et le* cancer de l'estomac ou de l'intestin.

DYSPEPSIE GASTRO-INTESTINALE.	CANCER DE L'ESTOMAC OU DE L'INTESTIN.
Vomissements ou selles *glaireux* accompagnant les *digestions.*	Vomissements ou selles *alimentaires* plus ou moins de temps après les repas.

Influence *manifeste* du régime.	Influence du régime *douteuse.*
État de santé plus ou moins *satisfaisant*, pas de *tumeurs* abdominales *ni de signes* de cachexie cancéreuse.	*Dépérissement* progressif, *tumeurs* gastrique et intestinale ; *signes de la cachexie cancéreuse.*

9° *Signes distinctifs entre la dyspepsie* gastrique *et l'*ulcère simple.

DYSPEPSIE GASTRIQUE.	ULCÈRE SIMPLE.
Appétit généralement *conservé.*	Appétit *faible* ou *nul.*
Vomissements plus ou moins *rares et liés à la digestion.*	Vomissements généralement *fréquents* et effectués *dès après l'ingestion* des aliments, *avant le travail digestif.*
Vomissements *mélaniques* ou *sanguins nuls.*	*Vomissements noirs* et *sanguins* plus ou moins fréquents.
Marche *lente* de la maladie.	Marche plus *rapide.*
Intégrité plus ou moins grande des forces.	*Affaiblissement rapide ; amaigrissement.*
Lésions anatomiques *nulles.*	Lésions anatomiques *nettes, constantes, caractéristiques.*

10° *Signes distinctifs entre la dyspepsie* gastro-intestinale *et les affections des* parois abdominales *ou de l'*épiploon.

DYSPEPSIE GASTRO-INTESTINALE.	AFFECTIONS AYANT POUR SIÉGE LES PAROIS DE L'ABDOMEN OU L'ÉPIPLOON.
Caractères *ordinaires* des dyspepsies.	Physionomie anomale des symptômes.
Influence plus ou moins *évidente* du régime.	Renseignements *nuls* ou *peu utiles* du côté du régime.
Rien d'*apparent* du côté des parois abdominales ou de l'épiploon.	Signes *locaux* et *révélateurs* d'une affection de l'*épiploon* ou des *parois abdominales.* Guérison des troubles digestifs par suite de la *compression* des tumeurs herniaires, de la *contention* des parois abdominales relâchées, de la *résolution* des tumeurs proprement dites.

11° *Signes distinctifs entre la dyspepsie* à symptômes cérébraux *et la* congestion cérébrale.

DYSPEPSIE AVEC SYMPTOMES CÉRÉBRAUX.	CONGESTION CÉRÉBRALE.
Symptômes *ordinaires* de la dyspepsie.	Pas de dyspepsie *habituelle.*
Symptômes cérébraux *accompagnant la digestion.*	Symptômes cérébraux *indépendants de la digestion.*
Absence de signes de pléthore.	Signes de pléthore plus ou moins *marqués.*
Efficacité du traitement de la dyspepsie sur les symptômes cérébraux.	*Le traitement ordinaire de la dyspepsie est sans influence. Efficacité des antiphlogistiques.*

12° *Signes distinctifs entre la dyspepsie* boulimique *et le* diabète sucré.

DYSPEPSIE BOULIMIQUE.	DIABÈTE SUCRÉ.
Signes *locaux et généraux* plus ou moins *liés au travail digestif.*	*Absence de ces signes.*
Soif peu intense.	*Soif considérable.*
Absence du sucre dans les urines.	*Présence du sucre dans les urines.*

CHAPITRE VIII

Pronostic.

Dire, avec un peu plus ou un peu moins de développements, que le pronostic de la dyspepsie est en général sans grande gravité, c'est faiblement avancer la question ; mais demander à l'observation et à l'analyse de nous apprendre les circonstances où cette affection est bénigne et celles où elle ne l'est pas, de nous indiquer les causes de cette différence, c'est faire ce que nous avons tenté pour l'étiologie, la séméiologie et le diagnostic, c'est-à-dire apporter la précision à la place du vague, la netteté pratique à la place de généralités fécondes et sages sans doute, mais peu propres à éclairer la marche du traitement.

Très-bien pressenties par M. Nonat, les conditions d'un pronostic vraiment scientifique ont été tracées plutôt que remplies par lui dans ce passage : « Le pronostic de la dyspepsie varie suivant la forme, le degré et l'ancienneté de l'affection, ainsi que suivant certaines influences étiologiques : l'âge, le sexe, la constitution, l'hérédité, la profession, le régime habituel. » [1] En effet, les quelques pages qui suivent ne font qu'ajouter des

1. *Op. cit.*, p. 112.

données bonnes à recueillir, sans satisfaire, comme ce savant médecin le pouvait, à un si louable programme.

Nous nous proposons donc d'étudier dans ce chapitre : en premier lieu, le pronostic d'une manière générale; en second lieu, les degrés de curabilité dans la dyspepsie aiguë, dans la dyspepsie chronique et dans chaque variété; en troisième lieu, la question des récidives au point de vue de leur fréquence, de leurs causes, de leur explication, de leur importance, de l'incurabilité qu'elles peuvent amener; enfin, la transformation des dyspepsies ou leur dégénérescence en une maladie plus grave, organique ou non.

I. — PRONOSTIC GÉNÉRAL.

La dyspepsie participe des caractères pronostiques qui sont l'attribut de toutes les névroses : persistance et gravité plus ou moins prononcées.

Mais si l'on y réfléchit, il y a deux sortes de gravité dans une affection : la gravité qu'on peut appeler immédiate, représentée par le maximum de chances de mortalité, et la gravité de durée ou gravité à long terme, représentée aussi par un maximum de chances plus mauvaises que bonnes. Or, la dyspepsie chronique, qui est celle qui fait surtout l'objet de ces études, pouvant durer autant que la vie, pouvant, dans ce long laps de temps, se compliquer, dégénérer, je ne sais si l'on est sérieusement autorisé à déclarer que son pronostic est peu grave. Combien de malades, et des plus sincères, ne préféreraient pas courir les risques d'une maladie aiguë que se résigner aux vicissitudes perpétuelles d'une affection qui ne se dissipe point?

Quoi qu'il en soit, voici d'une manière sommaire les circonstances propres à inspirer le plus de craintes : complications, dégénérescences des organes digestifs, diminution progressive des forces et de l'embonpoint, vomissements répétés des aliments ingérés, violence et persistance des douleurs dyspeptiques. Le dépérissement du malade n'est qu'une suite toute naturelle d'un tel appareil de symptômes.

La difficulté de la guérison dépend aussi de l'ancienneté de la maladie, des causes qui l'ont déterminée ou qui l'entretiennent, de la faiblesse et de l'altération de la constitution, des habitudes et même de l'état psychique des malades, enfin de l'hérédité.

En effet, dit M. Chomel, « le médecin ne peut guère espérer, ni par conséquent promettre aux malades de les guérir, en quelques semaines, d'un mal qui remonterait à plusieurs années, surtout lorsque le désordre des digestions est porté à un degré assez considérable pour que la quantité des aliments ait dû être beaucoup réduite, et qu'il y ait diminution sensible, fût-elle lente, des forces et de l'embonpoint. » [1]

Quant aux causes déterminantes ou aggravantes, il n'est pas moins évident que plus elles ont été répétées et profondes, plus les troubles digestifs auront pris racine et se seront érigés en fonction morbide, suivant la remarque de M. Bouchardat [2].

Une chloro-anémie invétérée, l'altération en quelque sorte native de la constitution, encore augmentée par la difficulté et

1. *Op. cit.*, p. 156.

2. Le passage où est émise cette pensée a trop d'à-propos, selon nous, pour que nous nous refusions la satisfaction de le citer :

« La maladie une fois enracinée, dit l'éminent professeur, on en trouve une explication satisfaisante dans la loi de continuité d'action. On sait, en effet, que lorsqu'une transformation s'exécute, lorsqu'une fonction pathologique est établie, elle se continue par le seul fait qu'elle existe dans des conditions où elle n'aurait pas pris naissance, et dans la direction où le mouvement est imprimé. » (*Du diabète sucré. Mémoires de l'Acad. de méd.*, t. XVI, p. 99.)

l'insuffisance de la nutrition, constituent des conditions hostiles à la guérison, trop fréquentes dans la pratique.

L'âge et le sexe ne paraissent pas exercer une influence aussi manifeste que quelques auteurs sont enclins à le croire. Nous accorderons seulement que quand il y a débilité générale, les autres conditions étant d'ailleurs les mêmes, l'enfance et surtout la vieillesse, le sexe féminin, présentent des chances de guérison moindres, car il y a alors réunion de causes fâcheuses. C'est donc une vue théorique, que l'expérience est loin de justifier dans la majorité des cas, qui a inspiré cette remarque de M. Nonat, que « la dyspepsie est plus grave aux deux périodes extrêmes qu'à la période moyenne de la vie. » [1] Cela serait admissible tout au plus pour les vieillards. Chez les enfants, au contraire, quand le médecin jouit de la plénitude de son initiative, on peut espérer arriver à une modification de cet état pathologique comme de bien d'autres plus graves, plus radicaux, et qu'avec du temps et une persévérance éclairée on finit pourtant par conduire à bien.

Les habitudes vicieuses et incorrigibles, l'irrégularité excessive et prolongée du régime, des fatigues exagérées que la profession ou la nécessité exigent, sont des obstacles contre lesquels les prescriptions les plus rationnelles viennent échouer très-souvent.

L'état psychique du malade, je veux parler de son manque de docilité, de fermeté dans les écarts à éviter, dans les habitudes à redresser, dans les modifications à tenter, de sa sensibilité extrême, de sa contemplation incessante de son individualité morbide, de ses craintes et de son désespoir, une pareille complication morale ne peut qu'exercer une influence irrésistible sur les résultats du traitement et sur l'issue même de la dyspepsie.

Enfin, l'hérédité, ce germe toujours prêt à éclore et trop

1. *Op. cit.*, p. 114.

souvent doué d'une fécondité plus grande, grâce aux circonstances que je viens de retracer, que la souche dont il est sorti, peut surcharger cette liste de conditions contraires, et suffire, à elle seule, pour contrarier et paralyser l'action du traitement.

En résumé, sans vouloir assombrir le pronostic de la dyspepsie, nous croyons être fidèle à l'observation en disant que, tout en n'étant funeste que par exception et dans quelques-unes de ses formes, il doit être tenu généralement pour sérieux si l'on considère la durée et la résistance de la maladie.

II. — DEGRÉS DE CURABILITÉ.

Nous venons de démontrer, dans un coup d'œil d'ensemble, non que la dyspepsie est incurable, mais qu'elle offre de nombreuses difficultés relativement à la guérison. Voyons ce que l'expérience nous permet de constater à cet égard dans chaque espèce de dyspepsie.

1° Dyspepsie aiguë.

Dyspepsie aiguë accidentelle ou indigestion.

C'est la forme de dyspepsie qui peut, à l'occasion, comme on l'a vu à propos des symptômes, présenter le plus de gravité apparente ([1]) ou du moment, et cependant c'est elle qui, sans contredit, se guérit le mieux et le plus promptement. Quand il n'en est pas ainsi, c'est que le symptôme sympathique est devenu une complication réelle ; le danger résulte alors de celle-ci, et non de l'indigestion.

1. Voir p. 92, 133 et suiv.

Dyspepsie aiguë temporaire.

Pour l'estomac comme pour l'intestin, cette forme présente les plus grandes chances de guérison et le terrain le plus favorable aux entreprises bien raisonnées de la médecine. Ils n'ont eu évidemment en vue qu'elle, les auteurs qui se sont prononcés si facilement en faveur de la curabilité de la dyspepsie.

2° Dyspepsie chronique.

C'est l'espèce le plus communément offerte à l'observation du médecin, et c'est aussi celle qui est enveloppée du plus grand nombre de difficultés curatives.

Tandis que la dyspepsie aiguë est toujours guérissable, à part de rares exceptions, il est permis d'affirmer, sans exagération, que la dyspepsie chronique est plus ou moins réfractaire à la puissance de l'art. Il est possible de guérir et l'on guérit des dyspepsies chroniques, mais on en guérit peu véritablement, solidement. Le résultat est déjà bien beau, quand on arrive à atténuer, à maîtriser les accidents : ôtez le frein du régime, laissez agir à nouveau la force accélératrice des causes, et tous les symptômes reparaîtront. Ce n'est certes pas là de la guérison, mais simplement, modestement, un ajournement d'accidents.

Forme flatulente.

Très-opiniâtre comme habitude morbide, et en tant que disposée à la reproduction, cette forme cède assez généralement aux moyens diététiques et thérapeutiques. Son pronostic n'est donc sérieux que sous le rapport de la récidivité.

Forme nerveuse (gastralgique et entéralgique).

A une opiniâtreté moindre, quant à la reproduction, que la flatulence, elle joint une susceptibilité plus grande à subir l'influence des agents médicinaux; mais cette heureuse disposition s'émousse avec le temps, c'est-à-dire avec le nombre des récidives: d'où il résulte que son pronostic est tour à tour moins sérieux et plus grave que celui de la forme précédente.

Forme acide.

Elle partage assez complétement, dans ses degrés léger et moyen, la curabilité de la flatulence, eu égard au régime et au traitement proprement dit; mais dans sa variété la plus intense (dyspepsie acide grave pour l'intestin comme pour l'estomac), les ressources du régime et de la thérapeutique sont vite épuisées, et alors le dénoûment fatal ne se fait guère attendre. C'est donc la forme de dyspepsie où le pronostic présente les conditions les plus fâcheuses.

Forme atonique.

Très-résistante, par son essence même, aux efforts combinés de l'hygiène et de la thérapeutique, la dyspepsie atonique de l'estomac et de l'intestin offre aussi un pronostic défavorable, en ce sens que le soulagement et surtout la guérison ne s'en obtiennent que difficilement, lentement, et souvent sans stabilité.

Forme syncopale.

D'une gravité apparente plus considérable, cette dyspepsie qui, sous plus d'un rapport, touche à la précédente, est difficile aussi à modifier, à atténuer et, à plus forte raison, à guérir, sauf dans l'état de grossesse, où elle se dissipe d'ordinaire dès que l'utérus est délivré du produit de la conception.

Forme boulimique.

Hormis les cas aigus (83e obs.), les exemples que nous connaissons nous porteraient à la regarder comme incurable, et même comme offrant peu de prise à l'action des moyens palliatifs.

Forme pituiteuse.

Tantôt très-rebelle, tantôt assez facile à modifier, au moins momentanément, cette dyspepsie participe assez exactement des caractères pronostiques des formes flatulente et nerveuse.

III. — DES RÉCIDIVES.

Le mot de récidives est tombé plusieurs fois sous notre plume. Ce sont elles, en effet, qui pèsent le plus sur le pronostic. Le moment est venu de les étudier attentivement.

1° Fréquence des récidives.

Un des grands ennuis et une des plus sérieuses difficultés inhérentes à la nature même des dyspepsies essentielles, c'est leur facilité aux rechutes et à la récidivité.

Il ne faut pas oublier ce point important dans le pronostic à porter, et l'on devra s'appuyer sur lui pour inspirer aux malades toute la confiance, toute la rigueur nécessaire dans l'exécution des prescriptions.

Cette circonstance n'est étrangère à aucune des formes de la maladie soit aiguë, soit chronique; mais c'est dans celle-ci qu'elle est le plus prononcée. En vain se croirait-on fondé à espérer la guérison; le moindre écart de régime, quelque fatigue, quelque émotion prolongée remet tout en question. C'est la considération qui milite le plus en faveur du caractère sérieux du pronostic.

Si nous recherchons pour chaque forme le degré de fréquence des rechutes ou des récidives, comme nous avons essayé d'établir le degré de curabilité, nous trouvons que les formes flatulente, acide, atonique et boulimique, sont les plus exposées aux rechutes, et les formes nerveuse (gastralgique et entéralgique), syncopale et pituiteuse, aux récidives.

Loin de nous la pensée de présenter ces distinctions comme absolues : ce sont simplement des faits de pratique bons à enregistrer et qu'on peut trouver à utiliser.

2° Causes et explication des récidives.

Voici un sujet délicat et complexe à aborder, mais dont la solution n'est pas, nous le croyons, au-dessus de la sagacité et de la science d'observation du médecin.

Ce sont donc les causes de ces nombreuses récidives qu'il importe de bien étudier, afin qu'en y portant remède on puisse, par cela même, obvier à leurs inconvénients.

Or, si ces causes sont, en général, faciles à constater, elles sont le plus souvent difficiles à attaquer avec chance de succès.

Je citerai, en premier lieu, celles qui tiennent à la condition sociale de l'individu, aisance ou pauvreté.

Dans la richesse, l'abus de la table, si compréhensible avec la facilité de céder au goût qu'on en peut avoir, fait qu'on répugne de se soumettre au régime de sobriété suivi, persévérant, qui est le principal, sinon le seul remède de la maladie. A force de voir qu'on retombe dans ses souffrances et qu'il n'en résulte rien de grave, on ne demande à l'art son secours que contre les reprises un peu violentes, et l'on finit par prendre son parti des souffrances journalières; ou bien on déclare la médecine impuissante, parce qu'elle n'a pu être que clairvoyante; on s'applique à lui donner tous les jours raison, soit qu'on s'engage de plus en plus dans les voies de l'épicurisme, soit qu'on se perde dans l'abîme de l'hypocondrie.

Une ferme volonté de revenir résolûment et à jamais sur ses pas tiendrait du prodige, et trop souvent ce prodige arriverait trop tard, si ce n'est pour l'atténuation des accidents. Heureux quand ils ne se transforment pas auparavant en désordres plus considérables!

Il y a bien des nuances, bien des degrés avant que ce triste résultat se produise. Cela se comprend de soi.

L'indigence détermine fréquemment les dyspepsies invétérées par un procédé inverse : indépendamment des tourments nombreux qui assaillent le pauvre et qui réagissent sur le centre digestif, il faut tenir compte de sa mauvaise nourriture, de l'irrégularité du régime, de la quantité remplaçant, sans la balancer, la qualité, des fatigues excessives surtout pour la mère de famille. Les premières atteintes ont pu être conjurées à l'hôpital ou par l'entremise de la charité; puis on se lasse de se plaindre et de demander du secours, et l'on accepte pour toujours des souffrances qui, s'ajoutant à d'autres, finissent par abréger l'existence.

Ce qui vient d'être dit des causes les plus ordinaires et les plus puissantes de la fréquence des rechutes et récidives, peut s'appliquer, avec quelques variantes, aux diverses circonstances étiologiques de la dyspepsie.

3° Importance des récidives.

Les nombreuses récidives sont la cause directe, rationnelle, de l'incurabilité. La maladie devient en quelque sorte constitutionnelle et résiste à tous les traitements. Il est permis de tenter la cure de ces dyspepsies incurables, pour répéter l'antithèse thérapeutique de M. Forget; mais, si heureuse qu'elle soit, cette cure ne saurait être que palliative et précaire.

Elles produisent aussi le découragement, la défiance du malade, la pire des situations au point de vue de ses intérêts et de ses rapports avec le médecin.

IV. — DE LA TRANSFORMATION DES DYSPEPSIES OU DE LA PROVOCATION D'UNE MALADIE ORGANIQUE.

La dyspepsie peut non-seulement devenir incurable, et comme telle exposer le malade à toutes les vicissitudes d'une affection pénible, difficile à supporter, où le danger n'est pas toujours absent; elle aide assez souvent encore au développement de complications sympathiques et éloignées ou directes et matérielles.

Nous avons vu que certaines variétés touchaient de près à l'irritation des organes digestifs [1] : un effort de plus de l'action morbide et la transition est faite; la névrose est remplacée par l'altération organique. C'est ce qui se voit, du reste, dans plus d'un autre appareil anatomique., notamment au cœur, où des palpitations longtemps nerveuses font place à la lésion de tissu.

Le cancer, l'ulcère simple, la prédisposition aidant, sont susceptibles d'être provoqués de même par une dyspepsie ancienne, invétérée et intense (48e, 60e et 62e obs.).

Mais de toutes les complications matérielles, la plus fréquente,

1. Voir p. 103 et suiv.

la plus inoffensive d'abord, et une des plus graves si l'on ne se hâte d'y porter remède, est la congestion chronique ou engorgement du foie : l'hépatite et, qui pis est, l'hypertrophie peuvent successivement en résulter (1).

L'affection du foie précède souvent celle de la digestion (2); mais qu'elle la précède ou non, elle entretient la dyspepsie elle-même indéfiniment, comme cela se voit si fréquemment en médecine pratique, où l'effet prend peu à peu le pas sur la cause et l'aggrave.

Dans ces circonstances qui se sont déjà renouvelées maintes fois sous mes yeux, il faut se hâter de rétablir la glande hépatique dans ses conditions normales, si l'on veut triompher de la névrose digestive; sinon, outre la persistance désespérante de la dyspepsie, on ne tarde pas à voir une maladie organique (hépatite chronique, hypertrophie) s'ajouter d'une manière fatale à la maladie fonctionnelle.

CHAPITRE IX

Traitement.

Comparetti, cité par Barras (3), dit à propos de la maladie que nous étudions : *Paucis médicamentis, multo regimine valetudo restituitur.*

1. Nous n'avons pas à démontrer cette filiation, qui a force de loi en anatomie pathologique comme dans l'observation clinique, non-seulement pour les maladies du foie, mais pour toutes les maladies des solides.

2. Voir p. 154 et suiv.

3. *Supplément au Traité des gastralgies et des entéralgies*, p. 40. Paris, 1838.

Cette pensée, qui ne brille pas par son élégance, dénote du moins, dans son auteur, une justesse de vues, une profondeur d'observation, auxquelles il nous plaît de rendre hommage. Nous la partageons complétement; c'est d'elle que nous nous inspirons de plus en plus dans notre pratique, et sur elle que nous nous appuierons surtout dans cette partie importante de notre travail.

De là, cependant, à afficher un scepticisme radical à l'endroit de l'influence de la thérapeutique proprement dite, il y a loin; et, tout en reconnaissant volontiers avec M. Chomel que la pharmacie, dans le traitement de la dyspepsie, ne peut occuper que la seconde place [1], nous pensons que, dans nombre de circonstances, la matière médicale bien comprise est appelée à rendre d'utiles services, et que dans quelques-unes mêmes elle prime tout le traitement. Mais pour attaquer efficacement une maladie il faut la connaître, car l'incertitude en thérapeutique est trop souvent la conséquence de l'incertitude de doctrine; c'est, en d'autres termes, ce que MM. Lasègue et Follin ont voulu sans doute exprimer en disant que la pathologie de la dyspepsie était toute à refaire avant qu'on pût utilement en aborder le traitement [2]. Nous espérons être arrivé à démontrer l'exactitude de ces observations dans les différents articles de ce travail où nous avons eu à en parler.

Pour décider cette difficile et grave question, rien de mieux que de nous conformer encore à la marche que nous nous sommes tracée dans l'étude des causes et des symptômes, et de l'examiner, non d'une manière générale, mais sous chacun des aspects que présente la maladie.

1. *Op. cit.*, p. 164.
2. *Arch. gén. de méd.*, 5e série, t. XI, p. 762.

I. — VALEUR OU EFFICACITÉ DU TRAITEMENT.

1° Forme aiguë.

Si le régime suffit souvent à guérir les troubles digestifs de date récente; si l'élimination des causes et quelques précautions hygiéniques constituent, dans nombre de cas de ce genre, tout le traitement, il en est d'autres, comme certaines indigestions et plusieurs dyspepsies aiguës temporaires, où le médecin doit intervenir activement.

La flatulence, un premier degré de gastralgie, d'acidité, d'atonie, suite de causes passagères, de vice de régime momentané, pourront guérir avec le repos de l'esprit, du corps et de l'organe troublé : mais la cardialgie qui se réveille au contact d'une simple cuillerée d'eau; l'acidité qui se développe avec les solides et les liquides, avec les mets sucrés et non sucrés, avec le vin, avec la tisane, avec l'eau; l'atonie qui, loin de diminuer, augmente par la diète et par le régime le plus étudié, ces différents degrés et formes de dyspepsie réclament impérieusement l'emploi de moyens médicaux.

Et quand la gastralgie aura cédé, comme par enchantement, à quelques calmants généraux ou spéciaux, l'acidité aux alcalins, l'atonie aux stimulants, qui oserait dire encore que la thérapeutique est d'importance secondaire? Ne voit-on pas, au contraire, que les rôles ici sont renversés; que les moyens pharmaceutiques ont la première place et le régime la seconde?

Voilà pourtant comment, faute de distinctions, les vues générales entraînent les esprits les plus pénétrants à placer l'erreur à côté de la vérité.

La valeur et l'efficacité du traitement proprement dit sont donc bien réelles dans les deux genres de dyspepsie aiguë, la dyspepsie aiguë accidentelle ou indigestion et la dyspepsie aiguë temporaire.

C'est une des raisons, pour le redire en passant, qui nous ont décidé à établir cette division [1].

2° Forme chronique.

Ici, en général, les agents thérapeutiques ont bien moins de prise sur la marche et l'intensité de la maladie que la cessation des causes, quand on peut l'obtenir, et que, d'autre part, la direction intelligente du régime et de l'hygiène dans son ensemble.

Mais, à bien considérer les choses, la notion du traitement n'est pas si simple ni si facile à comprendre qu'on est communément disposé à le croire.

Quand un trouble général de l'économie, comme la chloro-anémie, par exemple, qui apparaît à un degré quelconque dans une foule de désordres digestifs, est saisi par le médecin, est-on bien fondé à dire que la matière médicale est impuissante à guérir la dyspepsie, alors qu'on ne lui emprunte que les moyens propres à attaquer le symptôme dyspeptique ou symptôme évident, et qu'on néglige ceux qui pourraient agir sur le symptôme caché, sur la cause intime, partout et toujours agissante?

Et si, recourant avec sens et suite au remède du moment et au remède à longue portée, c'est-à-dire à la double indication que nous venons de poser, on obtient quelquefois la guérison et presque toujours le soulagement, n'est-ce pas de la bonne et utile thérapeutique qui aura été faite? N'est-ce pas à elle qu'il faudra, en grande partie, attribuer le mérite du succès?

Il s'est vu des médecins qui ont discrédité l'art et semé le doute dans les esprits en systématisant leur pratique; mais ce

1. Voir p. 13.

serait s'abuser que de croire que ces tristes expériences sont tout à fait perdues pour la science : elles servent du moins, pour les hommes clairvoyants, à montrer l'exagération et le danger de certaines théories.

Broussais avait tort de débiliter toujours; tel autre médecin se fourvoyait en tonifiant quand même; ceux-ci se trompent en croyant posséder dans la pepsine, les alcalins, les acides, le charbon, l'arsenic, et que sais-je? le remède souverain et fidèle de la maladie. Chacun a entrevu la vérité et a cru la posséder tout entière. Le vrai praticien, plus prudent, plus modeste, observe et juge. Il sait que le remède d'aujourd'hui n'est pas le remède de demain, que ce qui réussit chez l'un ne réussit pas chez l'autre, et que la même maladie, pour tout dire, est loin d'obéir aux mêmes influences thérapeutiques.

Si nous nous sommes laissé aller à ces considérations, c'est que, suivant nous, le problème est complexe, et qu'il n'est que trop ordinaire de le voir trancher sans que les principaux éléments en aient été dégagés et pesés.

Ce qui reste acquis et prouvé par une observation impartiale, c'est l'inutilité et les dangers des moyens pharmaceutiques multipliés ou énergiques qui, dans la dyspepsie chronique, renforcent l'état morbide plus qu'ils ne le dissipent.

Une hygiène sévère, bien dirigée du côté de la diététique surtout, un choix convenable d'aliments, une grande régularité dans les heures des repas, des quantités d'aliments méthodiquement augmentées, l'estimation de ce qui convient ou est antipathique à chaque dyspeptique, une grande persévérance, voilà la véritable source des indications et le seul moyen de se tirer d'affaire.

3° Valeur du traitement considérée dans chaque variété.

Comme nous n'aurions guère qu'à répéter ici ce que nous avons dit à propos du degré de curabilité dans l'article du pronostic, nous nous contenterons de renvoyer à ce passage (1).

II. — NATURE ET MARCHE DU TRAITEMENT DANS LA DYSPEPSIE AIGUE.

1° Dyspepsie aiguë accidentelle, ou indigestion.

L'indigestion réclame un traitement différent suivant qu'elle est légère, de moyenne ou grande intensité, et suivant ses complications.

Dans l'indigestion légère, laquelle, comme nous l'avons vu, se borne souvent à quelques symptômes incomplets du côté de l'estomac et des intestins, il suffit, en général, de prescrire le repos, la situation horizontale surtout, le relâchement de la ceinture, l'éloignement des mets et de tout ce qui peut rappeler les repas, une infusion légère de thé, de camomille, de feuilles d'oranger. L'eau sucrée, à moins d'être aromatisée avec l'eau de fleurs d'oranger, de mélisse, etc., détermine plutôt le vomissement qu'elle ne l'empêche. Or il ne faut pas perdre de vue que dans le premier degré de l'indigestion il y a victoire et satisfaction pour le malade d'éviter le rejet, souvent déplaisant et pénible, des aliments.

Un moyen qui peut contribuer encore à maintenir l'élaboration stomacale dans des conditions au moins supportables, et finalement à faciliter le passage de la masse alimentaire dans les intestins, c'est un cataplasme émollient, chaud et léger,

1. Voir p. 199 et suiv.

appliqué sur l'épigastre. Les fomentations remplissent à peu près le même but.

A ces quelques moyens il faut joindre l'immobilité, le silence, la fermeture des yeux, car le vertige sympathique, si ordinaire dans cette circonstance, est de nature à provoquer, par un phénomène réflexe, les contractions antipéristaltiques de l'estomac et le rejet de son contenu.

Dans l'indigestion de moyenne intensité, alors que le vomissement se produit spontanément ou devient imminent, indépendamment des soins généraux indiqués précédemment, on viendra en aide au malade en lui faisant prendre quelques verres d'eau tiède simple ou sucrée. Les vomissements terminés, on conseillera une des infusions légèrement aromatiques dont il a été parlé.

L'indigestion de grande intensité réclame la plus sérieuse attention, et parfois une intervention médicale plus directe et plus tranchée.

Pour peu que les vomissements tardent à s'effectuer et que les souffrances du malade soient violentes, il est opportun de provoquer le rejet des aliments par quelques moyens ou pratiques simples, parmi lesquels nous recommanderons la déambulation, si la marche est possible, les frictions ou pressions répétées sur l'épigastre, l'introduction du doigt dans l'arrière-gorge, enfin l'ingestion de l'eau tiède.

Ces tentatives ne réussissant pas, et surtout si quelques symptômes de complication se présentent du côté du cerveau ou des organes importants, il ne faut pas hésiter à administrer un vomitif, l'émétique très-étendu d'eau de préférence (1re obs.).

Presque toujours, dès que le vide s'est fait dans l'estomac, les symptômes locaux et généraux se dissipent d'eux-mêmes.

S'il n'en est pas ainsi, le devoir du médecin est de les combattre les uns et les autres. Aux symptômes locaux conviendront les cataplasmes émollients ou calmants, les fomentations, les embrocations de différente nature, mais dont la base devra toujours être quelque préparation narcotique ou stupéfiante, par exemple l'opium, la jusquiame, la belladone, l'aconit, le chloroforme appliqué sur des compresses mouillées, etc. Pour les symptômes généraux, ce sera la saignée, les sangsues, suivant l'indication; si les phénomènes congestifs persistent, les réfrigérants sur la tête, les révulsifs aux extrémités, les antispasmodiques, la digitale en cas de troubles permanents du cœur, comme dans ces spasmes cardiaques qui en imposent si souvent pour une angine de poitrine (2e et 3e obs.).

Il est un symptôme fatigant et parfois inquiétant qui persiste après l'indigestion : je veux parler des vomissements. On devra alors prescrire des gorgées répétées d'eau glacée, et, si cela ne suffit pas, une potion antispasmodique et calmante, la potion de Rivière; enfin quelques révulsifs superficiels tels que les sinapismes, promenés sur le ventre et les membres inférieurs. Il est rare que l'application de ces moyens ne soit pas suivie de succès.

La phase intestinale de l'indigestion, qu'elle soit secondaire à celle qui vient de nous occuper ou qu'elle soit primitive, réclame des soins ordinairement moins actifs, moins pressants. Il n'y a, le plus souvent, qu'à laisser faire la nature. Ce n'est qu'en cas de coliques violentes que quelques émollients, des cataplasmes bien chauds, laudanisés ou non, des flanelles chaudes et renouvelées, des lavements adoucissants, huileux, trouvent leur indication. On fait prendre en même temps au malade les infusions recommandées plus haut.

Les accidents plus aigus, les complications, tels que les symptômes cholériformes, dyssentériques, réclament une médication appropriée, notamment les antispasmodiques unis aux stimulants internes et externes pour les premiers, les narcotiques légers, les émollients ou les astringents pour les seconds (4e obs.).

Le régime consécutif sera toujours d'une sévérité proportionnée à l'intensité de l'indigestion : léger et de courte durée dans les premier et second degrés, rigoureux et plus prolongé dans le troisième, surtout si quelque complication inquiétante s'est présentée.

Les prescriptions diététiques seront d'autant plus pressantes et sévères qu'il y aura eu de fréquentes récidives d'indigestion ou que ce trouble digestif se passera chez une personne atteinte d'une autre forme habituelle de dyspepsie.

2° Dyspepsie aiguë temporaire.

Le caractère de cette maladie appartient, comme nous l'avons vu [1], à la dyspepsie de date récente, de causes faciles à apprécier, et dont la terminaison est généralement prompte et heureuse.

Le traitement en est simple et satisfaisant, à la condition qu'on se pénètre bien de la nature des symptômes et qu'on ne recoure qu'à une médication rationnelle.

La première et souvent l'unique indication est d'éliminer les causes au moins déterminantes, sur lesquelles on a un pouvoir d'autant plus grand qu'elles sont plus saillantes et que le malade a un plus vif désir d'être délivré de ses souffrances. S'il y a eu excès dans le régime, dans le travail, défaut d'harmonie entre les ressources et la dépense de forces, prédominance d'une catégorie d'aliments, il est de toute nécessité d'imposer l'obligation de corriger du tout au tout et sur-le-champ ces différents écarts de régime. Les préoccupations et autres troubles affectifs, dont l'influence est si grande sur les fonctions diges-

1. Voir p. 13.

tives, sont malheureusement plus difficiles à réprimer; mais, chez le plus grand nombre, l'instinct de la conservation l'emportant sur les impressions venues du dehors, quelque douloureuses qu'elles puissent être, l'avertissement tombé de la bouche du médecin suffit assez ordinairement, sinon pour éteindre du coup la source du chagrin, du moins pour en tempérer la véhémence et la continuité. Il est souvent salutaire d'être contraint de songer à soi et à ses intérêts immédiats : l'esprit s'éloigne ainsi peu à peu des objets ou des pertes dont la pensée le possédait naguère tout entier. C'est un genre de diversion qui, alors même qu'il repose sur un fond d'égoïsme, n'en est pas moins digne de notre sympathie comme hommes et de notre appui comme médecins.

Mais il peut arriver que la cessation des causes n'apporte aucun remède aux désordres digestifs. Il faut, en ce cas, que l'art intervienne. La tâche est habituellement aussi heureuse que facile. Devant nous étendre assez longuement, dans l'article suivant, sur le mode de traitement le plus approprié à chaque manifestation de la maladie, nous n'entrerons pas pour le moment dans des détails qui feraient double emploi : qu'il nous suffise de déclarer que les formes aiguës de la dyspepsie, tout en réclamant les mêmes moyens que les formes chroniques, ont ceci de particulier qu'elles cèdent plus vite, plus franchement, et à des doses moins fortes, moins répétées, toutes choses égales d'ailleurs.

Il n'est donc pas indifférent que le médecin cherche à être fixé sur le caractère des accidents, car il apportera moins d'insistance dans sa ligne de conduite, moins de rigueur dans son jugement, quand il sera en présence d'une dyspepsie aiguë, qu'il ne le ferait en face de la dyspepsie chronique. Nous attachons une importance capitale à cette distinction, qui met la certitude à la place du doute, la netteté de décision à la place de l'hésitation.

Pour nous résumer sur ce sujet, nous dirons que le traitement de la forme aiguë temporaire consiste d'abord dans une expectation dont le respect des lois de l'hygiène et l'élimination des causes productrices sont la base; ensuite, et quand seulement le premier procédé aura été insuffisant, dans une médication active différente ou à peu près pour chaque variété.

Une observation que nous suggère notre expérience est celle-ci : autant que possible il est convenable, dans la dyspepsie aiguë, de s'abstenir de toute intervention radicale et à longue portée telle que les antiphlogistiques, la diète prolongée et quelquefois les évacuants répétés, sous peine de voir le caractère de la maladie changer et passer, par exemple, à l'état chronique. Il n'y aurait qu'à lire Barras et quelques auteurs de son temps pour se convaincre de la vérité de cette remarque, si nous n'avions pas à en constater journellement la justesse dans notre propre pratique.

III. — NATURE ET MARCHE DU TRAITEMENT DANS LA DYSPEPSIE CHRONIQUE.

1° Dyspepsie flatulente gastrique ou intestinale.

Cette dyspepsie dépend assez souvent de l'inertie, de l'atonie des organes digestifs, pouvant relever elle-même d'une débilité générale; d'autres fois, de la digestion imparfaite de certains aliments, surtout des féculents et des fruits ou végétaux crus; d'une disposition idiosyncrasique à l'endroit de substances digestibles pour tout le monde; de vices de l'hygiène; d'une compression exagérée des organes digestifs; enfin, d'une disposition morbide dans la sécrétion et l'absorption des gaz. Ce sont là, on le voit, autant d'éléments propres à éclairer le jugement et les déterminations du médecin.

Une autre source d'indications au moins secondaires repose sur la nature des gaz, qui peuvent être inodores, acides ou fétides.

Appliquons-nous à reconnaître quels sont les moyens de traitement le plus en rapport avec chacune de ces circonstances pathologiques.

Inertie des organes digestifs.

Bien que ce symptôme appartienne plus particulièrement à la forme atonique, on l'observe, à un certain degré du moins, dans quelques dyspepsies flatulentes.

Quand cette inertie est sous la dépendance d'un état général de l'économie, c'est cet état général qu'il faut combattre en même temps qu'on dirige des moyens curatifs plus spéciaux sur les troubles digestifs eux-mêmes (24e, 26e et 27e obs.).

Y a-t-il lieu, au contraire, de penser que les agents de la digestion sont seuls affaiblis, il suffit d'arrêter son attention de ce côté. Les toniques de toute sorte, les amers surtout, pris soit avant, soit après le repas, ou dans le cours du repas lui-même, conviennent habituellement. Les différents modes d'emploi des toniques ne sont pas indifférents, qu'on le sache bien, car tel malade qui ne retirera aucun effet de l'un, s'applaudira beaucoup de l'autre. Il n'est pas rare non plus que prise avec avantage, par exemple avant le manger, une préparation tonique finisse par fatiguer, par irriter l'estomac, et recouvre toute sa vertu si on l'administre peu après le repas, ce qui est le plus ordinaire, ou pendant son cours, si la susceptibilité gastrique est grande. Parmi ces moyens, nous citerons le quinquina, surtout sous forme de vin, la gentiane, le quassia, le houblon, le colombo, pris en infusion, et souvent mieux encore en macération à froid, une ou deux heures avant les repas, ou en mélange avec le vin (5e, 23e, 24e et 25e obs.).

Les plantes aromatiques, et, plus spécialement, les carminatifs, tels que la camomille, l'anis, la coriandre, le fenouil, l'angélique, conviennent aussi, mais plutôt pendant le travail de la digestion.

On peut très-bien, dans plus d'une circonstance, combiner ces deux séries de moyens de la manière suivante : les amers avant le repas, l'infusion carminative ou stimulante après.

Les eaux gazeuses, notamment l'eau de Seltz, souvent prescrite et tantôt choisie d'instinct par les malades, sont généralement contraires à cette espèce de dyspepsie, en ce sens qu'elles ne font qu'ajouter un appoint fâcheux de gaz à ceux qui existent déjà dans le ventricule ou les intestins. Il n'en est pas de même des eaux minérales, telles que les eaux de Vichy, de Saint-Galmier, de Pougues, de Soulzmatt, etc., qui agissent non plus par la faible quantité de gaz qu'elles peuvent contenir, mais par leur minéralisation même.

Quelques médecins, et M. Chomel (1) des premiers, paraissent surpris que les boissons très-froides ou très-chaudes exercent une action à peu près également bienfaisante sur cette dyspepsie. Cependant, quand on sait que le froid est un tonique direct des plus certains, et que la chaleur est un stimulant non moins sûr, on se rend assez facilement compte de l'analogie de leurs effets dans la maladie dont nous parlons. Qu'on y prenne garde toutefois : la température des boissons n'est pas aussi simple ni aussi constante dans ses effets que tend à le penser cet auteur; nombre de dyspeptiques digèrent facilement, en été, avec un liquide froid et même glacé, et réclament, en hiver, les boissons tempérées ou chaudes. C'est un point de pratique qu'il est bon de ne pas négliger.

1. *Op. cit.*, p. 256.

Digestion imparfaite de certains aliments.

Si, au contraire, il est démontré que la flatulence a lieu surtout ou n'a lieu même qu'avec certains aliments, l'indication se saisit d'elle-même.

L'aliment est-il de ceux dont on peut se passer sans préjudice pour la nutrition, comme les fruits et ces différentes parties du dessert qui viennent surcharger l'estomac après un repas plus ou moins substantiel, il est bien plus rationnel d'éliminer cette cause que de soumettre le malade à une médication quelconque, fût-elle peu active.

Mais si l'aliment soupçonné est indispensable ou ne peut facilement être suppléé, il faut venir en aide aux forces digestives. On y réussira d'abord en simplifiant la nourriture, en proscrivant tous ces accessoires qui couvrent la table du riche, ensuite en s'attaquant au vice de la fonction lui-même. Ainsi, la physiologie nous enseignant que les divers féculents exigent pour leur transformation amyloïde un principe fermentifère ou diastasique, et un milieu franchement alcalin, on s'appliquera avant tout à assurer à la digestion l'alcalinité qui lui est nécessaire; car de la diastase animale, dont la puissance modificatrice est si grande, il y a presque toujours assez [1]. Cependant, au cas où les alcalins seraient sans résultat, il serait de bonne thérapeutique d'y ajouter une quantité minime de diastase préparée, comme il est facile de l'inférer des données chimico-physiologiques.

A plus forte raison serait-il indiqué de recourir à ces agents médicinaux si la quantité normale de la salive paraissait trop faible. C'est ce qui explique les succès de la médication fran-

1. Voir p. 56 et suiv.

chement alcaline dans certaines flatulences gastriques ou intestinales, quand le liquide salivaire buccal ou pancréatique fait défaut, par une des circonstances étiologiques longuement exposées par nous dans le chapitre relatif à l'étiologie (1).

Parmi les alcalins, nous citerons surtout le bicarbonate de soude en poudre, en solution, sous forme de pastilles de Vichy, les lactates alcalins, les eaux minérales dont il a été déjà question. Nous aurons occasion de revenir sur ce sujet avec plus de détails à propos de la dyspepsie acide.

Si les aliments azotés seuls produisent la flatulence, et que les moyens simples, tels que les infusions amères ou aromatiques, restent sans influence, on recourra avec profit au principe modificateur des substances albuminoïdes, à la pepsine, qui donne souvent, il faut le reconnaître, quand on l'emploie opportunément, d'excellents résultats, et se montre, dans des conditions opposées, tout à fait impuissante, comme nous le dirons plus loin.

Vices de l'hygiène.

Nous proposant de traiter spécialement cette question dans un des articles suivants, nous ne parlerons ici que du manque d'exercice, qui, chez nombre de dyspeptiques, prédispose et conduit à la flatulence, et contre lequel le médecin ne saurait assez s'élever, et de la compression que le corset ou un vêtement trop serré exerce sur les organes de la digestion. Cette gêne mécanique, en nuisant au libre jeu de l'estomac, entrave le travail digestif, fait obstacle à l'absorption et à l'expulsion des portions alimentaires transformées, d'où une stase plus ou moins prolongée des liquides et des solides, c'est-à-dire un embarras avec gonflement de l'épigastre. Le dégagement de la

1. Voir p. 39, 58 et *passim*.

taille, chez ces dyspeptiques, suffit souvent pour mener à bonne fin la digestion, pour donner aux fluides et aux solides leur cours naturel.

Nous ne saurions, à cet égard, assez insister, avec M. Chomel, pour qu'on s'assure par soi-même de la réalité de cette circonstance, car chez la femme, du moins, il est rare d'obtenir des renseignements tout à fait sincères, les préoccupations de toilette l'emportant sur celles de la santé.

Sécrétion et absorption des gaz.

La cause de la flatulence peut ne résider que dans une disposition morbide de l'estomac ou des intestins à une hypersécrétion gazeuse ou à une absorption imparfaite des gaz produits pendant l'élaboration digestive. Quelques-uns des moyens exposés plus haut trouvent encore ici leur application, principalement les toniques, les amers, les carminatifs ou autres stimulants. Les boissons prises à la température de la glace réussissent encore très-bien par la double action tonique et condensatrice du froid sur les tuniques gastro-intestinales et sur la masse gazeuse, sous la réserve de la susceptibilité individuelle par rapport à la saison, comme il a été dit plus haut.

Nature des gaz.

Dans la majorité des cas, les fluides élastiques rejetés par l'estomac sont inodores, et alors on doit se borner aux moyens de traitement indiqués précédemment. Lorsque, au contraire, ils présentent une réaction acide plus ou moins évidente, il y aura lieu d'insister davantage sur les préparations alcalines et de surveiller attentivement la transformation fâcheuse qui peut s'opérer dans le caractère ou le type de la dyspepsie. Les rapports nidoreux, fétides, seront neutralisés surtout par les poudres dites absorbantes, entre autres par le charbon végétal, dont l'efficacité toute palliative ne m'a paru un peu démontrée que dans ce dernier cas.

La marche du traitement que nous venons de tracer s'applique à la phase intestinale de la digestion comme à la phase gastrique. Tout au plus y aurait-il, dans la première, à recommander l'emploi plus tardif des infusions aromatiques après le repas (75e et 76e obs.).

Mais la flatulence intestinale est parfois plus considérable et plus opiniâtre que celle de l'estomac, qui a des moyens plus faciles de se dégager par l'un ou l'autre de ses orifices et qui possède, en outre, une bien moindre étendue. En ce cas, et si le traitement ordinaire est resté sans effet, on pourra recourir avec avantage aux frictions sèches ou stimulantes sur le ventre pratiquées avec une flanelle chauffée ou imbibée d'huile de camomille camphrée, de baume de Fioraventi, d'alcoolat de mélisse, d'essence de térébenthine, de térébenthine dissoute dans de l'alcool chaud, moyen qui m'a réussi dans des météorismes et tympanites rebelles à tout traitement. En même temps, on donnera à l'intérieur l'éther sous forme de perles ou de gouttes, la liqueur d'Hoffmann, l'eau de mélisse, etc.

On a recommandé également, dans ces circonstances, les lavements froids, les fomentations froides ou même glacées sur le ventre, dont la double action a déjà été appréciée. Nous les trouverions surtout indiqués dans ces tympanites intestinales localisées, dans ces sortes d'étranglements venteux sur lesquels nous avons arrêté notre attention à propos de la symptomatologie [1], et qui sont souvent bien plus douloureux et plus opiniâtres que le ballonnement général.

Enfin, dans des cas très-rares et tout à fait extrêmes, où

1. Voir p. 137.

les différents moyens connus auraient échoué, on pourrait recourir, comme quelques auteurs le prescrivent, à l'introduction plusieurs fois répétée, par le rectum, d'une sonde œsophagienne préalablement graissée, en même temps qu'il serait fait des frictions ou pressions méthodiques sur le ventre.

Chez les jeunes enfants, la flatulence prend souvent un développement très-rapide et cause de violentes coliques qui réagissent sur le cerveau et sont l'occasion prochaine d'accidents sérieux, tels que l'éclampsie. Il est urgent d'aviser au plus vite à cet état de choses. Fréquemment, quelques cuillerées d'eau ou de sirop de fleurs d'oranger, de camomille, en même temps que des linges chauds sont appliqués avec persévérance sur le ventre, suffisent pour conjurer les accidents. Lorsqu'il n'en est pas ainsi, je prescris ordinairement une potion dans laquelle entre une eau distillée aromatique de menthe, de fenouil, d'anis, unie à une légère quantité de sirop d'éther et de pavots.

2° Dyspepsie gastralgique et entéralgique.

« La gastralgie, dit M. Forget [1], cette heureuse rivale de la gastrite broussaisienne, qu'elle a victorieusement supplantée, la gastralgie, si commune soit comme affection idiopathique, soit comme symptôme de l'anémie, de la chlorose, de l'hystérie, voire même de certaines lésions organiques dont elle est la complication, la gastralgie est le champ de prédilection des sédatifs et de l'opium en particulier, en tant que moyens de combattre directement l'élément douleur. »

C'est bien là, en effet, notre moyen d'action le plus usuel, le plus facile, le plus heureux. Mais il ne réussit pas constamment, à beaucoup près, tantôt parce qu'il est prescrit trop timidement ou que la cause est persistante, tantôt parce que sa

1. *Principes de thérapeutique*, p. 200.

nature pharmaco-dynamique ne correspond pas aux caractères de la douleur et aux susceptibilités du malade. C'est toujours la grande question des indications, dont on peut médire dans un moment de paresse ou d'impatience, mais dont la valeur de premier ordre s'impose à tout praticien soucieux de frapper juste et efficacement. C'est là ce que les bons livres disent un peu sommairement, et ce que l'expérience journalière nous apprend par ses cent bouches, et trop souvent à nos dépens, quand nous négligeons de l'écouter, quand surtout nous nous laissons aller à faire de la médecine plus expéditive que réfléchie.

De toutes les préparations narcotiques, l'opium est incontestablement celle qui produit les meilleurs résultats et les plus fidèles. On peut le donner en extrait, sous forme d'opium brut, d'extrait gommeux notamment, de laudanum, ou de ses dérivés: la codéine, chez les personnes trop accessibles à l'influence des médicaments actifs ou disposées aux hypérémies cérébrales; la morphine chez les autres. Les opiacés s'administrent généralement avant le repas, au moment de manger; c'est le mode que nous préférons dans la dyspepsie gastralgique, ou plusieurs heures avant ou après, pratique qu'on doit préférer dans la dyspepsie entéralgique.

Une remarque à faire à leur égard, comme à celui des préparations dont il va être question, c'est qu'on doit débuter avec de plus faibles et poursuivre avec de plus fortes doses que celles qui s'emploient communément. Nulle part une bonne posologie n'est plus salutaire.

En débutant et en se tenant aux doses moyennes, on risque de révolter la susceptibilité de l'organisme et l'on se prive par cela même d'une intervention précieuse, ou bien, l'influence du médicament restant incomplète par suite de son insuffisance, on s'expose à voir la faculté curative s'émousser, et l'on perd également le profit de l'effort qui a été tenté. Telle gastralgie ou entéralgie cédera à quelques milligrammes de morphine; telle autre en réclamera jusqu'à cinq, six, huit centigrammes et plus. M. Chomel parle de trente centigrammes d'opium employés par lui pour arriver à la sédation de la souffrance; je n'ai pas de peine à le croire. Je me suis trouvé dans la nécessité de dépasser quelquefois cette dose, tant pour ce narcotique que pour un autre dont je m'occuperai bientôt, l'extrait de stramoine, et je n'ai eu qu'à m'en applaudir, tandis qu'en restant en arrière j'eusse perdu un temps et un moyen précieux.

Après la nécessité de débuter par de petites doses, il n'en est pas de plus impérieuse que celle de les augmenter rapidement, de jour en jour, par exemple, jusqu'à ce qu'on soit arrivé à la quantité qui réussit.

Les substances calmantes dont l'action se rapproche le plus de celle de l'opium sont la jusquiame, la belladone, l'aconit et surtout la stramoine. J'ai eu peu occasion d'employer les deux premières, qui sont d'un usage plus courant et sans doute plus indiqué dans d'autres affections nerveuses; mais il n'en est pas de même des suivantes. L'aconit, sous forme d'extrait et principalement de sirop, m'a rendu des services très-appréciables là où la morphine ne pouvait réussir; d'autres fois on l'associe aux préparations opiacées pour en renforcer l'activité, d'après cette maxime thérapeutique que la combinaison de deux ou plusieurs moyens analogues a souvent plus d'efficacité que la somme de ses composants séparés. L'aconit m'a paru convenir dans les gastrodynies peu intenses, caractérisées par une douleur franche, spasmodique, ou autre du même genre.

La stramoine (*Datura stramonium*), dont je me suis servi un grand nombre de fois, dans les névroses, sous forme de poudre et plus souvent de pilules faites avec l'extrait alcoolique, est indiquée dans les dyspepsies gastralgiques ou entéralgiques encore récentes ou qui se rapprochent du type aigu, dans celles qui ont un caractère névralgique prononcé, et par conséquent chez les personnes atteintes concurremment ou antérieurement de névralgies proprement dites. Dans quelques cas de ce genre, j'ai dû en porter la dose parfois jusqu'à 45 centigrammes par jour, à intervalles égaux, à raison de 25 milligrammes ou de 5 centigrammes au plus, à la fois, chez l'adulte. La quantité moyenne est de 15 à 20 centigrammes : 5 ou 10 centigrammes m'ont parfois réussi là où divers autres calmants avaient échoué (81e et 83e obs.).

Une observation que j'ai faite, c'est que les opiacés, d'abord peu utiles, le devenaient ensuite beaucoup pour compléter l'action de la stramoine et pour en dissiper les inconvénients physiologiques souvent si marqués, tels que les troubles de la vue, la sécheresse de la gorge, les hallucinations diverses des sens, et quelquefois, mais très-rarement, une action spéciale sur la vessie qui se traduit par la dysurie ou la strangurie. Cette question de thérapeutique appliquée nous entraînerait trop loin. Il suffit, pour le moment, que nous montrions les ressources dont peut disposer le médecin dans des affections où trop souvent on croit avoir tout fait quand on a prescrit en vain quelque moyen banal.

Les antispasmodiques, la valériane, le valérianate de zinc, le castoréum, l'asa fœtida, les deux derniers principalement dans la forme entéralgique, sous forme de lavements; l'eau de laurier-cerise à haute dose, de 8 à 20 grammes et plus, reçoivent une sage application dans celles de ces affections qui se compliquent d'un éréthisme nerveux général, hystériforme surtout, ou de troubles locaux fatigants tels que les bâillements, le hoquet et d'autres du même genre. Il est souvent avantageux de les combiner avec les opiacés et les divers sédatifs sur lesquels je viens de m'arrêter (8e et 83e obs.).

Mais un fait d'expérience qu'il ne faut pas perdre de vue,

c'est que l'influence de ces agents, d'abord très-sensible, s'émousse assez promptement non-seulement avec chaque récidive ou exacerbation temporaire de la maladie, mais dans le cours d'une même crise, pour peu qu'elle se prolonge. Aussi doit-on les varier et les porter vite aux doses capables de commander à la douleur, ainsi que nous l'avons vu.

Là ne se borne pas, heureusement, la thérapeutique efficace des dyspepsies gastralgique et entéralgique. L'art possède quelques autres moyens appelés à rendre les plus grands services soit en complétant l'action des sédatifs, soit d'emblée. Je veux parler surtout du bismuth, des alcalins, de la pepsine, de l'extrait de fiel de bœuf, etc.

Le sous-nitrate de bismuth tantôt seul, tantôt uni à la magnésie, voire même à l'opium, quand les douleurs sont un peu intenses et opiniâtres, produit maintes fois des résultats prompts et inattendus. C'est surtout dans cette forme de gastralgie et d'entéralgie caractérisée par des cuissons, des brûlements. La dose de 5 décigrammes à 2 grammes, prise au moment du repas, suffit généralement. Je me rappelle peu de cas où j'aie eu à l'élever plus haut, et je pense que, quand il faut y arriver, le caractère de la maladie n'est plus le même, et que d'autres préparations, notamment les narcotiques, conviendraient davantage. Il sera bon toutefois de ne pas abandonner ce médicament avant de s'être assuré de sa pureté, car souvent il est mal préparé et plus souvent encore sophistiqué [1].

La dyspepsie gastralgique ou entéralgique peut être déter-

1. Les principaux caractères du sous-nitrate ou mieux de l'azotate basique de bismuth, que chacun pourra aisément reconnaître, sont les suivants : 1° il doit être très-blanc, insipide et inodore; 2° se dissoudre *sans effervescence* dans l'acide azotique; 3° cette solution ne doit pas *précipiter* par l'azotate de baryte; 4° par l'azotate d'argent, elle ne doit pas donner de *précipité blanc, caillebotté, soluble* dans l'ammoniaque. On fera toujours bien, je le répète, de s'enquérir de sa provenance.

minée, ne l'oublions pas, par une élaboration imparfaite des produits amylacés ou azotés. Dans ces cas, qu'on devra chercher à reconnaître à l'aide de l'étude des causes, les alcalins unis ou non à une petite quantité de diastase pour la dyspepsie des féculents, à la pepsine pour celle des albuminoïdes, seront conseillés sagement.

Nous nous contentons pour le moment de mentionner l'usage de la pepsine, à propos duquel nous aurons quelques explications à fournir à l'article de la dyspepsie atonique, où il est principalement indiqué.

Lorsque les corps gras seront ou paraîtront être la cause du labeur douloureux des voies digestives, et toutes les fois que l'action de la bile semblera incomplète, il sera rationnel de recourir à l'extrait de fiel de bœuf ainsi qu'aux divers résineux, qu'il est convenable, du reste, de prescrire comme adjuvants des précédents moyens curatifs.

Reste à parler d'agents secondaires, d'une utilité souvent incontestable, tels que les emplâtres ou frictions, les révulsifs, les bains.

Dans les dyspepsies gastralgiques intenses et rebelles aux agents ordinaires, dans la cardialgie notamment, où l'anxiété et l'impatience du malade sont souvent portées à leurs dernières limites, les médicaments internes ne suffisent pas. On y ajoute des frictions calmantes dont la formule varie à l'infini, mais où figurent, en proportions variables, toutes les substances sédatives que nous avons signalées, voire le chloroforme, qui a perdu un peu, là comme ailleurs, de sa prépondérance. On applique dans le même but, et à demeure, des emplâtres calmants à la thériaque, à l'opium, à la belladone; on incorpore plusieurs de ces substances ensemble; enfin on leur associe et on leur substitue même la morphine (7e, 11e, 12e et 28e obs.).

En se plaçant au point de vue de la révulsion, on appelle

fréquemment aussi à son aide les différents irritants cutanés, sinapismes, huile de croton, frictions ou emplâtres stibiés, vésicatoires extemporanés à la pommade de Gondret, les vésicatoires ordinaires.

Dans cet ordre de moyens curatifs, les vésicatoires pansés une ou plusieurs fois par jour avec des quantités graduées de morphine (de 1 à 10 centigrammes) comptent sans contredit pour les plus actifs. Leur effet est incomparablement plus certain que lorsqu'on confie à la peau non dénudée l'absorption des poudres ou des liquides sédatifs.

On pourrait recourir également aux injections sous-épidermiques avec une solution titrée de morphine ou d'atropine et contenue dans une seringue de précision, de Pravaz ou autre; mais j'ai éprouvé que cette petite opération, d'ailleurs si inoffensive lorsqu'elle est bien conduite, effraye beaucoup les malades et complique sérieusement le traitement quand il s'agit de la répéter souvent. On fera donc bien, à mon avis, de n'y recourir qu'en cas d'insuccès de la médication ordinaire, qui offre les plus grandes ressources si on sait l'appliquer à propos.

M. Chomel recommande avec juste raison de ne pas abuser des révulsifs, entre autres des vésicatoires, ayant cru leur reconnaître, dans quelques circonstances, une influence plutôt aggravante qu'atténuante. J'ai constaté ce fait plusieurs fois aussi, mais dans la forme acide. Il n'en est pas moins bon de consigner cette remarque, afin que le praticien se tienne sur ses gardes. Au reste, le premier précepte de la médecine, qui est de ne pas nuire, doit être toujours présent à l'esprit dans le traitement d'une maladie où il s'agit bien moins, fort souvent, de guérir que de soulager. Quand donc un remède quelconque, interne ou externe, a pour effet marqué et un peu continu d'exaspérer le mal qu'il est chargé de combattre, il serait déraisonnable et inhumain d'y insister.

Les préparations arsenicales, qui ne sont pas sans valeur dans la plupart des névroses, et qui ont été vantées presque comme un spécifique dans celles de l'estomac, pourront être conseillées dans la dyspepsie gastralgique chronique, en dehors des grandes exacerbations, et d'une manière prolongée et sagement graduée. Elles seront indiquées surtout s'il y a lieu de soupçonner quelques rapports entre les troubles digestifs et une affection herpétique existante ou latente. C'est à l'arséniate de fer que je donnerais la préférence. Je l'administre sous forme de pilules de 5 milligrammes, d'une à dix par jour progressivement, en consultant la susceptibilité individuelle et l'effet obtenu. L'opium, l'aconit, le soufre, lui seront associés, suivant l'indication (83e obs.).

Les bains généraux tièdes, simples ou chargés d'une forte infusion de feuilles d'oranger, de tilleul, d'autres fois rendus alcalins par une solution concentrée de carbonate de soude et de potasse, complètent avantageusement le traitement, surtout s'ils sont prolongés et répétés, au moins en ce qui concerne les premiers; car pour les bains alcalins, ainsi que nous le verrons, il faut procéder avec plus de prudence.

Nous ne ferons que citer les affusions froides ou autres procédés hydrothérapiques, dont les bons effets sont si marqués dans toutes les névroses, nous réservant d'aborder cette question dans un article spécial.

Pour nous résumer, nous dirons qu'après l'hygiène et l'élimination des causes, dont les effets sont inappréciables, la médication stupéfiante domine l'ensemble du traitement. Le plus généralement, un régime convenable, aidé de quelques légers calmants pris au moment des repas dans l'espèce gastralgique, et deux à quatre heures après dans l'espèce entéralgique, compose tout le traitement. Dans la variété *spasmodique*, il sera à propos d'y joindre les eaux distillées aromatiques, l'éther, les bains; dans la variété *irritative*, les révulsifs cutanés superficiels (sinapismes, huile de croton, pommade stibiée); enfin, dans la variété *cardialgique*, la plus sérieuse des trois, on mettra en jeu tous ses moyens : régime sévère, calmants et antispasmodiques à hautes doses, bains prolongés et variés, vésicatoires morphinés.

3° Dyspepsie acide gastrique et intestinale.

Cette dyspepsie est à la fois une des plus communes, une des plus faciles à comprendre, et celle, au moins pour ses degrés léger et moyen, où la médication est le plus nettement indiquée et le plus heureuse.

Abstraction faite de l'influence générale qu'il y a toujours lieu de supposer et de rechercher, l'acidité des premières et même des secondes voies est presque constamment occasionnée par un vice de régime ou par un trouble des milieux et des liquides digestifs. Si la cause occasionnelle n'est pas là, elle est ici; elle existe trop souvent des deux côtés. Dans l'un et l'autre cas, la conduite du médecin est toute tracée.

En ce qui concerne le vice de régime, il faut, comme pour chaque variété de dyspepsie, l'attaquer avant n'importe quelle tentative de traitement, car celui-ci se bornera souvent à cette modification hygiénique, et il ne saurait être avantageusement poursuivi si cette modification n'a pas été assurée au préalable.

L'acidité pouvant être produite, physiologiquement parlant, par l'excès des substances amyloïdes ou sucrées, c'est-à-dire par celles qui fournissent à la transformation glycosique et lactique, ou par la production anormale d'acides gastriques et intestinaux, il faut amoindrir, autant que possible, la quantité de matériaux alimentaires de la catégorie que je viens d'indiquer, et augmenter, au contraire, ceux qui appartiennent à la classe albuminoïde et auxquels les acides gastro-intestinaux sont nécessaires. Enfin l'augmentation des acides n'est parfois que relative, par suite d'une diminution considérable du ferment gastrique : la pepsine est alors le remède indispensable.

Voilà un premier point où la théorie et la pratique sont également d'accord. Faute de s'en bien pénétrer, faute surtout de le bien établir au début du traitement, on s'expose aux plus grands mécomptes.

Mais ces préliminaires physiologiques peuvent être insuffisants; d'autres préoccupations et plus pressantes surgissent pour le médecin : il faut corriger, neutraliser l'acidité exagérée, morbide, des sucs digestifs. Cette seconde indication est facile à remplir. Une classe de médicaments est surtout indiquée ici : ce sont les alcalins. Les plus ordinaires et peut-être les plus efficaces sont le carbonate de magnésie, la magnésie calcinée, les poudres calcaires (yeux d'écrevisse, écailles d'huître, etc.), l'eau de chaux bien préparée, les sels et l'eau de Vichy. On les administre avant les repas, à des doses croissantes suivant l'effet obtenu.

Le sous-nitrate de bismuth, quand la méthode précédente a échoué, procure de bons résultats, uni ou non à l'une ou à l'autre de ces poudres. Ce sel agit alors moins à la façon des neutralisants directs de l'acidité que comme sédatif du trouble sécrétoire. On est de même fondé à prescrire les calmants proprement dits, dont l'efficacité n'est pas rare, principalement en cas d'insuccès des alcalins. Ces différentes substances gagnent enfin parfois à être associées les unes aux autres.

C'est dans cette forme qu'on a beaucoup vanté, dans ces derniers temps, les pastilles de lactate de soude [1]. Si l'on veut bien accorder quelque valeur aux données physiologiques sur la production de l'acidité dyspeptique, on n'hésitera guère à

1. Pétrequin, *op. cit.*

reconnaître que ce nouvel agent n'a pas la théorie pour lui, et qu'il est préférable de le réserver pour les formes de la maladie où les principes digestifs font le plus défaut, notamment dans la forme atonique ou flatulente. Ne sait-on pas, d'ailleurs, que Magendie s'est fait longtemps illusion sur la valeur de l'acide lactique simple ou combiné, au point de le considérer comme l'antidyspeptique par excellence?

Il n'est pas superflu d'ajouter, malgré les nombreux développements donnés par nous à cet ordre d'idées, que la dyspepsie ne doit pas seulement être attaquée du côté de la fonction, mais encore du côté de l'organisme tout entier, par l'hygiène ou un traitement correspondant aux signes morbides.

Telles sont les considérations auxquelles peut prêter l'acidité du premier et du second degré, les aigreurs et le pyrosis de l'état aigu et chronique (15e, 16e, et 32e obs.).

Je ne terminerai pas, toutefois, sans ajouter que si les alcalins *intus et extra* ont un champ d'action si vaste dans les différentes dyspepsies, mais particulièrement dans la forme acide, il n'en faut pas moins surveiller attentivement et jour par jour leurs effets indirects et prolongés sur l'économie. Qu'ils réussissent ou échouent, ils peuvent amener, pour peu qu'ils soient continués à une dose élevée, un appauvrissement, une déliquescence du sang qui se traduit par des symptômes d'affaissement, d'atonie, pseudo-scorbutiques, souvent très-difficiles à dissiper. A cet égard, la susceptibilité des individus varie beaucoup. J'ai vu quelques personnes alcalisées après huit jours de traitement, après deux bains à 250 grammes de sels alcalins. Que ne constatons-nous pas, d'ailleurs, chez nombre de nos malades à leur retour de Vichy et après le traitement thermal le plus sage? Aussi faut-il procéder avec beaucoup de mesure, principalement à l'endroit des bains, dans lesquels une solution de 125 grammes de sel pour les femmes, de 250 pour les hommes, avec une demi-heure de durée, suffira au début. Ce ne sera qu'après une observation répétée qu'on devra s'enhardir à élever les doses et la durée balnéaires.

Quant au troisième degré, à la dyspepsie acide grave, j'ai le regret de ne pouvoir apporter des indications plus précises, des espérances plus justifiées que ne l'a fait M. Chomel lui-même. Comme ce grand praticien, j'ai vu trop souvent que les moyens les plus rationnels, la conduite la plus attentive et la plus prudente, ne laissaient pas d'aboutir à des résultats équivoques quand ils n'étaient pas malheureux (35e et 37e obs.).

Néanmoins, je vais essayer de formuler quelques préceptes qui seront inspirés avant tout par mon expérience personnelle.

Dès qu'on se trouve en présence d'une dyspepsie acide de grande intensité, avec vomissements incoercibles, liée ou non à la grossesse, il faut éviter soigneusement, du côté du régime et du traitement, tout ce qui peut accroître cette disposition ainsi que l'irritation sécrétoire de l'estomac. On interdira le plus possible l'usage des féculents; le pain sera coupé en tranches minces et exposé sur des braises ardentes, afin de faire subir à l'élément amylacé qu'il contient la transformation dextrinée; on le remplacera au besoin par le pain de gluten pur, si bien préparé aujourd'hui; on prescrira de même les pâtes au gluten pour les potages. Les alcalins, notamment la magnésie, l'eau de chaux, le bismuth seul ou associé à un autre agent de la matière médicale, ainsi qu'il a déjà été dit, seront donnés alternativement. On y joindra ou l'on y substituera de temps en temps quelques préparations sédatives telles que l'opium. On évitera soigneusement tout stimulant ou tonique. Les vomitifs, prescrits comme agents perturbateurs, seront employés avec beaucoup de réserve; on leur préférera de doux cathartiques. On favorisera le plus possible les fonctions intestinale et cutanée à l'aide de lavements, de bains, de lotions froides, administrés avec le plus de persévérance et de méthode possible (voir 64e obs.). Si l'estomac rejette quand même ce qui est ingéré, on le privera de solides et de liquides; on ne nourrira le malade qu'avec des lavements alimentaires de bouillon dans lequel on mélangera de la fécule, un ou plusieurs jaunes d'œufs, du vin, du café, etc., suivant la nécessité. On reviendra ensuite à de petites portions d'aliments froids, tantôt solides, tantôt liquides, et pris toujours dans la classe des azotés (1). Si la répugnance n'est pas trop invincible, on essayera également les viandes crues râpées telles que le bœuf, le mouton, le veau, le jambon même. La glace pilée, arrosée de quelques gouttes de laurier-cerise, d'eau de fleurs d'oranger, parfois de solution morphinée, pourra être prise concurremment ou dans l'intervalle.

Les révulsifs cutanés, comme nous les avons conseillés plus haut, seront ajoutés à la série des moyens précédents, avec cette remarque que si les accidents paraissent augmentés par leur action, on les supprimera sans hésiter.

Quand les méthodes scientifiques auront été appliquées sans résultat, il ne faudra pas craindre de recourir à un empirisme prudent et éclairé. On ira au-devant de l'instinct des malades, et si l'on n'obtient pas de satisfaction de cette conduite, on n'aura guère non plus à regretter de s'y être laissé aller en désespoir de cause (36e obs.).

Chez les femmes grosses, on agitera dans sa conscience la grave question de l'avortement provoqué, ou, ce qui est préférable, de l'accouchement prématuré, quand on touche à l'époque de la viabilité du fœtus, et l'on trouvera presque toujours, je ne crains pas de le dire, autant de motifs d'abstention que d'adoption, l'expérience m'ayant démontré, comme à tant d'autres médecins, que cette solution même spontanée de la difficulté est

1. Voir p. 42 et suiv.

loin d'amener la guérison des malades (38e obs.). Eût-on eu plus à se féliciter d'une intervention violente et contre nature?

Ce qui est plus sage, plus conforme à la prudence et à la saine pratique, c'est de porter les moyens d'action sédatifs, révulsifs, antiphlogistiques, à l'hypogastre, dans les fosses iliaques, pour peu que des signes de phlogose, de souffrances, se révèlent du côté de l'utérus ou de ses annexes.

La plupart des considérations exposées dans les pages qui précèdent s'appliquent également aux différents degrés de l'acidité intestinale, avec cette remarque que si les alcalins, le bismuth, les calmants, etc., ne réussissent pas en suivant les errements ordinaires, on devra les administrer au moment même où commence la seconde phase de la digestion, c'est-à-dire vers la troisième heure environ à partir de l'ingestion alimentaire. Dans la forme grave, à peu près spéciale au jeune âge, on pourra aussi les employer en lavements, dont le véhicule sera très-peu copieux. Mais c'est ici surtout que les modifications dans le régime, un changement de nourriture, de préparation culinaire, exercent l'influence la moins contestable, comme nous le verrons plus loin.

4° Dyspepsie atonique gastrique et intestinale.

Cette dyspepsie, dont le nom rappelle la nature et la cause, a pour caractère principal une lenteur extrême de la digestion, qui est pénible et languissante. Elle est liée fort souvent, mais non toujours, à un amoindrissement général des forces.

Ces quelques caractères, utiles à rappeler, sont la source des indications que le médecin a le plus souvent à remplir : d'abord relever, tonifier l'ensemble de l'organisme; en second lieu, fortifier les organes digestifs tant dans leurs contractions que dans leurs sécrétions. Subsidiairement, on aura à rechercher si la sécrétion salivaire n'est pas insuffisante, et à la favoriser ou à la suppléer par les moyens déjà mentionnés.

Les toniques généraux et locaux internes et externes sont la base de ce traitement. Les stimulants, qui si souvent s'ajoutent à la qualité tonique, y tiennent aussi une place importante. Enfin, il y a lieu quelquefois de recourir à des stimulants spéciaux tels que la noix vomique et son alcaloïde, la strychnine. Cette question est donc très-importante et vaut la peine que nous lui accordions une sérieuse attention.

Les stimulants digestifs sont naturels ou artificiels.

L'action des stimulants naturels, tels que les alcooliques, le thé, le café, me paraît s'exercer d'une double manière : par l'excitation directe qu'ils déterminent sur les tuniques gastro-intestinales, dont ils augmentent ainsi la force sécrétante et les contractions, et par l'impulsion réflexe qu'ils provoquent de la part des centres nerveux en vertu de leur absorption et de leur influence propre, plus ou moins vive, sur ces organes directeurs et promoteurs de tous les actes vitaux.

La règle à suivre pour l'administration des stimulants naturels n'est pas chose aussi simple et aussi facile qu'on pourrait le supposer. Non-seulement il en est, parmi eux, qui sont antipathiques aux individus, mais il n'est pas rare que leur influence dépasse et pervertisse le résultat qu'on se propose, soit directement sur les muqueuses digestives, dont ils exaltent la sensibilité, soit indirectement sur le système nerveux, qu'ils troublent, surexcitent et poussent à une intervention violente et désordonnée; en sorte que la digestion, qui languissait par manque de force fonctionnelle, est entravée par l'excès contraire. Je ne tiens pas compte, en outre, de cette vraie fièvre nerveuse de digestion qui est si pénible et si évidente chez certains dyspeptiques que, parfois, elle prend les caractères apparents d'une fièvre intermittente.

Il faut donc apporter, dans le choix et la distribution des stimulants naturels, une grande discrétion et un tact que l'expérience seule perfectionne et affermit. Il n'est pas moins nécessaire de s'en tenir le plus possible aux agents simples, ordinaires.

Le vin, composé merveilleux que la chimie ne nous a encore fait connaître qu'en partie, et dont l'imitation la plus habile ne reproduit qu'imparfaitement les vertus vivifiantes, est du plus précieux secours. Qu'on prenne un vin vieux ou de fraîche date, un vin de tel ou tel cru, de telle ou telle facture, et l'on obtient les effets les plus différents. Que n'y aurait-il pas à dire à cet égard ! Il suffit d'arrêter un instant sur ce sujet la pensée du médecin observateur pour lui faire découvrir une source presque inépuisable d'indications et de moyens thérapeutiques plus puissants, plus fidèles, plus inoffensifs surtout que tous les alexipharmaques.

Mais parce qu'une méthode est bienfaisante et utile, gardons-nous de la poursuivre à outrance et ne la croyons ni uniquement ni toujours bonne.

Les stimulants naturels, quoique convenables et suffisants dans la majeure partie des dyspepsies atoniques, ne donnent pas toujours cependant la somme ou le genre d'effets qu'on en attend. Il faut alors, sans hésiter, invoquer le concours des stimulants artificiels. La matière médicale n'est pas si pauvre, quoi qu'on se soit plu à dire de ses stériles richesses. Il s'agit de bien choisir, et de ne lui demander que ce qu'elle peut offrir et rien que ce qu'elle possède d'action.

Si, préoccupé d'idées théoriques, si, infatué de premiers résultats heureux, on prétend tout ranger sous la loi qu'on s'est faite et systématiser le remède comme on a systématisé la maladie, on aura, quelque habile qu'on soit, plus de revers que de succès. Bientôt aussi ceux qui, sur la foi d'affirmations mal calculées, ont voulu suivre ces traces, ne tardent pas à en voir le fort et le faible et à sacrifier à d'autres dieux, à moins que, plus avisés, ils ne préfèrent tirer de l'expérience et de la science mieux informée leur règle et leur inspiration.

Ainsi s'expliquent les revers journaliers de ces pratiques prônées par des efforts dignes d'estime quand ils ne sont pas intéressés.

Enfin, il faut le reconnaître, il est des cas où aucun stimulant soit naturel, soit artificiel, connu ou à trouver, n'agit et ne peut agir.

Quoi qu'il en soit, après avoir, comme précédemment, averti de prêter une attention particulière au régime, qui devra être substantiel et peu copieux, nous dirons que les moyens simples, les plus usuels et les plus utiles, dans la majorité des cas, sont les toniques, les amers en infusion ou macérés, mieux encore sous forme de vin, tel que les vins de quinquina, de gentiane, d'absinthe, enfin la glace pilée seule ou additionnée, comme nous l'avons dit plus haut, qui seront pris soit avant, soit préférablement après les repas. Quelques produits pharmaceutiques jadis en réputation ne sont pas à dédaigner : je veux parler de la teinture d'aloès composée, de rhubarbe, etc.

Les substances provenant de la famille des strychnées, et qui ont donné lieu à une foule de préparations officinales, ne devront, en général, être employées qu'après l'insuccès des toniques proprement dits. La poudre et l'extrait de noix vomique suffisent presque toujours. Quand on doit recourir à la brucine et surtout à la strychnine, il est bien à craindre qu'on n'ait affaire à une affection à peu près incurable, dans le cours de laquelle on va jeter un moyen violent, à effets désordonnés, peu calculables, qui ajoutera peut-être encore au trouble et à l'abattement des forces.

Mais n'oublions pas surtout que l'excès des toniques et des

stimulants a les plus grands inconvénients et transforme quelquefois une dyspepsie atonique supportable en une dyspepsie gastralgique, au grand détriment de l'économie. C'est ce que Barras, qui a recueilli de sérieux avantages de la médication tonique modérée, a relevé judicieusement dans la pratique d'un célèbre médecin allemand, Schmidtmann; et nous devons l'en croire d'autant plus volontiers que son hostilité bien décidée pour tout ce qui touchait aux idées et à la pratique des disciples de Broussais devait le porter naturellement à se confier dans les procédés opposés.

La médication lactique, conseillée par Magendie pour toutes les dyspepsies, et surtout préconisée, sous forme d'acide lactique, par M. Gensoul, et, sous forme de lactates alcalins, principalement de lactate de soude, par M. Pétrequin (1), peut être utilement prescrite dans la dyspepsie atonique, soit seule, soit combinée avec les eaux minérales de Vichy, de Pougues, Condillac, Bussang, enfin avec les bains alcalins.

A en croire certains auteurs, tels que MM. Boudault, Mialhe et Pressat, la pepsine n'échoue si souvent que parce qu'elle a perdu son acidité. Pour lui rendre de l'efficacité, on doit lui restituer cet acide, d'où M. Pétrequin conclut encore qu'il faut conseiller concurremment l'emploi de l'acide lactique, ou mieux des lactates alcalins, sur lesquels malheureusement il fait reposer avec trop de complaisance le traitement de tous les genres de dyspepsie.

C'est donc ici le lieu d'examiner la valeur curative de l'agent essentiel de la digestion albuminoïde, de la pepsine (2), à propos de laquelle on se montre bien près aujourd'hui, comme toujours, de passer d'un engouement irréfléchi à un abandon aussi peu justifié.

1. *Op. cit.*
2. Voir p. 63 et suiv.

En principe, la pepsine convient toutes les fois que la digestion des substances azotées est plus ou moins en souffrance, sans qu'on soit fondé à accuser une autre cause que le trouble fonctionnel, que le défaut ou la dépravation de la sécrétion gastrique, dont la quantité peut être insuffisante, et les éléments acide et fermentifère mal proportionnés. Dans ces circonstances, il est évident que le ferment albuminoïde est le remède rationnel, le remède physiologique. Qu'on le formule à l'état brut, adjoint aux alcalins en cas d'acidité prononcée et persistante, en se souvenant qu'il est neutralisé dans son action par les alcalis en excès; à une quantité convenable d'acide en cas d'insuffisance de l'élément acide qui lui est indispensable; aux divers sédatifs, au bismuth, aux stimulants de la contractilité gastro-intestinale, suivant les indications, rien de mieux : dans chacune des formes de la maladie, principalement dans l'atonique, on aura mainte occasion de s'applaudir de cette pratique.

Qu'au contraire, sans examen préalable, sans distinction précise, on recoure à la pepsine non-seulement dans les cas nombreux où la dyspepsie dépend d'une difficulté de la transformation amyloïde, mais encore dans ces cas complexes où le trouble digestif est dû manifestement à des causes variables, diététiques, morales, constitutionnelles, etc., on n'aura que des mécomptes : ce moyen précieux, déclaré naguère tout-puissant, échouera, parce qu'il est mal appliqué, parce qu'il doit échouer. Et cependant, c'est toujours le même agent, avec lequel, je ne dirai pas de naïfs chimistes, mais un médecin distingué et de bonne foi se promettait, en un jour d'enthousiasme, d'obtenir la digestion, à température égale, « soit dans l'estomac vivant lui-même, soit dans un bocal inerte », la « force vive que contient la poudre nutrimentive (pouvant) transformer *partout* les aliments en nutriments. » (1) Et, comme conclusion, M. Lucien

1. *Dyspepsie et consomption*, p. 9. Paris, 1854. — Cette poudre nutri-

Corvisart, à l'importance des travaux duquel nous avons du reste rendu hommage, ne répugne pas à déclarer que, grâce aux conquêtes de la chimie, on est en possession complète de la clef du « problème, au premier abord insoluble, dont la solution *permet de se passer de l'estomac et des intestins comme organes sécrétoires,* et de nourrir sans leur intervention, *comme en pisciculture* on féconde sans la présence des poissons. » (1)

Heureuse chimie, qui aurait dépassé du coup les miracles de la vapeur, de l'électricité et de la photographie, puisqu'elle aurait surpris le secret d'une des plus grandes fonctions de l'économie, et le secret plus grand encore de s'en passer! Mais hélas! s'écrie ailleurs notre savant confrère, « la nature n'a point été assez généreuse pour nous laisser saisir l'agent vital qui fait qu'on assimile, et nous sommes arrivés si près de la source même de la vie qu'il est fort improbable que l'homme puisse jamais arracher ce secret. » (2) Ainsi se trouvent réduites à leur juste valeur, par cette sincère et sage contradiction, et les hautes vertus du moyen thérapeutique, et ces prétentions à la solution d'un problème qui restera à jamais insoluble.

Il y a un autre genre de reproches à adresser à la pepsine; toutefois, ici, on peut espérer beaucoup des progrès de la chimie pharmaceutique : c'est son manque d'uniformité non-seulement d'une officine à une autre, mais dans la même maison et avec une provenance semblable. Évidemment, le procédé d'une bonne fabrication, toujours identique à elle-même, est encore à trouver. Dès lors, comment s'étonner que dans la pratique on obtienne des effets inconstants de cette médication, qu'on placerait pour-

mentive n'est autre que la pepsine acidifiée avec l'acide lactique, et que l'auteur prescrit aussi à l'état neutre ou mêlée en proportions variables avec la morphine, la strychnine, suivant le but curatif qu'il poursuit.

1. Ibid., p. 76.
2. Ibid., p. 64.

tant volontiers sur la même ligne que nos meilleurs agents thérapeutiques? (1)

Quoi qu'il en soit, la pepsine doit être regardée comme une des plus utiles conquêtes de la physiologie appliquée. Tout élémentaire et imparfaite que soit encore sa préparation, elle est appelée à rendre d'éminents services entre les mains des hommes instruits et intelligents.

Les trois variétés principales de la forme de maladie que nous avons sous les yeux sont, on se le rappelle, la dyspepsie *alcaline, des liquides, des solides*. Dans la première, la médication lactique ou acide pourra convenir; dans la seconde, la médication plus franchement alcaline; enfin, dans la troisième, les toniques, les stimulants proprement dits, la pepsine pure ou mêlée aux alcalins et aux divers stimulants, voire aux strychnées.

L'électricité, à titre d'excitant, de modificateur général et local, pourra être appliquée en se conformant aux règles entrées aujourd'hui, à l'endroit de cette branche de la thérapeutique, dans le domaine de la science, et sur lesquelles

1. Il est très-regrettable que les caractères physico-chimiques de la pepsine commerciale ne permettent pas aux expérimentateurs d'obtenir de cette substance tant vantée la somme de résultats qu'on est en droit d'attendre. En effet, la pepsine dite Boudault, de même que celle des meilleures fabriques de produits chimiques, à l'état acide comme à l'état neutre, a une nuance très-différente, une odeur plus différente encore, tantôt faible, tantôt repoussante. Nous ne pouvons donc qu'insister vivement pour que les fabricants s'appliquent à fournir un produit plus uniforme qui, par cela même, inspirera plus de confiance aux praticiens, et sera doté vraisemblablement aussi de propriétés plus constantes et plus faciles à comparer et à contrôler. D'ailleurs, est-il bien sûr qu'elles soient les mêmes pour la pepsine recueillie dans l'estomac des animaux herbivores, comme le veau, et pour celle qu'on emprunte aux animaux carnivores? Il semble, du moins, peu rationnel de l'admettre, quoi qu'en aient dit quelques expérimentateurs. La facilité plus grande qu'on a de se procurer la caillette du veau ne compterait-elle pas parmi les principaux motifs de cette préférence?

nous nous proposons de fixer bientôt l'attention du lecteur.

La faradisation localisée sur la région de l'estomac et des organes digestifs, ou même sur les glandes salivaires, en cas de diminution de sécrétion ou d'inertie de ces organes, pourra rendre d'incontestables services. Mais il ne faut pas se faire illusion à cet égard : pas plus que l'hydrothérapie, l'électricité n'a, dans la dyspepsie chronique, surtout dans sa forme atonique, des résultats prompts et durables. Il faut presque toujours l'appliquer souvent et longtemps, y revenir après des intervalles calculés, et n'y renoncer qu'après une issue satisfaisante, ou en cas d'insuccès démontré ou d'évidentes contre-indications (43e, 44e et 45e obs.).

5° Dyspepsie boulimique.

Dans la forme aiguë de cette affection, dans la forme chronique peu ancienne, la médecine possède des moyens d'action plus ou moins puissants. En ce qui concerne les cas invétérés, l'art, il faut le reconnaître, est au-dessous de ce qu'il peut prétendre obtenir dans la plupart des autres formes soumises à des conditions semblables.

En effet, la suractivité digestive, ou boulimie, développée temporairement, est presque toujours sous la dépendance d'un trouble plus général de l'économie, de l'hystérie surtout. Le retentissement qui a lieu sur les fonctions digestives devra donc être soumis aux phases mêmes, à la marche de l'état nerveux général : aussi tous les moyens propres à guérir celui-ci influeront sur la névrose digestive. Les divers antispasmodiques, les sédatifs, les grands bains émollients ou calmants, seront les remèdes qu'on adoptera avec le plus de chance de réussite, tout en observant fidèlement les règles de l'hygiène par rapport à la fonction troublée.

Dans la forme chronique établie depuis plus ou moins de temps, et où la névrose digestive est tout à fait essentielle, les moyens thérapeutiques n'ont, dans l'immense majorité des cas, que des résultats relativement avantageux. L'opium et ses dérivés retardent la digestion et les sollicitations de l'appétit; mais, comme tous les palliatifs, ils sont bientôt insuffisants ou provoquent des accidents qui forcent à suspendre leur usage. Il en est de même des différents narcotiques appliqués *intus et extra*, du sous-nitrate de bismuth, de l'arsenic, de l'iode et des différents modificateurs généraux.

Ce qui m'a paru réussir le plus longtemps, c'est l'usage des viandes crues et râpées. Pendant plusieurs mois, à l'aide de cet aliment, j'ai obtenu, dans un cas des plus opiniâtres (72e obs.), un calme plus durable qu'avec une foule de substances pharmaceutiques diversement combinées.

Quant à la chute de forces si considérable et si singulière qui s'observe chez ces dyspeptiques, malgré un état d'embonpoint souvent très-sensible, les toniques n'y peuvent guère plus que le régime succulent. Elle m'a toujours paru proportionnée à la suractivité digestive elle-même; en sorte que, contrairement à ce qui se passe dans les autres maladies et dans la dyspepsie atonique en particulier, les boulimiques sont d'autant mieux portants qu'ils mangent moins. D'après l'idée physiologique et toute rationnelle de la synergie des forces, on conçoit aisément qu'une fonction exagérée, comme l'est la digestion en pareil cas, doit attirer à elle une somme telle de forces vitales que l'équilibre se trouve rompu au détriment des autres appareils ou fonctions, et notamment de la locomotion. Nous avons, du reste, cherché à expliquer ce singulier phénomène morbide [1]. Avec cette faiblesse croissante, avec ce sentiment intime d'épuisement, il est naturel aussi que le malade se décou-

1. Voir p. 116.

rage et que son moral participe à l'affaiblissement général. Pour ce qui est des moyens prophylactiques les plus efficaces, nous pensons que des repas moins copieux, moins répétés, conviendraient beaucoup; mais comment obtenir assez de résolution de gens que la faim poursuit sans cesse et qui n'éprouvent que du soulagement à la satisfaire? C'est un de ces conseils faciles à formuler, mais à peu près impossibles à appliquer.

L'emploi du vin à haute dose, suivant le précepte du père de la médecine, ne m'a pas semblé produire de résultats appréciables.

6° Dyspepsie syncopale.

Cette forme de la dyspepsie comporte quelques indications bien dessinées que nous allons exposer, sans avoir à nous y arrêter longtemps en raison des développements qui précèdent et qui auront, jusqu'à un certain point, leur application ici.

Qu'elle s'observe dans l'état de grossesse ou dans les conditions ordinaires, la maladie repose le plus souvent sur un fond d'atonie générale, de chloro-anémie. Un traitement analeptique, ferrugineux, devra donc être institué jusqu'à cessation complète et définitive des accidents.

Le travail digestif étant la cause occasionnelle de la syncope ou de l'état syncopal, on devra s'attacher à l'alléger le plus possible, et, pour cela, multiplier les repas et ne donner que des aliments légers, tout à fait aptes à subir la transformation digestive. Les consommés, les gelées de viande, la viande hachée, les œufs à peine cuits, le chocolat, etc., voilà les matières alibiles qu'on choisira et qu'on proportionnera aux forces digestives.

Pendant le repas, on évitera surtout les contrariétés, les impressions vives, l'exercice prolongé, une position fatigante.

Tout lien serrant la taille devra être relâché tant que durera le travail de la digestion.

Les réunions un peu nombreuses, où il y a de l'agitation et un air plus ou moins vicié, les repas prolongés, seront soigneusement évités.

Si, malgré ces précautions, les accidents se reproduisent, à un degré quelconque, après chaque repas, on prescrira la position horizontale au sortir de table, et l'application d'un sinapisme sur le creux épigastrique.

L'état syncopal persistant, on emploiera, pour le dissiper, tous les moyens connus et les plus usuels, tels que l'éther en potion et en inspirations modérées, les frictions des tempes et des poignets avec du vinaigre fort, le sel dit anglais, l'ammoniaque même en inspirations, enfin les sinapismes ambulants.

Dans les circonstances assez fréquentes où l'élément hystérique se mêlerait aux autres symptômes de la dyspepsie syncopale, les divers antispasmodiques, associés aux préparations ferrugineuses ou prescrits sous forme de lavements pris une heure avant les repas, contribueront à prévenir la crise.

Enfin, en étudiant attentivement les causes prochaines de la syncope, on découvrira fréquemment qu'elle est occasionnée par la difficulté digestive de tels ou tels aliments, d'où l'on conclura à leur élimination s'ils sont peu importants, ou à l'administration, en cas contraire, des différents adjuvants ou modificateurs physiologiques énumérés plus haut, et parmi lesquels les toniques, les sédatifs, la pepsine, les alcalins, tiendront inévitablement la première place (49e et 50e obs.).

7° Dyspepsie pituiteuse.

Moins fâcheuse à tous les points de vue que la boulimie, cette forme offre pourtant avec celle-ci une analogie notable quant aux résultats du traitement. A l'état aigu ou chronique peu ancien, la pituite cède assez promptement à l'usage d'un ou deux purgatifs, de quelques poudres absorbantes, d'un régime sévère et sec, c'est-à-dire peu chargé de liquides.

La forme chronique ancienne est susceptible de soulagement, d'atténuation, d'interruption dans ses manifestations; mais de guérison, non ou rarement. Ici encore, les purgatifs un peu énergiques, donnés quand la pituite revient avec quelque persévérance, produisent d'assez bons effets. Une formule que j'emploie aujourd'hui de préférence, parce qu'elle m'a procuré des résultats presque constants, est la suivante pour les adultes :

Crème de tartre soluble.	12 gr.
Magnésie décarbonatée	de 4 à 8 gr.
Poudre de jalap.	de 1 à 2 gr.

M. S. A. à prendre en une fois et à répéter, deux jours plus tard, si l'effet a été incomplet.

Les différentes poudres absorbantes, le fer uni à l'extrait de fiel de bœuf, l'eau de Vichy, les eaux sulfureuses, peuvent être prescrits après les purgatifs et retarder les retours d'accidents.

Mais de ce qu'une maladie, peu ou point comprise jusqu'ici, a été mal étudiée dans ses causes, sa nature, ses caractères, car nous n'oserions plus, je pense, nous contenter aujourd'hui des explications humorales des anciens, nous ne devons pas conclure qu'elle est et restera forcément obscure.

On ne sait pas encore bien, sans doute, ce que c'est que cette bizarre disposition de l'estomac à sécréter un liquide qui paraît propre à la digestion, et dont il se débarrasse, au prix des plus grands efforts, pendant le travail de la digestion aussi bien que dans sa période de repos, de vacuité. C'est évidemment un trouble sécrétoire par excès, et nous ne sommes peut-être pas très-éloignés d'apprendre quelle est la nature de ce liquide et quelles sont les parties de l'estomac chargées de cette fonction morbide. Ce que nous n'ignorons plus en tout cas, c'est que les nerfs, et en particulier les pneumo-gastriques, président aux sécrétions normales de l'estomac; par conséquent, la dyspepsie hypercrinique doit, avant tout, être imputée à un trouble, à une exagération de l'influence nerveuse. C'est déjà un point de repère, et assurément des plus importants (1).

D'un autre côté, l'observation clinique nous montre que, comme dans toutes les hypersécrétions accidentelles ou anormales, la pituite stomacale cède ou se suspend quand il se produit une

1. Dans un travail intéressant présenté par M. Ph. Lussana à l'Institut, nous relevons quelques données physiologiques, les unes déjà connues, les autres originales, qui démontrent l'influence décisive des pneumo-gastriques sur les sécrétions du ventricule.

« On sait, dit l'auteur, que la section des nerfs pneumo-gastriques retarde ou amoindrit les effets de l'empoisonnement par la strychnine qu'on a introduite dans l'estomac, tandis que cette section détermine promptement, au contraire, les effets toxiques qui résultent de la présence simultanée de l'amygdaline et de l'émulsine dans cet organe.

» On a depuis longtemps cherché à se rendre compte de cette singularité; les présentes recherches ont pour but la solution de ce problème. »

Suivant M. Lussana, donc, le premier effet s'explique par les entraves apportées à l'absorption de la strychnine par les troubles circulatoires et respiratoires résultant de la section des nerfs de la dixième paire.

Le second effet est plus curieux et importe davantage à notre sujet. Il repose d'abord sur ce fait de chimie organique que l'amygdaline et l'émulsine, mises en présence dans un vase, donnent lieu, en réagissant l'une sur l'autre, à de l'acide cyanhydrique ou prussique, qui tue; ensuite sur ce double fait physiologique que ces substances, ingérées dans les conditions normales, ne produisent aucun effet toxique, l'acidité du suc gastrique paralysant l'action de l'émulsine sur l'amygdaline, tandis que leur ingestion, la section des pneumo-gastriques ayant été préalablement opérée, est suivie de l'empoisonnement, parce que cette section entraîne la diminution de la sécrétion acide de l'estomac et la production de l'acide cyanhydrique en toute liberté. (*Gaz. médic. de Paris*, 1864, p. 127.) Il n'est guère possible, suivant nous, de trouver une preuve plus péremptoire du rôle actif des pneumo-gastriques dans les sécrétions gastriques.

exagération de sécrétion, flux sanguin ou autre, dans un organe plus ou moins éloigné. Ainsi, tel malade est soulagé ou se guérit à l'aide d'un abondant ptyalisme spontané ou provoqué par la fumée de tabac; tel autre, par un coryza; tel autre, enfin, par un flux hémorroïdal (53e obs.).

Enfin, l'étude des causes nous apprend qu'à part l'hérédité, qui se traduit non moins du côté des troubles fonctionnels que du côté des lésions organiques, la dyspepsie pituiteuse est, dans la majorité des cas, occasionnée par l'excitation répétée, habituelle de l'estomac au moyen des stimulants, lesquels, à force d'éveiller ses facultés sécrétantes, amènent cette exagération de sécrétion à l'état de fonction pathologique ([1]).

Nous voilà donc en possession d'une triple source d'indications qui, sans présenter encore un grand degré de certitude, nous permettent du moins de sortir du vague des hypothèses et, chose non moins désirable, de la confusion des idées.

Nous avons dit que ce qui réussissait le mieux dans la forme aiguë de cette dyspepsie était la médication évacuante, modérément drastique : n'est-ce pas une application de ces principes théoriques? Dans la forme chronique, les purgatifs ont encore leur utilité au moins à titre de modérateurs; mais il faut les répéter plus souvent, en même temps qu'on cherche à calmer l'irritabilité gastrique par de légers sédatifs. Peut-être les alcalins, le bismuth, le fer lui-même, dont j'ai constaté plusieurs fois les effets satisfaisants, n'agissent-ils pas autrement qu'en neutralisant les liquides anormalement sécrétés, et en absorbant un ou plusieurs de leurs éléments pour former des composés assimilables ou inertes, rejetés ensuite avec les résidus de la digestion. Ce sont alors des substances absorbantes chimiquement plutôt que physiquement.

Dans la dyspepsie pituiteuse chronique invétérée, qui fatigue

1. Voir, p. 197, l'opinion de M. Bouchardat.

les malades par ses vomissements répétés (51e et 52e obs.), il sera rationnel de provoquer, à distance, un flux permanent, habituel, tel que le ptyalisme ou les sécrétions buccales, au moyen des sialagogues, et, mieux encore, la congestion des veines hémorroïdales, qu'on détermine, à la longue, par l'emploi des aloétiques pris à l'intérieur et appliqués en suppositoires.

Toutefois, il faut en convenir, toutes ces ressources de la médication révulsive et chimico-physiologique, malgré leur raison d'être et leur incontestable utilité, ne constituent qu'une méthode secondaire, palliative le plus souvent. C'est l'élément principal de l'affection qu'on devrait se proposer d'attaquer, de corriger : je veux parler du trouble nerveux fonctionnel lui-même. Malheureusement il ne suffit pas, en thérapeutique comme en mainte autre circonstance, de connaître le foyer du mal pour triompher du mal lui-même. Chercher à y parvenir est méritoire, et de pareils efforts sont loin d'être toujours stériles; mais combien peu de médecins y apportent une volonté assez ferme, assez persévérante! Et à ceux qui posséderaient dans leur plénitude ces précieuses qualités, où trouver des malades se prêtant avec une entière bonne volonté à un traitement aussi lent et aussi incertain?

Nous devons nous borner, pour le moment, à ces réflexions générales sur les difficultés de ce problème de médecine pratique, avec l'espoir d'avoir éclairé et préparé, sinon obtenu, sa solution.

Faut-il ajouter que l'hygiène alimentaire de cette catégorie de dyspeptiques devra être sévèrement surveillée et redressée, qu'il sera de rigueur de leur interdire l'usage des stimulants pris à jeun surtout, des mets et des liquides que l'expérience a démontré agir comme cause prédisposante ou déterminante? On permettra les spiritueux en mangeant, mais, autant que possible, de bonne qualité et en quantité modérée. La nourriture sera simple, peu épicée et substantielle. On évitera, enfin, les longs intervalles entre les repas.

8° Dyspepsie mixte.

Quelques considérations nous aideront à faire apprécier en quoi le traitement de ce genre de dyspepsie diffère de celui qui fait l'objet des articles précédents.

Dans chaque forme simple, un agent curatif unique ou de même nature suffit le plus communément. Dans la dyspepsie mixte, il est souvent nécessaire et de bonne pratique de combiner l'opération thérapeutique en vue des formes composantes, tout en se proposant de combattre surtout celle qui prédomine.

Parfois le même moyen pourra convenir aux deux formes, comme les alcalins pour la dyspepsie flatulente acide, les amers, les toniques pour la flatulente atonique, etc.; d'autres fois il faudra recourir à un moyen à double portée, comme les alcalins et les calmants pour la gastralgie acide, etc.

Souvent une variété qui se surajoute à une forme habituelle cède seule à l'influence médicatrice, par exemple dans la boulimie gastralgique, et réciproquement : on devra cesser dès lors l'agent curatif dirigé contre cette variété intercurrente.

Il va sans dire que le régime subira les mêmes indications et les mêmes vicissitudes que le traitement.

9° Dyspepsies sympathiques et symptomatiques.

Ces dyspepsies, étudiées dans les limites que nous avons admises ([1]), comportent deux ordres d'indications inégalement importants.

1. Voir p. 152 et suiv.

Dans l'une comme dans l'autre, alors même que les troubles digestifs auraient précédé l'affection étrangère dont ils ne sont qu'une dépendance plus ou moins immédiate, c'est sur la guérison de cette affection que repose leur propre guérison.

Ainsi, dans toute dyspepsie liée à une chloro-anémie ancienne, opiniâtre, profonde, à une leucorrhée abondante, les tentatives de traitement seront à peu près stériles tant que persistera l'état morbide constitutionnel. Dès qu'au contraire celui-ci se sera dissipé, les moyens curatifs jusque-là infructueux et presque inertes reprendront de l'activité, de la vertu. C'est ce qu'on pourra voir dans plusieurs de nos observations (24e et 63e). A bien prendre les choses, ce traitement indirect de la dyspepsie lui appartient comme tout ce qui peut contribuer à la guérir.

Ces remarques sont bien plus applicables encore aux dyspepsies symptomatiques d'une lésion latente du cerveau, des reins ou du foie. Malheureusement, le diagnostic en serait-il toujours possible au début, le traitement n'aurait guère plus de succès du côté des deux premières complications.

Il n'en est pas de même des engorgements du foie, des hépatites insidieuses subaiguës. L'art a généralement beaucoup de prise, dans nos climats du moins, sur ces maladies, quand elles ne remontent pas à une date trop éloignée ou qu'elles n'ont pas fait place à des désordres plus graves. Après leur guérison, la dyspepsie peut persister plus ou moins; mais elle cédera alors aussi facilement, en totalité ou en partie, qu'elle avait présenté de résistance pendant l'existence de la lésion hépatique (voir 89e, 90e et 92e obs.).

Dans ces conditions, il sera donc de règle de surseoir au traitement de la dyspepsie tant que persistera la maladie voisine.

Je terminerai par une observation importante : c'est que, tout en s'efforçant d'éliminer la complication, il faut éviter d'abuser des agents thérapeutiques qui, malgré leur adaptation parfaite à la maladie du foie, pourraient avoir un retentissement prolongé et fâcheux sur l'état des organes digestifs et de l'économie tout entière. Je fais allusion en ce moment aux purgatifs, aux alcalins, aux vésicatoires. Quelquefois, sans aller jusqu'à l'abus, l'application de ces moyens, faite avec la plus stricte mesure, suffit pour troubler profondément la digestion et pour transformer ou aggraver une dyspepsie déjà existante (voir 91e obs.).

IV. — NATURE ET MARCHE DU TRAITEMENT APRÈS UNE OU PLUSIEURS RÉCIDIVES.

Le pronostic et l'avenir du traitement correspondent étroitement au nombre et à la gravité des récidives. A de très-faibles exceptions près, les premières atteintes de dyspepsie ont un pronostic favorable, et elles ne l'ont que parce que leur traitement est facile et sûr.

La médication doit donc être d'autant plus complète, plus attentive, plus persévérante, que la dyspepsie se sera représentée plus souvent chez le même individu.

Il faut, avant tout, empêcher l'affection de s'établir, de durer. On mettra tout en jeu pour en avoir raison : hygiène, régime, moyens curatifs. La guérison obtenue, on soumettra le malade à un traitement préventif d'autant plus prolongé et plus sévère que les récidives auront été plus répétées et plus intenses.

V. — TRAITEMENT DE LA DYSPEPSIE CHRONIQUE CONSTITUTIONNELLE OU INVÉTÉRÉE.

C'est dans ces sortes de dyspepsie, désespoir des malades et du médecin, que la maxime de Comparetti, citée en tête de ce chapitre, a toute sa valeur : Beaucoup de régime et peu de remèdes.

Mais il ne suffit pas de se borner à la question du régime : le régime est souvent le grand problème ; en sorte que c'est remplacer la difficulté par une autre.

Il faut, dans ces cas, un tact exquis, une attention des plus vigilantes pour savoir ce qui convient ou ne convient pas à tel malade. Une fois cette notion acquise, on tracera le régime en conséquence.

Les toniques légers dans certaines dyspepsies (flatulente, atonique), quelques alcalins ou sédatifs dans d'autres (gastralgie, acide), pourront faciliter l'action du régime, à la condition toutefois qu'ils ne soient employés ni avec trop de ténacité, ni à de trop fortes doses.

Le traitement par excellence des dyspepsies invétérées, celui qui conduit même à des résultats inespérés, dans de rares circonstances, il est vrai, c'est celui qui repose sur les grands modificateurs généraux : sur la matière de l'hygiène tout entière, sur l'hydrothérapie, les eaux minérales ou cures thermales, etc. Mais, vu l'importance de ces questions, nous nous en occuperons dans plusieurs articles séparés.

Quant à ces cas malheureusement encore trop fréquents où la névrose gastrique, suivant l'expression de M. le docteur Marcé [1], se transforme en une névrose cérébrale, où toute l'énergie intellectuelle se concentre autour de l'estomac, où les malades se laisseraient peu à peu mourir de faim sans l'intervention active de l'art, c'est à l'idée délirante qu'il faut s'adresser bien plus encore qu'au trouble digestif lui-même.

Ce genre de dyspepsie hypocondriaque, qu'on observe no-

1. *Note sur une forme de délire hypocondriaque consécutive aux dyspepsies et caractérisée principalement par le refus d'aliments.* (*Annales médico-psychologiques*, janvier 1860.)

tamment chez les jeunes filles, à l'époque de la puberté, et que nous avons eu plusieurs fois occasion d'étudier, doit être combattu par les amers, les ferrugineux, par l'alimentation graduée. En cas de résistance opiniâtre, il ne faudrait pas hésiter à recourir à l'alimentation au moyen de la sonde œsophagienne. Il convient alors surtout de changer d'habitation, de milieu, autant pour soumettre les malades à l'influence, à l'autorité de personnes étrangères, que pour leur ménager le bénéfice de nouvelles conditions climatériques.

C'est ici encore le lieu d'avertir le praticien qui se trouve en face d'une dyspepsie opiniâtre, essentielle ou paraissant telle, de ne pas négliger l'étude de la solidarité pouvant exister entre les troubles digestifs et quelque principe constitutionnel diathésique : syphilis, vice strumeux, herpétique, rhumatismal. C'est la plus heureuse et la plus féconde des découvertes dans les maladies chroniques, rebelles, que celle d'une influence générale, latente, dont la réalité est établie non sur de vagues hypothèses, mais sur les procédés rigoureux de l'analyse clinique, comme on la comprend de nos jours. Un traitement institué d'après ces données conduit souvent aux plus beaux résultats. Ainsi s'explique-t-on la guérison de certaines dyspepsies réputées incurables au moyen de l'iode uni ou non au mercure, de l'arsenic, du soufre. Est-il nécessaire d'ajouter que de là à une indication absolue de traiter les dyspepsies chroniques par l'un ou l'autre de ces agents médicinaux il y a loin?

Enfin, dans toute dyspepsie ancienne et résistant aux divers traitements préconisés, on devra s'enquérir de la nature des urines, non-seulement pour y rechercher la présence de l'albumine ou du sucre, laquelle peut ne pas se révéler par les signes propres et généraux de la maladie de Bright et du diabète (voir 93e et 94e obs.), mais encore celle des oxalates alcalins, l'existence de l'oxalurie, en d'autres termes, conformément aux intéressantes recherches de M. le docteur Gallois, qui, tout en s'appuyant sur les auteurs étrangers pour nous faire connaître un état pathologique peu apprécié, jusqu'ici, dans notre pays, a été mieux inspiré en plaçant ces accidents sous la dépendance de la dyspepsie, au lieu de les lui donner pour cause. Mais dans cette affection, comme ailleurs, les effets peuvent arriver à dominer la cause, de telle sorte que les combattre et les dissiper c'est détruire la cause elle-même [1].

Cette remarque est d'autant plus fondée que les moyens thérapeutiques rentrent dans les idées générales que nous avons émises sur l'étiologie, la symptomatologie et le traitement des dyspepsies, et que si les observations que nous offre ce travail (73e et 74e obs.) avaient été recueillies avec une analyse plus précise, plus exacte des symptômes, avec une intelligence plus nette des caractères propres à chaque forme de dyspepsie, nous ne trouverions, dans les succès qu'il invoque, qu'une confirmation de plus des principes dogmatiques et cliniques défendus par nous.

Quoi qu'il en soit, les agents médicinaux recommandés par notre distingué confrère contre la dyspepsie compliquée d'oxalurie sont les suivants : infusion amère dans la journée; avant le repas, une petite quantité d'un extrait tonique tel que celui de quassia ou de quinquina; après le repas, quelques cuillerées d'un vin généreux; alimentation substantielle et convenablement graduée; exercice modéré; bains froids, lotions froides ou fomentations toniques sur l'épigastre, et principalement l'acide nitro-muriatique dans de l'infusion de houblon, de serpentaire ou de quassia; enfin les alcalis, que M. Gallois trouve des plus efficaces pour dissiper l'oxalurie (4 à 5 gr. de bicarbonate de soude en solution).

1. *Mémoire sur l'oxalate de chaux de l'urine,* lu à la Société de biologie; in *Gaz. méd. de Paris,* 1859, p. 602 et suiv.

VI. — TRAITEMENT HYGIÉNIQUE.

L'importance de l'hygiène, au point de vue de l'étiologie et du traitement de la dyspepsie, a été mise plus d'une fois en relief dans ce travail, mais incidemment, et pour les besoins de la démonstration.

La plupart des auteurs contemporains, MM. Chomel, Nonat, et M. Jolly avant eux [1], n'ont pas hésité à proclamer la prééminence des moyens hygiéniques, dans le traitement de la dyspepsie, sur les agents pharmacologiques.

Nous voulons maintenant aborder ce sujet d'une manière plus explicite et plus capable d'en faire ressortir la valeur relativement à la pratique, tout en mettant à profit les excellents préceptes de nos devanciers.

Nous l'étudierons sous trois aspects principaux, qui nous permettront d'embrasser les nombreuses questions qui en relèvent, savoir :

1° Traitement hygiénique local ou fonctionnel;
2° Traitement hygiénique général;
3° Traitement hygiénique thérapeutique.

1° Traitement hygiénique local ou fonctionnel.

Dans cet article, nous nous occuperons successivement de la quantité et du choix des aliments, de la quantité et du choix des boissons, de l'ordonnance des repas.

A. Quantité et choix des aliments.

Quantité. — Si, pour beaucoup de dyspeptiques, l'excès dans le manger est la cause primordiale et persistante des

1. *Op. cit.*

troubles digestifs, et s'il est permis de déclarer que, pour cette catégorie de malades, la diminution de la quantité d'aliments ingérés dans une période donnée est la condition *sine quâ non* de la guérison, il en est quelques-uns chez qui l'alimentation est à peine suffisante au soutien de l'individu, en sorte que proposer de la réduire, ce ne serait pas autre chose que conseiller l'inanition et se jeter d'un mal dans un pire. D'où il faut conclure tout d'abord que la question ne saurait être ainsi généralisée, et que sa solution différera suivant la nature de la maladie, son caractère aigu et chronique, l'état de la constitution, etc.

Dans les dyspepsies anciennes, et quand il est démontré qu'il y a surcharge des organes digestifs, il n'y a pas à hésiter : la quantité des substances nutritives prises à chaque repas doit être abaissée jusqu'au point où le soulagement est obtenu, jusqu'au point, ce qui me semble plus raisonnable, où la quantité des aliments est ramenée à ce qu'elle doit être pour la force, l'âge et les besoins du sujet. Si, les conditions, la qualité et l'ordonnance des repas étant satisfaites, la régularité des digestions n'est pas obtenue, ne poursuivez pas davantage votre but, car vous risquerez de descendre l'échelle des réductions jusqu'à zéro, sans arriver au résultat que vous poursuivez.

N'y a-t-il pas, d'ailleurs, une forme atonique de la maladie où le bien-être correspond à l'ingestion minimum, et où le médecin n'a pas assez de sa science et de ses inspirations pour relever les forces qui faiblissent, pour rouvrir l'estomac *qui se ferme,* suivant une expression vulgaire qui a sa valeur? Comment réduire encore, réduire toujours?

Cette recommandation, excellente en principe, subit donc de grandes exceptions, et je crois qu'il faut la formuler d'une manière moins générale, moins vague.

L'appétit n'est pas un meilleur guide, ni pour permettre ni pour défendre telle ou telle quantité d'aliments, car tandis que chez les uns il est excessif et dépasse les aptitudes digestives, chez les autres il est à peu près nul, et ne conduirait, s'il était écouté, qu'à prendre une nourriture de plus en plus insuffisante.

Le rôle du médecin doit, selon nous, être moins passif, moins dépendant des circonstances et des symptômes. Voici comment nous inclinons à le comprendre.

D'une part, amener le malade aux conditions diététiques où ses souffrances sont les moindres ; d'un autre côté, ce point de repère assuré, élever peu à peu les doses alimentaires jusqu'au degré jugé convenable pour les besoins du sujet et l'intégrité de sa santé.

Sans doute, cette conduite nécessite bien des efforts, bien des épreuves, bien des retours en arrière ; mais on ne saurait assez se persuader des ressources d'une méthode diététique ménagée, prudemment progressive. Telle quantité nouvelle d'aliments qui, donnée brusquement, sans transition, remettra tout en question en doublant les accidents, sera facilement supportée si elle est prescrite peu à peu, proportionnellement au réveil des facultés digestives. L'estomac est un être dans l'être, comme on l'a dit de l'utérus à un autre point de vue : si l'on prétend le conduire sans son consentement, il se révolte et ne se prête plus, de quelque temps, aux meilleures propositions ; si, au contraire, on l'aborde avec égards, avec mesure, on obtient fort souvent qu'il se rende à des offres de jour en jour plus considérables. Ce que j'avance là dans un style figuré, je suis sûr que chaque praticien le ratifiera, car j'en ai vérifié l'exactitude de manière à ce qu'il ne reste plus de doute dans mon esprit.

Ce procédé, toutefois, serait imparfait et souvent stérile si l'on ne pouvait l'appuyer de l'usage simultané des toniques et autres agents pharmaceutiques appropriés à telle ou telle forme de la maladie, sur le compte desquels nous n'avons plus à revenir.

Je crois que la méthode diététique que je propose, et dont j'ai éprouvé les avantages dans plusieurs cas où diverses médications avaient échoué (voir notamment 56e obs.), aura les suffrages des médecins qui l'expérimenteront sérieusement. Elle est, du reste, également contraire aux procédés empiriques qui consistent à réduire ou à forcer quand même la quantité des aliments dans les vingt-quatre heures.

Choix ou qualité. — Ici encore les préceptes pèchent par leur absolutisme. Dire avec les uns que la dyspepsie réclame toujours une nourriture légère, et avec les autres que l'alimentation, dans cette maladie, doit toujours être tonique, c'est se placer sur le terrain des spéculations théoriques, et non de l'observation : ne sait-on pas que la nourriture légère est aussi antipathique à quelques dyspeptiques que la nourriture tonique et stimulante à d'autres?

Question d'idiosyncrasie à part, on peut dire que le choix des aliments demande à être subordonné bien moins aux inclinations particulières du malade qu'à sa susceptibilité générale et fonctionnelle, qu'à la forme particulière de son affection. Trop souvent ses goûts le portent à manger ce qui lui est contraire, et condescendre, que dis-je? obéir servilement à ces dispositions, en pensant y trouver une garantie de succès, serait se tromper beaucoup. Les dyspeptiques s'évertuent, pour la plupart, à cacher leurs imprudences et leurs travers, parce qu'ils pensent que le médecin n'a pas le pouvoir de les découvrir, et qu'il doit avoir celui de mettre le mal à néant sans toucher à ses causes immédiates. Il faut leur apprendre, au contraire, que nous ne sommes puissants contre les conséquences qu'autant que nous sommes maîtres du principe. Quand on déclare catégoriquement à un dyspeptique que ceci ou cela ne lui convient pas, lui occasionne tels accidents, il croit et se révèle tout entier. On est autorisé alors à traiter la question de régime de concert avec lui.

M. Nonat a le mérite d'avoir abordé franchement le côté qu'on peut appeler culinaire de la question [1]. Nous suivrons son exemple, et si, sur plusieurs points, nous sommes en désaccord avec lui, nous n'en rendons pas moins justice à la valeur de ses aperçus et de ses conseils.

Viandes et apprêt des aliments. — La digestibilité des aliments est souvent proportionnée à la bonté de leur préparation culinaire. Plus un mets est simple et se rapproche de l'état de nature, plus il se digère facilement. Que si, au contraire, il est compliqué et chargé d'ingrédients accessoires, il fatigue l'estomac et accroît l'état dyspeptique. C'est ce qui fait que les viandes grillées ou rôties, et quelquefois crues ou à peine présentées au feu, sont parfaitement supportées d'organes rebelles aux apprêts les plus savants.

A l'égard des viandes encore, l'expérience montre que celles qui sont légères, blanches, conviennent davantage dans la dyspepsie gastralgique, surtout dans sa forme irritative; que les viandes faites, rouges ou noires, réussissent mieux dans la plupart des autres formes.

Les dérivés de la viande, tels que les consommés, les gelées, dans lesquels on fera entrer le moins de légumes et d'épices possible, sont surtout applicables aux dyspepsies invétérées et au début de la méthode diététique indiquée précédemment. Joints aux aliments azotés élémentaires tels que les œufs peu cuits, les jeunes viandes rôties ou grillées, ils composent un repas digestible et qui n'est pas dépourvu de force nutritive.

La charcuterie, se trouvant dans des conditions diamétralement opposées, n'est guère supportée que dans les degrés légers de la maladie. Je ferai une exception, toutefois, en faveur du

1. *Op. cit.*, p. 170 et suiv.

jambon fumé et à peine cuit dont, à l'exemple des médecins étrangers, nous avons tiré profit dans quelques cas rebelles (49e et 72e obs.).

Condiments et hors-d'œuvre. — Parfois utiles dans les formes flatulente et atonique, les divers condiments, surtout ceux qui sont très-stimulants, comme le gingembre, la muscade, le piment, le kari qui les résume presque tous, sont dangereux dans les dyspepsies gastralgique et acide, et peuvent, en excitant outre mesure les contractions et les sécrétions gastriques, produire soit des douleurs plus vives, soit une irritation véritable. Il faut donc en user sobrement, de temps en temps, et dans les formes seules que je viens d'indiquer.

Laitage, beurre. — Sont bien supportés de la plupart des dyspeptiques ordinaires, notamment dans les formes acide et gastralgique. Dans la flatulence et surtout l'atonie, il n'en est plus de même. C'est une nourriture trop faible pour satisfaire l'insatiable appétit des boulimiques.

Fromage. — Le fromage frais convient généralement dans les cas où réussit le laitage; le fromage ancien et conservé augmente, au contraire, l'acidité et la gastralgie : il n'est pas moins opposé à la flatulence; il est supporté tout au plus dans les degrés légers de l'atonie.

Œufs. — On peut appliquer aux œufs ce qui a été dit de la viande, dont ils possèdent les principaux éléments, que plus ils se rapprochent de l'état de nature, plus ils sont digestibles. Aussi les œufs cuits durs, les œufs farcis troublent-ils, par la densité de leur albumine ou par la complication de leur apprêt, les fonctions digestives, en offrant de la résistance à l'action du suc gastrique, comme la fibrine et l'albumine des viandes desséchées par la cuisson et les mets compliqués dont nous avons parlé.

Poisson. — Cet aliment tient une place importante dans

le régime des dyspeptiques. Le poisson de rivière, plus léger, convient surtout dans les formes gastralgique, acide et atonique. La marée, telle que la sole, le merlan, possède un degré de digestibilité moins prononcé; mais, en général, plus la chair du poisson de mer est blanche et molle, plus elle se rapproche de celle du poisson d'eau douce. La marée à chair ferme, rouge et surtout grasse, est plus indigeste. Il en est de l'apprêt des poissons comme de celui des viandes : le plus simple est le meilleur.

Chez les personnes qui les aiment, les huîtres, prises avant le repas, ont une vertu apéritive et digestive assez grande. On les recommandera à peu près dans toutes les formes de la dyspepsie, mais principalement dans l'acidité et l'atonie.

Légumes. — Diffèrent pour leur digestibilité suivant la forme de la maladie, ou, si l'on veut, suivant leur composition physico-chimique. Les féculents sont contraires à la dyspepsie flatulente et surtout acide. Les légumes herbacés, comme les épinards, la chicorée, les choux, réussissent généralement dans ces circonstances. Tel légume qui ne sera pas facilement digéré avec un mode de préparation, le sera avec un autre : ainsi les pommes de terre, les châtaignes cuites à l'eau, troubleront la digestion; mais elles s'assimileront facilement si elles sont apprêtées dans un four ou sous la cendre, parce qu'en perdant de cette façon la majeure partie de l'eau qu'elles contiennent, elles ont subi une division moléculaire plus grande et, sans doute, un commencement de transformation isomérique, qui les rendent plus aptes à l'élaboration digestive. De même les haricots, les lentilles, les pois en purée, seront digérés plus aisément que s'ils ont conservé leur enveloppe, qui est ligneuse et résistante et fait obstacle à leur parfaite cuisson. La plupart de ces légumes, apprêtés au gras, au jus, sont plus digestibles qu'au maigre. D'une manière générale, il faut reconnaître que le régime végétal convient peu aux dyspeptiques.

Pain et pâtisseries. — Plus le pain est travaillé, levé et cuit, mieux il se digère. Plus il est frais, plus il renferme d'eau, plus il est indigeste. Dans les dyspepsies flatulente, gastralgique et acide, il est nécessaire de le rôtir en partie afin de le dessécher, et de lui faire subir un commencement de transformation moléculaire ou, si l'on préfère, de digestion. Il est d'expérience que le pain le plus blanc n'est pas toujours le plus digestible, et que celui qui a conservé quelques-uns des principes stimulants du périsperme facilite davantage les différents temps de la digestion, la défécation comprise; enfin, quand il ne pourra être supporté d'aucune façon, on devra essayer celui qui est préparé avec le gluten seul, comme dans le diabète.

Nous nous associons, sans hésiter, au verdict porté contre les pâtisseries, que nous tenons pour lourdes et contraires à la plupart, pour ne pas dire à la totalité des dyspeptiques, ce qui se comprend quand on sait que ces aliments sont denses, ont peu ou point fermenté, et que, par conséquent, ils ne peuvent qu'offrir de la résistance aux sucs digestifs. La graisse et les fruits dont on les surcharge souvent augmentent encore leur indigestibilité.

Une exception doit être faite en faveur de quelques pâtisseries d'un usage fréquent chez les convalescents et qu'il est possible d'utiliser chez les dyspeptiques : je veux parler des biscuits et surtout de l'échaudé. La division moléculaire plus grande de ces aliments, leur incorporation avec des œufs ou du sucre, leur cuisson prononcée, justifient pleinement cette préférence; mais encore faut-il qu'ils soient récents et pris en petite quantité.

Les préparations où entre la farine sont généralement des plus contraires à la dyspepsie acide. Je citerai en particulier les roux, qui ont par excellence cette fâcheuse propriété. Je n'ai point rencontré encore de malades de cette catégorie qui ne s'en soient plaints formellement.

La bouillie des petits enfants est un mets des meilleurs ou très-lourd, suivant qu'elle est apprêtée soigneusement et cuite lentement et pendant longtemps, ou qu'elle a été mal délayée, qu'elle renferme des grumeaux de farine et qu'elle a été à peine exposée au feu. La diarrhée verte et la plupart des dyspepsies de la première enfance ne reconnaissent souvent pas d'autre cause (75e obs.).

Fruits. — Ne doivent être permis qu'exceptionnellement. Cependant, en été, et quand ils sont arrivés à un degré de maturité convenable, ils sont mieux digérés. Les fruits féculents, comme les amandes, les noix, les noisettes conservées, sont tout à fait contraires aux formes acide et gastralgique.

Dans la dyspepsie alcaline, variété de l'atonique, les fruits légèrement acides sont non-seulement supportés, mais favorisent même la digestion, en suppléant au défaut de l'élément acide des sucs gastriques (47e obs.).

Aliments sucrés. — Sans vouloir faire le procès aux substances alimentaires dont le sucre forme la base, nous dirons que l'abus doit en être réprimé, notamment dans la forme atonique, car elles tiennent alors la place d'une nourriture plus réparatrice, si difficile déjà à établir, et ne répondent qu'à un des besoins de la nutrition. Dans l'acidité, leur usage le plus modéré agit comme cause aggravante; la physiologie nous apprend, en effet, que le sucre de canne lui-même subit la transformation glycosique dans le travail digestif, et que la glycose se métamorphose, en partie du moins, en acide lactique, ce qui a lieu souvent si promptement dans la dyspepsie acide. Qu'est-ce alors quand des principes hétérogènes, et notamment la fécule, entrent dans la composition de ces mille variétés de bonbons dont les femmes du monde, les enfants et généralement les gens délicats sont si friands! Chez tous les dyspeptiques, ils exercent une influence fâcheuse quand ils sont pris après un repas copieux ou dans ces intervalles du jour où le repos est imposé et nécessaire à la fonction digestive.

La *température* des aliments n'est pas indifférente; mais on ne saurait tracer de règles générales ni même particulières à cet égard. C'est une question individuelle. Tout au plus peut-on dire que, dans les dyspepsies accompagnées de vomissements, les aliments froids sont plus facilement conservés.

B. Quantité et choix des boissons.

Quantité. — Les boissons agissent dans la digestion par leurs propriétés stimulantes, par la dilution de la masse alimentaire et par l'absorption des parties aqueuses nécessaires au renouvellement des liquides de l'économie. Leur rôle est donc tout à la fois mécanique et physiologique.

Cette observation s'applique surtout à l'eau et au vin. La bière, le cidre, le petit-lait, chez les populations pastorales du Midi, renferment en outre des principes alibiles qui font qu'on pourrait les considérer autant comme aliments que comme boissons.

De ces premières données découlent quelques règles que les malades n'enfreignent jamais impunément.

Toute boisson doit être prise aux repas plutôt qu'entre les repas, à petite dose à la fois et proportionnellement à la soif et à la quantité d'aliments ingérés. Cette nécessité est d'autant plus grande que la nature du liquide s'éloigne davantage de l'eau, eu égard aux principes qui y sont contenus.

Depuis la dyspepsie des liquides, où la quantité de boisson doit être abaissée au minimum, jusqu'aux formes les plus bénignes, où cette circonstance est presque indifférente, on peut dire que les nuances sont infinies. D'une manière générale, l'expérience démontre et la physiologie explique comment une boisson trop abondante entrave la digestion en s'opposant aux contractions de l'estomac et en nuisant à l'absorption par ce fait même, et peut-être aussi par la dilution excessive de la pâte alimentaire.

Qualité. — Mais c'est principalement dans leurs qualités que les boissons demandent à être étudiées. Tout le monde sait que cette partie de notre alimentation a son importance, ses lois, ses bizarreries, comme la nourriture proprement dite. Tel dyspeptique ne digère qu'avec l'eau simple ou sucrée, tel autre réclame le vin pur ou coupé; à celui-ci il faut la bière, à celui-là le thé, etc. Il est donc bon de jeter un coup d'œil sur les conditions diverses où ces liquides sont le plus propres à aider la digestion.

Eau. — L'eau potable réputée la meilleure, depuis la tradition la plus antique, est celle qui est le moins chargée de principes salins, tout en en renfermant suffisamment, et qui est saturée d'air. Les eaux de rivière filtrées, les eaux de source provenant d'un sol granitique et longtemps agitées dans leur parcours, à l'abri de produits de décomposition, sont celles qui pèsent moins sur l'estomac, suivant une expression consacrée: on doit les rechercher également pour l'usage des convalescents et des dyspeptiques, car ceux-ci ne sont, au point de vue de la digestion, que des convalescents à l'état chronique. Les eaux crues, séléniteuses, sont difficilement digérées et donnent, à elles seules, des troubles digestifs relevant de l'atonie, surtout chez les personnes qui y sont peu accoutumées et en font un usage immodéré. Dans plusieurs pays où l'on boit tour à tour des eaux de puits et des eaux plus légères venues du dehors, j'ai vu maintes fois des dyspeptiques digérer parfaitement celles-ci et ne pouvoir s'accommoder des premières. Comment, d'ailleurs, nier l'influence des eaux, quand on connaît la puissance radicale de certaines sources thermales, qui ne diffèrent que très-peu des eaux de table ordinaires? L'eau est souvent la seule boisson supportable, soit pure, soit relevée avec un peu de sucre, d'eau de fleurs d'oranger, avec une faible quantité de vieille eau-de-vie. C'est ce qu'on observe ordinairement dans les formes acide et gastralgique, où il n'est pas rare de voir le vin provoquer des aigreurs ou des douleurs stomacales.

Vin et ses dérivés. — Le vin naturel, fait avec un raisin bien mûr et de bonne qualité, est la boisson de table la plus bienfaisante. Peu alcoolisé, chargé d'une quantité notable d'acide carbonique, il peut être bu sans mélange. Mais le vin à préférer est celui qui date de quelques années, qui possède une alcoolisation moyenne (8 à 12 degrés), un bouquet franc, une acidité aussi faible que possible, et une proportion convenable de tanin. A ce point de vue, les crus de Bordeaux et du Midi en général jouissent d'une supériorité évidente, que confirme l'expérience de chaque jour.

L'importance de la qualité des vins sur les digestions est telle, en effet, que les dyspepsies aiguës temporaires ou chroniques peu anciennes, qui ne guérissent pas avec les vins du centre et surtout du nord et de l'est de la France, se dissipent d'elles-mêmes avec ceux du midi et principalement du Bordelais, quand on est en position de s'en procurer de bons. J'ai fait, je le répète, cette observation assez souvent pour ne plus douter de son exactitude.

Le vin de Bordeaux convient surtout dans les dyspepsies flatulente, gastralgique et acide.

Le bourgogne, les vins de la vallée du Rhône, ont un bouquet plus prononcé, moins de tanin, plus d'alcool et de tartrates acides : ils sont indiqués dans la dyspepsie atonique, surtout dans la variété alcaline. A moins d'être très-vieux et de premier choix, ils sont plus contraires que favorables dans les autres formes de la maladie.

Les vins blancs sont d'un usage en général moins avantageux que les vins rouges. J'en excepterai les vins secs, non acides, riches en alcool, tels que ceux du Rhin, le grave, le sauterne surtout.

Quant aux vins sucrés ou très-alcoolisés de Frontignan, de Lunel, de Porto, de Malaga, etc., ils sont employés surtout à titre de toniques pris entre les repas ou au dessert, et n'exercent pas une médiocre influence dans la flatulence et notamment l'atonie. Comme ces vins sont pour la plupart sucrés et pourvus d'une forte quantité d'alcool, ils ne sont pas indiqués dans l'acidité et la gastro-entéralgie, pour les raisons déjà plusieurs fois développées.

Les vins mousseux, rouges et blancs, sont stimulants et peuvent être avantageux dans la forme atonique ou flatulente légère.

Une certaine catégorie de dyspeptiques, un peu entachés de névropathie générale, ont toute la peine du monde à se faire au vin, quelque besoin qu'ils en éprouvent, par suite de l'irritation générale, de troubles sympathiques du côté du système nerveux et de la circulation, qui résultent de son usage et durent autant que la digestion. Les antispasmodiques, pris avant et après le repas, notamment le laurier-cerise, s'opposent plus ou moins complétement à ces inconvénients. Je tends à leur préférer l'addition au vin d'un macéré à froid de quinquina, suivant l'indication de M. J. Guérin, ainsi qu'on le verra dans la seconde partie de ce travail (42e et 87e obs.). Ce mélange, qui altère peu le goût du vin, m'a paru, dans quelques cas opiniâtres, faire obstacle à ces troubles sympathiques, en même temps qu'il facilite la digestion par ses propriétés tonifiantes.

Parmi les dérivés du vin, l'eau-de-vie de Cognac tient la première place. Vieille et franche d'origine, c'est un excellent stimulant, soit pure et prise pendant la digestion, soit mélangée, en faible quantité, à un verre d'eau sucrée, pendant le cours du repas, chez les personnes auxquelles l'usage du vin est interdit, soit ajoutée à un vin faible et froid. Les formes flatulente et atonique s'en accommodent le mieux. Dans les variétés plus ou moins voisines de l'irritation, comme l'acidité et la gastralgie, il est prudent de s'en abstenir ou de n'en user qu'avec une grande réserve.

Une liqueur naturelle, digne de figurer à côté de l'eau-de-vie, et que je ne puis me dispenser de signaler, bien qu'elle ne dérive pas du vin, est le kirsch vieux et vrai. Indépendamment de ses propriétés stimulantes, cette liqueur, prise pure ou dans un verre d'eau sucrée (un petit verre et même moins), facilite la digestion dans la flatulence, l'atonie et même la gastralgie, ce qui est dû en grande partie à l'essence qui la constitue, et qu'elle tient de la distillation de la pulpe et surtout des amandes de cerises sauvages. Le vieux rhum naturel, comme il s'en trouve peu malheureusement dans le commerce, doit être placé sur la même ligne que les deux précédentes liqueurs.

Le curaçao, le brou de noix, le genièvre, le cassis, l'eau de mélisse, etc., que je me contenterai de nommer, jouissent de propriétés digestives bonnes à utiliser dans les formes flatulente et atonique; mais je leur préfère de beaucoup le vieux cognac, qui est plus naturel et moins excitant.

Bière. — Cette boisson, plus ou moins alcoolique, suivant sa composition, au point d'égaler les vins les plus forts (ale, porter, etc), est légèrement alimentaire, par suite du gluten et de la dextrine qu'elle renferme. Son principe amer ajoute à ses propriétés digestives et explique, à notre avis, comment il se fait qu'en certains pays il s'en consomme des quantités souvent considérables pendant le travail digestif.

Bien préparé, ce breuvage est salutaire dans les formes flatulente, atonique et gastralgique légère, à la condition qu'on le fasse suivre, au dessert, d'un verre de vin généreux ou d'une petite quantité de bonne liqueur. Il ne convient nullement dans l'acidité et l'atonie profonde et rebelle.

Cidre, poiré. — Contenant assez peu d'alcool, une quantité notable de principes sucrés qui se transforment peu à peu en alcool et acides, ces boissons sont contraires à la plupart des dyspeptiques, notamment dans les cas d'atonie, de gastralgie et surtout d'acidité. J'ai vu maintes fois, chez les populations qui font usage d'un cidre aigre, de mauvaise qualité, et, par surcroît, d'une nourriture féculente, la dyspepsie acide se produire, puis se dissiper avec l'usage de l'eau pure, d'un vin un peu astringent, de quelques prises de magnésie et de l'alimentation azotée.

Thé et café. — Le thé, cette boisson de table si répandue en Angleterre, en Russie et dans quelques autres contrées, est favorable, pendant le cours du repas, aux dyspeptiques qui ne peuvent supporter le vin, en particulier dans la flatulence et l'acidité. Pendant la digestion et d'une manière non suivie, cette infusion est parfois précieuse soit pure, soit additionnée d'une légère quantité de rhum ou d'eau-de-vie dans les formes flatulente et atonique.

Le café, d'un usage si fréquent dans nos habitudes actuelles, est généralement un bon digestif, pourvu qu'on le prenne léger, sans mélange et en petite quantité. Le contraire a lieu ordinairement dans la gastralgie, et plus encore dans l'acidité, en raison sans doute du sucre qui l'accompagne.

Il ne faut pas oublier que ces boissons contiennent des principes nutritifs (1) non douteux, et qu'y ajouter du lait ou de la crème, en quantité plus ou moins notable, après le repas, comme le font beaucoup de personnes de la société, c'est surcharger l'estomac d'un breuvage plus propre à l'embarrasser qu'à l'alléger.

1. Voir p. 51 et 52, et la note de la p. 51.

Température. — Nous ne pouvons que répéter, à ce propos, les courtes remarques qui ont été faites sur la température des aliments, c'est-à-dire que cette question est plutôt individuelle que générale ou applicable à telle ou telle variété de dyspepsie. La même personne, ainsi que nous l'avons déjà noté ([1]), réclame les boissons glacées en été et ne peut les supporter dans une autre saison. La seule circonstance à noter d'une manière spéciale, c'est que, de même que pour les aliments, les boissons froides conviennent surtout dans les dyspepsies accompagnées de vomissements, et les boissons chaudes dans les dyspepsies intestinales entéralgique et diarrhéique.

Quant à la glace en nature, qui n'est efficace qu'autant qu'elle est ingérée à l'état solide, il ne faut pas la considérer comme une boisson, mais tantôt comme un sédatif et tantôt comme un tonique stimulant des plus positifs là où ceux-ci sont le plus utiles, et sans qu'elle présente les mêmes inconvénients (49e et 63e obs.).

Dessert. — J'ai prononcé assez souvent ce mot; j'ai accusé plusieurs fois l'usage et l'abus du dessert : je suis mis en demeure d'en parler plus explicitement et de manière à justifier mes critiques.

Le dessert n'appartient guère qu'aux tables aisées. Il vient à la suite d'une série de plats qui ont excité et satisfait l'appétit au delà des besoins. Un ou plusieurs fruits, une pâtisserie plus ou moins lourde, du fromage, des sucreries, le tout presque habituellement couronné d'une tasse de thé, de café au lait, de chocolat, voilà ce qu'on est convenu d'appeler un dessert. Ce n'est ni plus ni moins qu'un repas ajouté à un repas. Comment, avec un semblable régime, ne pas devenir dyspeptique, et, quand on l'est, comment guérir, comment être soulagé, tant que dure une si inconséquente habitude?

1. Voir p. 125.

Il n'y a donc pas à balancer : ou le premier repas, ou le second, mais pas les deux ensemble. La règle doit être absolue chez la plupart des dyspeptiques. Il ne faut pas plus que le renoncement au dessert pour guérir une foule de flatulences, d'acidités, de gastralgies. J'en ai fait l'épreuve trop de fois pour hésiter de me prononcer à cet égard. Tout ce que je permets quand on ne croit pas avoir mangé si l'on s'abstient de dessert, c'est un fruit de la saison bien mûr, par exemple des cerises, un ou deux quartiers de pomme, de poire, et surtout des fraises au sucre et au vin. Si la dyspepsie persiste, je n'hésite pas à revenir sur la tolérance à laquelle j'ai dû condescendre.

Une quantité légère de gelée de coings, d'abricots, de groseilles, peut aussi être permise dans quelques cas et toujours sous les mêmes réserves.

Au reste, on a fréquemment l'occasion de faire cette remarque que, soit d'instinct, soit par une expérience raisonnée ou pour tout autre motif, les personnes les plus affriandées de dessert, les enfants et les femmes, laissent passer assez indifféremment les plats solides d'un copieux repas pour s'abandonner à leur goût pour les douceurs du dessert. Jusque-là, tout est bien : les gens de bon appétit et les délicats ont chacun leur tour. Il ne reste que les gourmands, qui, ne voulant rien perdre ni du solide ni de la friandise, se jettent imperturbablement sur le tout, et traitent sans merci ni pitié leur pauvre estomac. A part quelques rares exceptions où la physiologie n'a pas moins à reprendre que le bon goût, on peut certifier que, chez le plus grand nombre, la dyspepsie et une foule d'indispositions ne sont que des conséquences forcées d'un pareil abus.

C. Ordonnance des repas et circonstances qui en relèvent.

Nous nous proposons d'examiner, dans cet article, la question des repas au triple point de vue de leur distribution, de leur nombre et de leur durée, ce qui nous permettra d'appliquer ou de compléter les données sur lesquelles nous nous sommes appesanti dans les pages précédentes.

Distribution des repas. — Cette condition du régime est de la plus haute importance dans l'étiologie et le traitement de la dyspepsie. Plus d'une fois l'invasion ou la guérison de la maladie ne s'explique pas autrement que par l'existence ou la cessation d'un intervalle de repas mal calculé.

Cet intervalle doit être assez grand pour que les différentes phases de la digestion s'accomplissent régulièrement, et qu'un temps convenable de repos soit accordé aux organes qui président à cette fonction. Trop court, la surcharge, la fatigue et les autres symptômes d'une digestion laborieuse ne tardent pas à se faire sentir; et si cette circonstance se répète journellement, il n'en faut pas davantage pour qu'une dyspepsie aiguë temporaire ou chronique s'établisse. Trop long, la faim devient excessive, et, en la satisfaisant outre mesure et avec précipitation, on retombe dans les conditions les plus propres à produire les troubles digestifs; d'autres fois l'appétit se perd; l'atonie et l'inertie s'emparent de l'estomac; la nourriture, prise sans la sollicitation de la faim, agit à la façon d'un corps étranger : il y a gène, trouble plus ou moins douloureux, dyspepsie.

L'intervalle des repas n'est pas plus fixe que les autres conditions diététiques que nous avons étudiées. Bref pour l'enfant, l'ouvrier, en général pour les personnes qui mangent peu, pour la femme aussi qui, suivant la remarque de M. Chomel [1], tient beaucoup de l'enfant par sa constitution, il réclame une longue durée chez le vieillard et une moyenne chez l'adulte.

Dans les habitudes de notre civilisation actuelle, le déjeuner n'est séparé du dîner que par six heures et quelquefois moins. Si l'on songe qu'on a attendu longtemps le premier repas sub-

2. *Op. cit.*, p. 190.

stantiel du jour, qu'on l'a fait avec appétit, qu'il est presque toujours copieux, on comprendra sans peine que le dîner vienne trop tôt. Or, moitié par habitude, moitié par gastronomie, on mange le soir comme si on avait grandement besoin de manger; il en résulte donc une fatigue d'estomac, laquelle, en se répétant, finit par engendrer la dyspepsie. Huit heures au moins doivent séparer ces deux repas : on fera le premier vers dix heures du matin, et le second vers six heures du soir. Ce régime entraîne avec lui un double avantage, c'est que la faim étant moins aiguisée par suite d'une attente plus restreinte, on prend moins de nourriture, et que les organes ont le temps de se reposer et d'être prêts pour le travail digestif du soir.

Si, par nécessité de position, l'arrangement des repas ne peut se faire de la sorte, il faudra recommander plus de sobriété pour le repas du matin ou pour celui du soir, suivant l'habitude qu'on a de céder davantage à son appétit au déjeuner ou au dîner.

Nombre des repas. — Cette condition de l'hygiène alimentaire varie au moins autant que la précédente. Tandis que le jeune enfant peut multiplier ses repas, les progrès de l'âge forcent à les restreindre de plus en plus. Ainsi, dans la première enfance on accorde, sans inconvénient, un nombre presque illimité de repas liquides; dans la seconde, cinq ou six; dans l'adolescence, quatre; dans l'âge adulte, trois; dans la maturité, deux; et dans la vieillesse, un seul, substantiel, avec une collation toute simple, le plus loin possible de ce repas, le matin par exemple.

C'est une erreur, cependant, de croire que les jeunes enfants peuvent être nourris sans règle ni frein. Quand ils ne font que de naître, tant qu'ils ne sont encore qu'à la mamelle, soit; mais dès qu'ils commencent à prendre des bouillies, des potages, en un mot de la nourriture solide, il est urgent d'espacer également ces repas substantiels, dont trois par jour seront largement suffisants, et de ne pas gorger ces petits êtres du lait de leur nourrice ou du biberon pendant qu'ils digèrent, sous prétexte que le lait ne leur fait jamais mal, que le lait les calme, les endort, et autres raisonnements de cette force. La vérité, c'est que le lait pris dans ces conditions est un dessert trop lourd, et qu'il n'est pas plus favorable à cet âge que le dessert exagéré des adultes, contre lequel nous nous sommes élevé précédemment. La dyspepsie de la première enfance, les coliques, les flatuosités, la diarrhée et divers symptômes sympathiques ne reconnaissent souvent pas d'autres causes, et les praticiens ont à y prendre bien garde (2e, 15e et 75e obs.).

Durée des repas. — Plus la nourriture est consommée lentement, mieux elle se digère. Ce précepte d'hygiène, inspiré d'abord par l'expérience, repose aussi sur les enseignements physiologiques. Indiquons donc les conditions qu'il est sage de faire présider à un repas un peu substantiel.

Préhension des aliments.— Doit être conduite modérément : des bouchées trop volumineuses ne sont pas seulement l'indice d'une mauvaise éducation, elles peuvent nuire encore aux différents temps de la digestion. Il faut que les mets ne soient portés à la bouche que quand celle-ci s'est à peu près débarrassée, par la déglutition, de son contenu. Cette remarque paraîtra sans doute naïve ou futile : je prie le médecin qui serait tenté d'en sourire de prendre la peine d'assister aux repas de ses dyspeptiques et de se prononcer.

Mastication. — Il est important que les aliments soient mâchés complétement, lentement; plus leur broiement est prolongé, plus l'intervention de l'estomac est facile et efficace. Pour les aliments azotés, cette opération mécanique a déjà beaucoup de valeur; pour les féculents, elle est capitale, car leur digestion, leur transformation commence dans la bouche même, et s'ils arrivent à l'estomac non divisés ni préparés par la mastication, il y a les plus grandes probabilités qu'ils échapperont en partie à l'élaboration stomacale et intestinale, et que, outre qu'ils seront perdus pour la nutrition, ils influenceront douloureusement ces organes. A ces deux points de vue, une mastication imparfaite, précipitée, doit donc être considérée comme cause de dyspepsie.

Chez les personnes affligées de dents mauvaises ou rares, de gencives fongueuses, sensibles, la mastication ne saurait être qu'incomplète. Il suffit d'ordinaire de porter remède aux lésions de la bouche, en extrayant les dents cariées, en en faisant placer de nouvelles, ce qui est si facile aujourd'hui avec les progrès de la prothèse dentaire, enfin de guérir l'affection gengivale, pour voir se dissiper peu à peu les troubles digestifs qui ne relèvent que de cette cause.

Insalivation. — Bien que comprise implicitement dans la précédente, cette question a néanmoins assez d'importance pour nous arrêter un instant. La salive, on le sait, ne sert pas seulement à diviser, à diluer l'aliment; elle est indispensable, par suite de son alcalinité et de son principe fermentifère, à la transformation des produits amylacés qui forment la majeure partie de notre alimentation [1]. Après une mastication et une insalivation suffisamment prolongées, la fécule ou l'amidon, le pain par exemple, du moins pour ses parties amylacées, ont subi un commencement de métamorphose dextrinée et même glycosique: l'absorption des parties transformées peut donc s'en faire dès leur arrivée dans l'estomac et l'intestin. Les portions non atteintes trouveront, dans ces organes, des liquides qui agiront sur elles avec plus de facilité et plus de sûreté : la digestion ne sera pas en souffrance. Que ces conditions soient renversées, et la situation change complétement. La dyspepsie, surtout celle des féculents, ne se produit que trop souvent de cette manière, et l'on ne saurait trop y prendre garde.

1. Voir p. 55 et suiv.

Conditions morales des repas. — La plupart des malades sont tout étonnés de digérer facilement les mets qui leur sont le plus contraires quand ils les ont pris dans une réunion d'amis, en voyage ou à la campagne. Il y a plusieurs raisons à donner de cette bizarrerie apparente. La première, c'est la distraction, le dégagement de toute préoccupation d'affaires, de travaux, de santé, qui accompagne ordinairement ces sortes de repas. La nouveauté des aliments, la différence de l'apprêt, les excitants plus nombreux absorbés en pareil occurrence, ne sont que secondaires. Le véritable stimulant, c'est le plaisir, l'heureux abandon.

Il sera donc bon de recommander à tout dyspeptique de rechercher, pour manger, la société de quelque personne amie, sinon chaque jour, au moins assez fréquemment, en observant d'ailleurs les règles générales qui ont été tracées plus haut. Il devra aussi s'affranchir autant que possible de toute préoccupation, de tout travail de tête pendant la durée de ses repas. Ces observations ont la plus grande importance et de nombreuses occasions d'application.

2° Traitement hygiénique général.

Quoique d'un intérêt moins majeur que les précédentes, les considérations que nous avons à exposer dans cet article ne laissent pas d'être sérieuses, et méritent l'attention du praticien qui sait que rien n'est à négliger dans le traitement des maladies, principalement dans celles qui relèvent d'un trouble fonctionnel plus ou moins profond et ancien.

Occupations habituelles par rapport aux repas. — Les occupations doivent être réglées tant pour leur durée que pour leur rapprochement des repas. Un travail manuel, qui met toutes les forces du corps en jeu, est plus favorable à la digestion, à moins d'être intense, qu'il ne lui est contraire. Il n'y a donc pas d'inconvénient bien sensible à le rapprocher de la fin du repas.

Il est loin d'en être de même des travaux de l'esprit pouvant exiger une application soutenue. Entrepris peu après le manger et d'une manière habituelle, ils nuisent à la digestion suivant un procédé que nous avons expliqué [1], et finissent par provoquer un état dyspeptique plus ou moins prononcé. Conséquemment, nous nous appuierons sur ce fait d'expérience pour proscrire toute fatigue intellectuelle pendant la majeure partie de la première phase de la digestion. Nous excepterons de cette défense les lectures faciles et agréables qui n'exigent aucun effort de l'esprit. Le savant, le littérateur, le professeur, tout homme d'étude, enfin, agira sagement en ne prenant qu'une nourriture légère dans la portion du jour où il aura le plus à travailler, à méditer ou à parler. Les idées y gagneront non moins que les digestions. Ce précepte est de rigueur, à plus forte raison, pour le dyspeptique.

Exercice. — La plupart des névroses et des maladies fonctionnelles dépendent d'une rupture d'équilibre dans les divers actes vitaux. La dyspepsie, en particulier, est causée ou entretenue par un défaut d'harmonie des forces digestives, résultant elle-même, trop souvent, d'un vice dans la synergie vitale dont nous avons parlé à plusieurs reprises. Parmi les moyens réputés les meilleurs pour y porter remède, je compte l'exercice du corps, les promenades, mis en pratique d'une manière régulière et constante, et non avec interruption et capricieusement, comme on le voit d'ordinaire.

Les promenades au grand air impriment plus de ton à l'organisme. Avant le repas, elles excitent l'appétit; au sortir de table, elles aident à la digestion par les mouvements du corps

1. Voir p. 28.

et le délassement de l'esprit. Les malades devront les varier le plus possible, les faire quelquefois en voiture, à cheval s'ils le peuvent, mais le plus habituellement à pied. Elles seront, du reste, proportionnées à l'âge et à la force des individus.

La chasse compte encore parmi les moyens les plus propres à développer et à harmoniser les forces physiques et morales.

On s'abstiendra toutefois des exercices violents, qui, au lieu de favoriser la digestion, sont plutôt de nature à la troubler.

Distractions. — Aussi salutaires que les promenades, dont elles constituent, comme cela se conçoit, un des avantages, nous en avons déjà fait ressortir la valeur pendant le cours des repas. Elles n'en ont pas moins pendant la digestion. Indépendamment des lectures divertissantes, nous conseillerons donc tous les plaisirs de société, tels que la musique, un bon spectacle, les visites agréables, le jeu, etc.

Le jardinage, qui agit à la fois comme exercice et distraction, ne saurait être trop recommandé. Les œuvres de charité, que M. Chomel conseille avec une insistance qui l'honore, et qui témoigne de sa connaissance des besoins mystérieux du cœur humain ([1]), procurent certainement une diversion des plus favorables. En portant le bienfait à autrui, on commence donc par le recueillir pour soi-même. Ceci, malheureusement, n'est guère qu'à la portée des âmes pieuses, à sentiments élevés et délicats. Le manque de loisirs ou de fortune, si souvent invoqué, est un vain motif qui cache presque toujours un fond d'égoïsme et d'indifférence aux plus nobles jouissances. On a toujours assez de temps et d'argent pour consoler de plus malheureux que soi.

On ne saurait s'imaginer, à moins de l'avoir observée, l'heureuse influence que peuvent exercer sur les dyspepsies des gens du monde et des hommes d'étude les distractions même quelque

1. *Op. cit.*, p. 207.

peu forcées. Naturellement, celles qui procureront de l'agrément seront les plus efficaces.

Il n'est pas très-difficile, à mon sens, de s'expliquer les heureux effets de la distraction. N'est-il pas d'expérience journalière que le sommeil facilite et souvent mène à bonne fin les digestions les plus compromises? Il semble qu'en perdant la conscience de nos sensations et de nos actes intellectuels, nous perdons en même temps la conscience des actes fonctionnels qui s'accomplissent en nous. Or, la distraction produit le même résultat : nos fonctions s'exécutent aussi librement que pendant le sommeil; l'harmonie vitale se rétablit, et nous oublions jusqu'à cette préoccupation de nos souffrances, qui a une part plus grande qu'on ne pense dans leur retour. Les affections nerveuses étant le théâtre où se produit le mieux l'heureuse influence de la distraction, il allait de soi que le traitement de la dyspepsie s'en ressentît.

Voyages. — Au point de vue de l'hygiène, les voyages qui nécessitent l'éloignement des occupations habituelles, les mouvements répétés du corps, le renouvellement de l'air et des idées, qui suscitent des distractions variées et captivantes, sont un des plus sûrs modificateurs de l'état psychique et nerveux. A lui seul, un voyage un peu long résume donc les diverses circonstances hygiéniques que nous venons d'examiner en les désignant comme étant les plus propres à favoriser la guérison de la dyspepsie. Les voyages n'agissent pas moins sûrement comme moyen prophylactique.

3° Traitement hygiénico-thérapeutique.

Nous avons considéré quelques conditions hygiéniques choisies arbitrairement et en dehors de toute préoccupation thérapeutique. Il nous reste à étudier l'application au traitement de la dyspepsie de plusieurs procédés anciens ou nouveaux, et qui sont à la fois du domaine de la thérapeutique et de l'hygiène : nous voulons parler du massage, de la gymnastique, de l'électricité, de l'hydrothérapie, des cures hydrothermales.

Massage. — N'est, en fin de compte, qu'un exercice musculaire provoqué sur place, passif, mais qui a pour avantage d'être général, complet, profond, méthodique, soumis à des règles fixées à l'avance. Il ne peut donc qu'être salutaire, pour toutes les raisons déjà mises en avant.

Gymnastique. — C'est l'exercice musculaire le plus intense, quoique gradué, et qui est sous la dépendance de la volonté du sujet. Il s'accompagne de distractions, d'une série d'émotions éminemment propres à vaincre la tension de l'esprit. Soumise à des règles et à des heures fixes, elle doit forcément favoriser l'action musculaire, les fonctions cutanée et de la circulation. A ces divers titres, nous la considérons comme un adjuvant précieux de la thérapeutique.

L'escrime, la danse, le jeu de paume, agissent d'une manière analogue.

Il va sans dire que la gymnastique comme le massage devront être appliqués à jeun ou à la fin de la digestion stomacale.

Électricité. — Par les contractions musculaires instantanées, passives et multipliées qu'elle provoque, l'électricité se rapproche du massage et de la gymnastique. Par l'influence manifeste, parfois si considérable, qu'elle exerce sur le système nerveux, elle constitue une méthode plus décidément thérapeutique.

Quoi qu'il en soit, l'électricité est appelée à rendre des services importants dans certaines formes de dyspepsie, surtout dans l'atonique, où elle agit comme stimulant local et général, et dans la gastro-entéralgie, où elle fait l'office de substituant ou d'agent perturbateur. Nous lui devons déjà quelques succès, notamment dans un cas où une médication variée et prolongée avait échoué (voir 39e obs.).

M. le docteur Bricheteau a publié récemment trois observations de vomissements *nerveux* liés évidemment à un état dyspeptique, et qui ont cédé aussi à l'électricité après avoir résisté à diverses médications [1]. Le premier cas concerne une jeune fille hystérique et chlorotique, atteinte de dyspepsie ancienne (atonique?), vomissant, depuis un mois, ses repas en partie peu de temps après leur ingestion. Il y avait déjà un commencement d'amaigrissement.

M. Bricheteau eut l'heureuse idée de recourir à l'électricité, en appliquant les deux conducteurs humides de l'appareil Legendre et Morin sur l'épigastre, quinze minutes avant chaque repas, puis au milieu du repas, en augmentant graduellement la force des courants. L'influence de l'électricité fut des plus manifestes sur le travail de la digestion, mais à la condition de la continuer, car, dans les premiers temps, les vomissements reparaissaient lorsqu'on la suspendait ou lorsqu'on en diminuait l'intensité et la durée. Il fallut deux mois de persévérance dans ce moyen de traitement pour se rendre maître définitivement des vomissements.

Le second cas, qui ressemble beaucoup au premier, exigea six semaines de traitement.

Dans la troisième observation, relative aussi à une malade scrofuleuse et chlorotique, les vomissements se produisaient d'une manière complète, une ou deux heures après le repas, sans effort ni douleur. L'électrisation eut du succès dès le principe; mais on la continua prudemment pendant quinze jours (voir 43e, 44e et 45e obs.).

Cependant la faradysation n'a le plus ordinairement, sur les

1. *Bulletin de thérapeutique*, 30 août 1863.

dyspepsies, qu'une influence limitée et relative, comme sur tant d'autres affections où on la recommande. C'est un agent utile dans quelques circonstances, mais rarement souverain.

Elle agit évidemment, la plupart du temps, non d'une manière directe sur la digestion en ajoutant ou en suppléant à ce qui lui est nécessaire, à ce qui lui fait défaut, mais en modifiant la tonicité du ventricule ou peut-être en opérant une révulsion salutaire à la surface cutanée, ainsi que le fait, à peu près aussi sûrement, l'application d'un sinapisme. La guérison est due au retour des forces générales et fonctionnelles, déterminé par des digestions plus régulières, plus normales. L'électricité ne détruit pas la dyspepsie d'une manière absolue et directe, mais par une voie détournée et plus longue, qui n'en est pas moins bonne, en favorisant la nutrition. A ce titre, son rôle conserve encore de l'importance et n'est pas à dédaigner. Il n'y a rien à perdre à savoir circonscrire, au nom de l'expérience, l'action des meilleurs auxiliaires de la thérapeutique dans leurs limites naturelles et les plus vraies.

Hydrothérapie. — Nous sommes disposé à accorder une confiance plus entière à l'hydrothérapie, cette découverte de l'empirisme contemporain que la science a consacrée en se l'appropriant.

Elle constitue, sans contredit, un des modificateurs les plus irrésistibles de l'organisme, tout en rentrant, à certains égards, dans la méthode perturbatrice.

Elle a cet avantage qu'elle peut être appliquée en tous lieux, sous le toit de chaume comme dans un palais, puisqu'il suffit d'un peu d'eau, de linge et de prudence pour s'en servir. Mais c'est incontestablement dans les maisons spéciales, pourvues d'un personnel complet et de tout le matériel désirable, qu'elle est en mesure de porter tous ses fruits.

Dans les traitements domestiques, les enveloppements froids, les affusions ou ablutions de courte durée, combinés aux frictions, au massage, rendent déjà les plus grands services. On sait qu'un des inconvénients de cette médication hygiénique est la longueur de temps qu'elle exige.

La réaction qui se produit à la suite d'une séance hydrothérapique, et qui est plus ou moins proportionnée à l'intensité du procédé lui-même, doit faire regarder ce moyen comme un tonique général, et en même temps comme un révulsif cutané d'une grande puissance.

L'hydrothérapie ne peut donc qu'être utile dans les diverses formes de la dyspepsie essentielle, soit comme médication primitive et principale, soit comme traitement secondaire ou auxiliaire.

Quoique très-indiquée dans la forme atonique, il ne faudrait pourtant pas l'appliquer dans ces cas d'atonie profonde où la débilité du système nerveux est extrême, les réactions difficiles ou impossibles.

Elle ne convient pas davantage dans les dyspepsies intestinales avec diarrhée, et chez les personnes qui ont pour le froid une susceptibilité trop prononcée.

Au reste, nous possédons aujourd'hui d'excellents traités sur cette matière, qui sont on ne peut plus propres à nous guider; mais, les principes admis, le meilleur guide, là comme ailleurs, est l'expérience et le tact du médecin.

Traitement hydrothermal.

Nous nous proposons de traiter, dans cet article, la question si intéressante dans la pratique des bains domestiques et des bains à distance, ou cure hydrothermale proprement dite. Il y a trop d'analogie entre ces deux moyens thérapeutiques pour ne pas les rapprocher sous un titre commun.

Bains domestiques ou ordinaires. — L'usage des bains, d'une manière suivie et méthodique, rend des services inappréciables dans presque toutes les maladies générales, et en particulier dans celles qui ressortissent à un trouble fonctionnel et nerveux. C'est un modificateur général lent, mais à effets aussi certains que ceux du massage, de la gymnastique, etc. Les anciens en tiraient de grands avantages, comme de toutes les ressources de l'hygiène, auxquelles les médecins contemporains font un heureux retour.

Les bains ont des propriétés différentes, suivant leur température, leur composition, leur durée.

Les bains froids rentrent dans la catégorie des moyens hydrothérapiques; nous n'avons plus à nous en occuper. Les bains chauds ont des indications spéciales rarement applicables, et qui ne se rencontrent jamais, que je sache, dans le traitement de la dyspepsie, hors les complications qui peuvent surgir.

Il reste donc les bains tièdes, tempérés (28 à 32 degrés centigr.), les seuls que nous ayons à prescrire généralement, les seuls que nous considérerons ici.

Leur composition est variable : eau simple ou mêlée de diverses substances médicamenteuses. Ils peuvent se diviser, selon nous, en bains *simples* ou *émollients,* bains *sédatifs* ou *antispasmodiques*, bains *alcalins*, bains *toniques* ou *reconstituants,* bains *stimulants* ou *révulsifs*.

Chacune de ces séries répond à de sérieuses indications dans les diverses formes de la maladie. Nous allons les examiner tour à tour.

Bains simples ou émollients. — Ils sont composés d'eau simple qu'on additionne, chez les personnes irritables, d'une décoction de son, de mauve, de graine de lin, etc. On les emploie loin des repas, à raison de deux ou trois par semaine et quelquefois plus, pendant toute la durée des accidents digestifs. Ils conviennent surtout dans la forme nerveuse, ou gastro-entéralgie. En cas de vomissements rebelles, on tire parfois avantage à faire prendre la nourriture dans les bains.

Bains sédatifs ou antispasmodiques. — C'est encore l'eau comme base, mais mélangée à une quantité déterminée et toujours assez forte d'infusion de tilleul, de feuilles d'oranger, de laurier-cerise, de laitue, de morelle, de pavots, de jusquiame, etc. Le plus ordinairement, les bains de tilleul et de feuilles d'oranger suffisent, à raison de 250 grammes de chacune de ces plantes ou de 500 grammes de l'une seule, pour les adultes; mais il est préférable d'employer l'infusion des deux ensemble, qu'on fait préparer la veille, afin de l'avoir aussi concentrée que possible et toute prête à être ajoutée au bain. On les répète comme les précédents, et on les prolonge de même autant que la maladie le réclame. Ils sont indiqués dans les différentes variétés de la gastro-entéralgie, dans l'acidité, dans la forme syncopale accompagnée de névropathie générale.

Bains alcalins. — Une solution de 125 à 500 grammes de carbonate de potasse et de soude à parties égales, ou de 250 à 500 grammes de savon ordinaire [1], constitue la partie active de ces bains. Il faut bien en observer les effets avant d'en augmenter la dose, ainsi que nous l'avons déjà recommandé [2]. On les emploie suivant la même règle que les précédents, sauf moins de laisser-aller. La plupart des formes de la dyspepsie peuvent en réclamer l'usage, mais principalement l'acidité, l'atonie et la dyspepsie symptomatique d'un engorgement du foie.

Bains toniques ou reconstituants. — Les plus employés sont les bains gélatineux, salés et ferrugineux. On les prépare

1. Ces bains, appelés communément bains savonneux, ne sont, en réalité, qu'une variété des bains alcalins.

2. Voir p. 233.

avec 250 à 500 grammes de gélatine, 1 à 3 kilogrammes de sel marin (pour adultes), et une quantité variable, mais toujours forte, d'eau ferrugineuse faite avec des débris de fer rouillés ou une solution pharmaceutique. Ils sont indiqués dans tous les cas où il y a appauvrissement, débilité, dans toutes les variétés de dyspepsie accompagnant la chloro-anémie, et d'une manière particulière dans la forme atonique.

Bains stimulants ou révulsifs. — L'eau ordinaire, à laquelle on ajoute tantôt une forte infusion d'espèces aromatiques, tantôt des marcs de raisin, plus ordinairement du sulfure de potassium (50 à 150 gr.), telle est la composition de ces bains. Ils sont très-indiqués dans les formes atonique, flatulente, syncopale; dans celles où l'on soupçonne une influence soit rhumatismale, soit herpétique.

Il existe plusieurs recettes polypharmaques de bains stimulants qui jouissent d'une vogue appuyée principalement sur la réclame. Nous n'accordons qu'une faible confiance à ces sortes d'imbroglios pharmaceutiques, dont les éléments jurent d'ordinaire ensemble et révoltent autant le bon sens que la raison médicale. Nos formules ordinaires, que le médecin peut varier et combiner à son gré, sont plus sincères, plus à la portée de tous, et au moins aussi efficaces.

Quant à la durée des bains, elle varie d'une demi-heure à deux heures et plus. Elle est plus longue pour les bains simples, émollients, antispasmodiques, que pour les autres. On doit toujours commencer par la durée la plus faible, et ne l'augmenter que lentement, après une expérience répétée, pour les bains actifs, surtout pour les alcalins et les stimulants.

Bains à distance ou cure hydrothermale. — Les effets des eaux thermales, dans la dyspepsie chronique même invétérée, sont des plus satisfaisants. Indépendamment de l'action intérieure, générale, des eaux bues à la source, il faut tenir un grand compte de l'influence du voyage, des distractions, des promenades et de la plupart des circonstances hygiéniques dont nous avons plus haut fait ressortir les avantages.

Quoi qu'il en soit, le séjour et le traitement des dyspeptiques dans les stations thermales sont favorables et donnent assez souvent raison d'accidents jusque-là rebelles. Nous retrouvons à peu près ici la division précédente.

Les bains simples sont représentés par toutes les eaux faiblement minéralisées.

Les bains sédatifs, par des eaux faiblement minéralisées aussi et qui doivent leur vertu à un principe particulier plus ou moins déterminé; tels sont les bains de Néris.

Les bains alcalins sont ceux de Soulzmatt, de Pougues, de Vichy, en allant des plus faibles aux plus forts.

Les bains toniques sont toutes les eaux ferrugineuses et surtout celles de Spa, dont j'ai obtenu d'excellents effets; les bains de mer, qui agissent par leur température froide et par leur composition, et les eaux mères des salines.

Comme bains stimulants, nous comptons principalement les sources sulfureuses, qu'on trouve si abondamment, et d'une action si puissante, dans plusieurs parties de la France et surtout dans les Pyrénées.

Au reste, notre intention n'est que de fournir des indications générales qu'on pourra compléter à l'aide des traités spéciaux dont la littérature médicale s'enrichit chaque jour. Notre but est atteint dès que nous avons fait ressortir la valeur d'un moyen de traitement sans que nous ayons besoin d'apprécier celui-ci dans ses détails.

Quant à la division que nous donnons des bains, nous ne la présentons pas comme absolue et irréprochable, car nous savons bien que tel bain peut être à la fois tonique et stimulant, et réciproquement.

L'indication des sources thermales est la même, pour chaque dyspepsie et pour la maladie en général, que celle que nous avons signalée à propos des bains domestiques. Il nous suffira de dire que les dyspepsies compliquées d'un état nerveux de l'organisme seront avantageusement traitées à Ussat, Luxeuil et surtout Néris; la dyspepsie liée à une chloro-anémie prononcée, aux bains de mer, à Forges, Spa; les formes flatulente, acide, gastro-entéralgique, pituiteuse, à Vichy, Pougues, Saint-Galmier, Soulzmatt, etc.; la forme atonique, aux bains de mer, de Salins, de Kreutznach, aux sources ferrugineuses nommées plus haut, ou sulfureuses d'Enghien, d'Amélie-les-Bains et de Baréges.

Relativement aux troubles digestifs dépendant d'un vice rhumatismal, goutteux, herpétique, syphilitique, on pourra conseiller les sources de Bourbonne, Plombières, Vichy, Baréges, Aix en Savoie et Loëche.

M. le docteur Hédouin (1) a, dans ces dernières années, fortement recommandé les eaux sulfureuses de Saint-Sauveur contre les dyspepsies, se fondant sur les résultats heureux de l'usage de ces eaux dans les affections utérines accompagnées de troubles digestifs. Loin de révoquer en doute ou même de discuter ces guérisons, nous sommes tout disposé à les admettre. Nous ne nous plaindrons que de la facilité trop grande des hydrologistes, comme de tant d'autres médecins, à généraliser l'action des agents médicinaux qu'ils ont appliqués avec plus ou moins de succès. De ce que la dyspepsie symptomatique d'une affection utérine cède avec les remèdes qui ont guéri celle-ci, est-ce une raison pour que la névrose digestive qui est liée à l'existence d'une maladie du foie, du cerveau, des reins, qui dépend d'une chloro-anémie, d'un vice de régime, d'un

1. *Des eaux de Saint-Sauveur et de leur influence curative dans les différentes formes de la dyspepsie*. Paris, 1858.

trouble nerveux, de la grossesse, etc., etc., se dissipe par le même procédé? C'est réellement peu connaître la nature des maladies, et de la dyspepsie surtout, que de proclamer si facilement la vertu souveraine d'une médication quelconque. Il est vrai, dirons-nous avec MM. Lasègue et Follin, que la première condition, pour juger de l'efficacité des médicaments, serait au moins d'en connaître les indications principales ([1]). Nous avons déjà fait entrevoir notre manière de penser à cet égard, et nous allons, du reste, l'exposer très-explicitement dans l'article suivant, car la science, la dignité de l'art et l'intérêt des malades le réclament également.

Disons enfin que, comme les bains domestiques, les bains à distance exigent une durée assez prolongée et une persévérance proportionnée à l'ancienneté et à l'intensité de la maladie. Il faut ordinairement les prescrire plusieurs années de suite. Parfois on se trouve bien d'en conseiller de deux sortes en une année : par exemple, les bains de mer et les ferrugineux, les bains de Néris et ceux de Vichy, etc.

VII. — DES SPÉCIFIQUES.

Après les convictions si formelles que nous avons montrées, en maints passages de ce livre, sur la nature complexe de la dyspepsie, sur ses causes nombreuses et toujours présentes, sur sa marche irrégulière, sur la variabilité de ses formes, sur la fréquence de ses récidives, sur la multiplicité de ses indications thérapeutiques, en un mot sur la mobilité et la variété de ses manifestations morbides, nous n'aurons pas à faire un effort d'esprit considérable pour exprimer une opinion à l'endroit des spécifiques, et pour la faire concorder avec les différentes parties de cette longue étude.

1. *Arch. gén. de méd.*, 5e série, t. XI, p. 762.

Bien des gens, et il s'en trouve même dans le public médical, s'imaginent que tout mal a ou doit avoir son remède propre, direct, son spécifique. On cherche ce remède envers et contre tout. C'est la pierre philosophale qui conduit les hommes désintéressés et sincères à des applications utiles, à des découvertes parfois sérieuses, mais qui se tient toujours cachée. La science vaine, l'industrialisme surtout, moins ardents à la recherche, sont plus prompts à constater et à publier leurs succès. A les en croire, il n'y a qu'à vouloir pour obtenir le spécifique de chaque maladie.

La dyspepsie n'a pas échappé à ces vicissitudes. On nous a promis contre elle cent moyens plus efficaces les uns que les autres; on a parlé et on parle encore de ses spécifiques.

Sans examiner s'il existe en médecine des remèdes réellement spécifiques et quel en est au juste le nombre, nous déclarerons franchement que nous n'en connaissons point dans le traitement de la dyspepsie, qu'il ne peut même pas en être trouvé, et que nous n'avons nulle foi en ceux qu'on préconise comme tels.

Les toniques réussissent souvent : sont-ils spécifiques? Les alcalins sont fréquemment indiqués et utiles; mais est-ce à la manière d'un spécifique? La diastase, la pepsine notamment, qui a un emploi régulier, bien calculé, physiologique, agissent-elles spécifiquement? Non, car là où ces préparations ont le plus de succès, d'autres substances réussiront ou pourront réussir de même. Les narcotiques, si puissants contre la douleur, sont-ils au moins le spécifique de la gastro-entéralgie? Pas davantage, car les alcalins, et plus souvent le bismuth, ont des résultats aussi heureux.

Ces divers médicaments sont plus ou moins efficaces, se complètent, se suppléent; mais qu'ils soient spécifiques, cela ne peut se soutenir.

Je ne parle pas de ces élixirs ou arcanes si vantés, renouvelés souvent des Grecs, et plus avantageux pour leurs inventeurs que pour les malades; ce sont des spécifiques d'étalage, et rien d'autre. La vraie science ne passe point par ces sentiers-là.

Certes, à ne considérer les choses que superficiellement, à la manière des gens du monde, la médecine, au point de vue pratique seul, peut être envisagée tantôt comme un art et tantôt comme une industrie, et, au point de vue théorique, comme une science véritable, ce qui reviendrait à mettre la science au-dessus de l'art et la théorie bien au-dessus de la pratique.

Étrange distinction, à laquelle nous nous étonnons que M. Cl. Bernard ait prêté l'appui de sa parole [1], et contre laquelle nous protesterons de tout notre pouvoir. Est-il, en vérité, une profession libérale qui, plus que la nôtre, ait des droits au respect et à l'estime des hommes? Non que nous n'honorions beaucoup l'industrie, qui, elle aussi, a son génie propre et ses titres à la reconnaissance publique; mais ce que nous ne pouvons admettre, ce que nous considérons comme aussi contraire à la réalité des choses qu'à notre dignité, c'est cette application injurieuse à l'exercice d'une profession qui compte le dévouement et l'abnégation parmi ses premiers devoirs, qui se fait gloire de bannir et de répudier de son sein les membres indignes qui placent leur intérêt propre avant celui d'autrui, et le profit matériel avant le profit moral.

La médecine, la vraie, la grande médecine, celle qui possède de nos jours, comme elle en a eu dans le passé, tant de nobles représentants, n'est-elle donc pas à la fois science et art? Science ardue, complexe, à la possession de laquelle la durée de l'existence humaine suffit à peine, que toutes les autres sciences, croyant la dominer, ne font qu'éclairer, et

1. *Leçon d'ouverture du cours de médecine au Collége de France* (15 mars 1864).

dont elles ne sont, en fin de compte, que les tributaires. Art bienfaisant par excellence, qui a le salut des hommes et souvent l'intérêt des empires pour objet. Après la théologie, écrivait un jour un grand orateur chrétien, animé du plus pur sentiment de justice, rien n'est si attrayant ni si utile que l'étude de la médecine. En effet, après Dieu, que trouvons-nous, dans la création, de plus élevé, de plus noble, et qui se rapproche davantage du divin Ouvrier que l'homme? Sans nul doute, la différence est sensible entre les médecins, comme elle l'est dans chaque catégorie de citoyens, l'inégalité en toutes choses étant la règle ici-bas; mais tous ne sont-ils pas en même temps savants et artistes? Ils ont même, à y regarder de près, d'autant plus de valeur qu'ils unissent à un plus haut degré ces deux indispensables qualités. N'êtes-vous que savant, sans la pratique, sans ce ministère de tous les jours, humble et saint à l'hôpital et dans la chaumière, éclatant chez le riche et le prince, auguste lorsqu'il s'agit de disputer à la mort un frêle enfant espoir des siens, un père de famille, l'homme sur la tête duquel reposent les destinées du pays, vous aurez votre illustration et vos droits à la reconnaissance de la postérité; mais vous marcherez à coup sûr derrière ce savant plus modeste, qui est moins soucieux de la gloire de la science que de son application à l'humanité souffrante, et qui comptera toujours parmi ses plus douces et plus fortes jouissances le sentiment du bien qu'il a fait, le souvenir et la contemplation du bonheur dont il a été l'instrument, hélas! si souvent méconnu.

Oui, il y a par malheur une industrie médicale, nous l'avons déjà reconnu : c'est celle de ces hommes touchant de plus ou moins près à la profession, et pour qui la médecine n'est qu'un moyen et les malades qu'une matière exploitable. Ont-ils mis leurs facultés au service de cet art infime, ils y déploient toute leur activité, plus impatients de développer leur crédit que de bien faire. Ont-ils découvert, par aventure, quelque remède bien combiné, loin de le révéler comme de fidèles apôtres de la science et de la charité, ils en enfouissent le secret avec une habileté consommée, et étalent ses vertus de mille façons, en passant, quand ils l'osent, par l'Académie, qui ne saurait s'armer de trop de rigueur, car ses arrêts les plus justes ne sont-ils pas maintes fois mutilés et présentés au public comme favorables alors même qu'ils désapprouvent et condamnent! Se font-ils illusion sur le mérite de leur arcane, ils ne le prônent qu'avec plus d'ardeur. N'y a-t-il pas toujours des dupes à faire? Souvent, hélas! de crédules médecins, par engouement pour les formules toutes faites, et trop confiants dans de mensongères promesses, augmentent le nombre de ces victimes, incessamment renouvelées, de la cupidité et du charlatanisme.

Nulle part plus que dans les affections de l'estomac on ne voit surgir autant de recettes prétendues infaillibles, de spécifiques toujours héroïques. Défendons énergiquement l'accès du temple à tous ces hommes, quels qu'ils soient, qui ne se servent de la science que pour la déshonorer.

Le spécifique de la dyspepsie, ou du moins ce qui en approche le plus, c'est l'hygiène, c'est le régime. En effet, le régime est indispensable dans le traitement de la maladie et pour toutes ses formes; souvent il nous aide aussi sûrement à la dompter que le quinquina à l'égard de la fièvre d'accès, que le mercure dans les accidents syphilitiques; toujours il soulage, et, sans lui, les médications les plus actives et les plus efficaces ne sauraient aboutir. Qu'on n'en cherche pas un autre, celui-là suffit. Médecins et malades l'ont dans la main.

VIII. — PARALLÈLE ENTRE LES MOYENS HYGIÉNIQUES ET LES MOYENS PHARMACEUTIQUES.

Nous sommes amené, par ce qui précède, à traiter plus spécialement cette question, que nous avons effleurée à diverses reprises et résolue même en partie : aussi ne nous y arrêterons-nous pas longtemps.

Les ressources de l'hygiène sont, à vrai dire, inépuisables dans une foule de maladies, et dans la dyspepsie plus que dans aucune autre.

La thérapeutique proprement dite rend des services signalés, et grand serait l'aveuglement de ceux qui, dédaignant ses ressources, se refuseraient à y recourir.

Les agents les plus accrédités de la matière médicale, les alcalins, les sédatifs, la pepsine, les toniques, sont d'une utilité de chaque jour, et parfois même la guérison ou le soulagement ne pourraient s'obtenir sans leur concours. Mais tandis que l'application de l'hygiène, du régime en particulier, est toujours nécessaire et généralement facile, la leur est limitée, le plus souvent secondaire et quelquefois impossible, malgré d'évidentes indications.

Au point de vue thérapeutique, le régime est, en outre, d'une efficacité aussi complète et aussi fréquente que les remèdes les mieux appropriés à la maladie. Les médicaments n'agissent donc que comme moyens spéciaux (ne pas confondre avec spécifiques) : le régime, l'hygiène, agissent d'une manière générale et spéciale tout ensemble.

Il y a de fréquentes et insurmontables contre-indications à l'emploi des agents curatifs ordinaires; il n'y en a que très-peu ou nullement pour le régime.

A tous ces points de vue, la conclusion est donc entièrement en faveur de l'hygiène et du régime, qui n'en est qu'une dépendance. Et ainsi se trouve confirmée la maxime pratique énoncée en tête de ce chapitre.

IX. — PRÉÉMINENCE ALTERNATIVE DES MOYENS HYGIÉNIQUES ET DES MOYENS PHARMACEUTIQUES SUIVANT LE CARACTÈRE DE LA MALADIE.

Quoique nous ayons déjà formulé incidemment notre opinion à ce sujet, les considérations qui précèdent nous obligent à résoudre cette question d'une manière nette et définitive.

Les uns comme les autres, les moyens curatifs, tirés de l'hygiène ou de la matière médicale, peuvent être indiqués et avantageux dans les divers états ou formes de la dyspepsie. Apprécions sommairement leur influence suivant ce point de vue clinique.

Dyspepsie aiguë. — Sauf la forme accidentelle aiguë grave (indigestion compliquée) et quelques cas de la forme aiguë temporaire, comme la gastralgie ou l'entéralgie, les indications et l'efficacité des moyens hygiéniques l'emportent manifestement sur les agents pharmaceutiques. On doit donc recourir à l'hygiène, au régime, avant tout et uniquement, dans la majorité des variétés de la forme aiguë.

Dyspepsie chronique. — Quand elle est simple, essentielle, d'une invasion peu ancienne, les ressources hygiéniques, largement appliquées et avec persévérance, peuvent encore suffire. Néanmoins, la part de la pharmacie tend ici à devenir plus grande, et, dans quelques cas tranchés, comme l'acidité, la gastralgie, la thérapeutique prend le pas sur la diététique et les autres prescriptions générales. Quand la matière médicale a dit son dernier mot, qu'il y ait succès complet ou succès relatif, l'hygiène reste encore comme la garantie ou le complément de la guérison.

Dyspepsie chronique invétérée. — Les formules médicinales sont à peu près impuissantes contre cet état dyspeptique ; elles ne servent tout au plus que d'une manière éloignée ou dans les exaspérations de la maladie. Les divers moyens hygiéniques, au contraire, combinés, variés, appliqués avec suite, avec une prudente énergie et l'intelligence de la situation, répondent à toutes les indications, et s'ils ne soulagent pas complétement dans quelques circonstances, c'est que souvent la lassitude gagne les malades et le médecin lui-même. Mais la pensée se reporte-t-elle et surtout y a-t-il possibilité de recourir aux nombreuses ressources que présente le chapitre de l'hygiène, il n'y a qu'à choisir et vouloir pour trouver un remède même contre cette lassitude ou ce dépit. Ici encore, la prééminence n'appartient donc pas à la médication proprement dite.

Dyspepsie compliquée. — Les rôles changent dans cette circonstance, mais dans cette circonstance seulement. Lorsqu'une des affections latentes du cerveau, du foie, des reins, de l'utérus, cause ou effet de la dyspepsie, s'est révélée, il est de la dernière évidence que l'hygiène, dans la grande majorité des cas, ne peut plus prétendre à primer le traitement. L'intervention du médecin devient alors forcément active, radicale : les moyens artificiels l'emportent sur les moyens naturels, qui recouvrent leur valeur de premier ordre le jour où la complication est mise de côté.

En résumé, dans le traitement de la dyspepsie la prééminence appartient la plupart du temps à l'hygiène, au régime, et ne revient à la thérapeutique spéciale que dans des cas particuliers et bien déterminés.

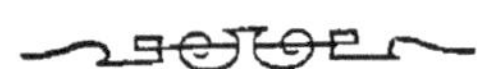

DEUXIÈME PARTIE

OBSERVATIONS.

1re OBSERVATION.

Dyspepsie aiguë accidentelle ou indigestion stomacale avec complication intense et sympathique du côté du cerveau. — Résultat prompt et décisif du traitement.

Un employé de bureau assez intempérant, âgé de cinquante ans environ, de tempérament lymphatique bilieux, de constitution moyenne, tomba subitement atteint, le 16 avril 1862, dans la soirée, de perte de parole avec hémiplégie gauche presque complète, stupeur, regards fixes, pupilles dilatées. On vint me chercher en toute hâte. On pensait à une congestion cérébrale.

Indépendamment des signes précédents, je constatai une pâleur assez grande de la face, un pouls régulier, plus serré que développé, ni ralenti, ni accéléré; le côté gauche du corps était plutôt engourdi et le siége de fourmillements que véritablement paralysé; céphalalgie gravative; nausées et efforts de vomissement inutiles.

De mes interrogations il résulta que le malade avait déjà éprouvé plusieurs indigestions avec des symptômes moins intenses, mais analogues; qu'il avait mangé, vers midi, une quantité exagérée de radis gris; qu'il avait été à son bureau ensuite, et était revenu en se plaignant de la tête et d'embarras à l'estomac.

Intelligence nette, malgré l'expression hébétée du visage : le malade me confirme, au moyen de quelques paroles mal articulées, l'exactitude de ces renseignements. Il ressent notamment de la plénitude, de la pesanteur au creux de l'estomac, des étourdissements. Il a pris de l'eau tiède, sans autre effet que des nausées. Les symptômes augmentent plus qu'ils ne diminuent; il y a urgence d'intervenir.

Je prescris, en conséquence, 10 centigrammes de tartre stibié dans deux verres d'eau tiède à prendre en deux fois, à un quart d'heure d'intervalle; thé léger ensuite.

Des vomissements abondants de matière alimentaire, où se distinguait une quantité notable de radis non digéré, amenèrent un soulagement des plus prompts et des plus complets non-seulement du côté des organes digestifs, mais encore du côté des symptômes sympathiques si prononcés du cerveau, dont il ne restait plus trace à ma visite du lendemain.

Régime modéré pendant quelques jours, puis rétablissement intégral de la santé et des fonctions digestives.

2e OBSERVATION.

Dyspepsie aiguë accidentelle de forme dyspnéique chez un jeune enfant. Vice de régime.

19 juin 1863. Un vigoureux petit garçon âgé de quatorze mois, vacciné depuis deux jours, soumis au régime le plus irrégulier, le plus indigeste, mangeant des fruits, de la viande, des légumes, etc., comme il en éprouve la fantaisie, est pris subitement, vers huit heures du soir, de pâleur, de bâillements, de

refroidissement des extrémités, d'oppression très-marquée, d'insensibilité apparente.

Cet état se prolonge pendant deux heures environ : une infusion aromatique, des cataplasmes sinapisés, rappellent la chaleur. La dyspepsie et les divers accidents que je viens de citer font place à une abondante transpiration et à une réaction générale intense; le lendemain matin tout est rentré dans l'ordre.

Le petit malade était atteint d'indigestion qui, ne se trouvant jugée ni par les vomissements, ni par les selles, avait produit des troubles sympathiques de la respiration et de la circulation.

En effet, dans la persuasion qu'un enfant aussi fort pouvait impunément manger de tout, ses parents, gens très-éclairés du reste, lui avaient laissé prendre à son réveil une tasse de chocolat, dans la matinée des fraises à pleines mains, à midi de la viande et des légumes, un fort goûter vers trois heures, de la viande et beaucoup d'omelette à six heures. Là-dessus, l'enfant était sorti et avait eu froid, puis l'indigestion s'était prononcée et avait revêtu un caractère alarmant que tout d'abord on rapportait non à sa vraie cause, mais à l'inoculation vaccinale pratiquée l'avant-veille.

Un régime mieux entendu, basé principalement sur le laitage, des repas mieux réglés et moins succulents, ont rétabli promptement cet enfant et l'ont mis à l'abri d'accidents de ce genre.

3e OBSERVATION.

Dyspepsie gastrique aiguë accidentelle (indigestion) accompagnée de symptômes sympathiques sérieux du côté du cerveau et de la circulation, et persistant après les vomissements.

Une grande dame fort nerveuse et impressionnable, âgée d'environ trente-six ans, présentant fréquemment, quand elle est malade, des symptômes réactionnels graves, ayant eu notamment à Paris une péritonite puerpérale pour laquelle les plus célèbres médecins furent appelés, eut dans son château, le 25 décembre 1862, une indigestion occasionnée par une quantité de marrons un peu trop forte prise dans la soirée du réveillon, et déterminée par le froid très-vif qu'elle éprouva en se rendant à la messe de minuit.

Plusieurs vomissements et selles consécutifs, céphalalgie, agitation extrême, rêvasseries, fièvre intense.

Deux médecins, appelés coup sur coup, prescrivent une potion antispasmodique et une application de sangsues aux malléoles, avec réfrigérants sur le front.

Les symptômes ne s'améliorant pas, je suis demandé dans la soirée du 26.

Je trouve la malade assoupie, répondant à peine à mes questions, et retombant ensuite dans une sorte de sommeil comateux avec ronflements; se plaignant avec gémissements de violents maux de tête; le front très-chaud; pouls plein, régulier, à plus de 130 pulsations; peau brûlante.

Nausées de temps en temps; photophobie; pupilles contractées; langue étroite et bilieuse à la base.

Nous prescrivons en consultation : 10 centigrammes de tartre stibié à prendre sur-le-champ en trois fois, à un quart d'heure d'intervalle; compresses froides, puis glace sur la tête; sinapismes ambulants; obscurité et silence complets. Suspension de la potion.

Il y eut quatre vomissements aqueux et glaireux, deux garde-robes assez copieuses, qui firent tomber le pouls à 110 et calmèrent beaucoup la céphalalgie.

Le 27. Agitation et somnolence moindres; perte à peu près complète du souvenir de la soirée de la veille; pouls à 100; peau modérément chaude.

Huile de ricin, 32 grammes; diète; le reste *ut suprà.*

Le 28. Amélioration croissante depuis les quatre ou cinq selles copieuses du purgatif; pouls à 90.

Le 29. Encore un peu d'agitation et de chaleur à la tête; 96 pulsations.

Nouvelle dose d'huile de ricin; bouillons.

Le 31. Pouls à 80; sommeil de six heures; calme, appétit; état de la tête normal.

Potages; précautions morales et hygiéniques.

Après dix à douze jours de repos, la malade se trouve assez bien pour entreprendre le voyage de Paris, où elle passe habituellement l'hiver.

4e OBSERVATION.

Dyspepsie aiguë accidentelle grave ou indigestion cholériforme chez une personne atteinte, à plusieurs reprises, de dyspepsie aiguë.

Dame âgée de soixante et un ans, de constitution assez grêle, de tempérament nervoso-bilieux, réglée à dix-huit ans, ménopause à quarante-huit, sujette à divers accidents nerveux pendant son enfance.

A l'âge de vingt-trois ans, dyspepsie acide (pyrosis) avec vomissements, venue brusquement à la suite d'un repas; deux mois de durée.

Récidives nombreuses et de la même intensité, mais avec le caractère gastralgique et accompagnement de vomissements.

Influence des plus manifestes, sur leur production, des contrariétés et des chagrins.

Attaques de nerfs et spasmes fréquents.

Mariage à vingt-sept ans. Pas de troubles digestifs pendant plusieurs années; trois grossesses, avec vomissements seulement dans la dernière.

20

Les accidents digestifs ont plus de persistance à l'époque de la ménopause; il s'y joint une sensation habituelle de brûlements dans les intestins, indépendamment des douleurs dorsale, précordiale et épigastrique de la chloro-anémie.

Jamais de vomissements sanguins ni mélaniques, mais de bile, de glaires ou de matières alimentaires.

Conservation de l'appétit. Refus idiosyncrasique de l'estomac pour le lait : ce liquide provoque des troubles digestifs intenses.

En 1857, elle me consulte pour la première fois. Je lui prescris un vésicatoire morphiné à l'épigastre, des bains répétés, avec un régime substantiel léger. Rétablissement presque complet. Le teint, de pâle qu'il était, devient coloré.

J'ai omis de dire qu'en 1855 elle eut ce qu'elle appelle sa première attaque de choléra.

Dans l'hiver de 1860, ayant pris son repas du soir avec appétit, mais s'étant refroidie en sortant, elle rentra chez elle, se réchauffa à grand'peine et s'endormit.

Réveil brusque, vers une heure du matin, au milieu de coliques violentes, de crampes, de nausées, suivies de vomissements, de selles d'abord consistantes, puis séreuses, riziformes.

Je suis appelé et trouve la malade dans l'état suivant : visage flétri, yeux excavés, face et extrémités froides, malgré des frictions énergiques et le voisinage de corps chauds; voix éteinte, pouls presque imperceptible, absence d'urines; crampes continuelles et des plus douloureuses des jambes, des cuisses et des pieds.

Je prescris une potion stimulante [1], une infusion légère de

1. Eau distillée d'arnica . . . . 125 gramm.
Esprit de Mindérérus . . . . 8 gramm.
Laudanum de Sydenham . . . . 20 gouttes.
Sirop d'éther,
Id. d'écorces d'orange, ââ . . . . 15 gramm.
F. s. a. Une cuillerée à bouche chaque demi-heure, et graduellement toutes les deux heures.

thé, des frictions générales continues, des enveloppements chauds.

Amélioration rapide. Le lendemain matin, c'est à peine s'il se produit encore quelques selles bilieuses. Le surlendemain, guérison complète, appétit, digestions régulières qui se sont maintenues jusqu'à ce moment, trois ans environ après ces accidents.

5e OBSERVATION.

Dyspepsie temporaire aiguë (forme flatulente) avec symptômes cérébraux sympathiques. — Vice de régime; prompte guérison.

Une dame de quatre-vingt-cinq ans, alerte, vigoureuse, gaie, de bon appétit, n'ayant pas senti, dit-elle, son âge jusqu'à sa quatre-vingt-quatrième année, faisant, il y a un an encore, quatre à cinq lieues à pied, changea soudain ses habitudes, n'osa plus se risquer au dehors, vécut plus renfermée, eut peur de son âge.

Cédant toujours de même aux excitations de son appétit, elle continua à faire trois repas : un petit déjeuner à son réveil, vers sept à huit heures, un déjeuner substantiel à midi, et un dîner non moins copieux vers six heures du soir.

Sous la triple influence du repos, de la vie renfermée et d'une nourriture excessive, ses fonctions digestives, jusque-là irréprochables, se troublèrent : elle éprouva des pesanteurs, des gonflements à l'estomac, des rapports fréquents, et de temps en temps des vomiturititions et des vomissements alimentaires, sans autre retentissement du côté des intestins qu'une constipation opiniâtre.

En même temps, ses nuits furent moins bonnes, son alacrité et sa vivacité se perdirent : elle s'endormit après ses repas; elle ressentit des vertiges, des éblouissements, une céphalalgie gravative. Son appétit restant toujours le même, elle ne s'effraya pas beaucoup de ces accidents, et quand elle réclama mes conseils, ce fut dans la pensée qu'une saignée était nécessaire pour combattre ces dispositions pléthoriques, sur lesquelles elle s'appuyait pour se refuser à reprendre son activité ancienne.

Après m'être enquis de ces circonstances, et avoir compris que ces divers symptômes se présentaient surtout pendant le travail digestif, qu'ils ne dataient que de l'époque où l'existence de la malade avait subi une modification profonde, m'étant assuré, d'ailleurs, de l'intégrité des organes de la digestion et de l'absence de pléthore proprement dite, je me prononçai pour une dyspepsie gastrique flatulente à marche aiguë, causée par un régime défectueux.

Prescription. — Ne faire, autant que possible, que deux repas par jour : prendre une tasse de thé simple le matin au réveil, un repas substantiel vers onze heures ; le soir, se contenter d'un potage ou d'un œuf, avec une pomme cuite ou des pruneaux.

Trois cuillerées de vin de quinquina après les repas ; un gramme de rhubarbe tous les cinq jours.

Moins de deux mois après, les accidents dyspeptiques et congestifs avaient disparu, le bien-être était rétabli, et la malade était rentrée en possession des priviléges de sa belle vieillesse, qui est encore la même au moment où je transcris cette relation.

6e OBSERVATION.

Dyspepsie temporaire aiguë (forme gastralgique). — Résultat prompt et décisif.

Une jeune fille de onze ans, appartenant à une mère dyspeptique, tempérament bilieux sanguin, un peu délicate, sujette aux palpitations, aux vertiges, aux bruits auriculaires, bref, à un premier degré de chloro-anémie, m'est présentée, en 1860, comme atteinte de troubles digestifs assez prononcés et existant depuis plusieurs semaines. Elle habitait la campagne; ses parents l'amenèrent à la ville pour qu'elle fût suivie de plus près.

Appétit irrégulier, tantôt faible, tantôt vorace. La mastication se fait mal; ingestion alimentaire précipitée.

Dans les deux ou trois heures qui suivent les repas, douleurs aiguës au creux de l'estomac, s'accompagnant de malaise général, de palpitations plus intenses, parfois de nausées et de vomissements. Rarement quelques douleurs ou coliques consécutives dans les intestins.

Le régime maigre, les pâtisseries, les fruits, augmentent cette disposition morbide, et pour plusieurs jours.

Prescription. — Régime sévère, régulier, surveillé, surtout animal; vin de Bordeaux coupé avec de l'eau ferrée [1], ou mieux avec une infusion de houblon.

Sirop puis vin de quinquina, avant ou après les repas. Le quinquina, n'étant pas bien supporté, est remplacé par le sirop d'écorces d'orange, qui réussit.

Les digestions se régularisent; j'ajoute au traitement le fer réduit à prendre aux repas, à la dose de 1, puis de 2 décigrammes.

Amendement progressif et complet. La dyspepsie disparut au bout de six semaines environ, et avec elle les palpitations. Les forces augmentèrent considérablement, et tout récemment cette jeune fille a eu ses règles pour la première fois, dans les meilleures conditions possibles.

1. Voir plus loin la note de la p. 326.

7e OBSERVATION.

Dyspepsie aiguë temporaire (forme gastralgique); récidive. Complication lors de la première atteinte.

5 octobre 1863. Jeune personne de vingt-quatre ans, employée à la vente dans une maison de commerce importante : constitution assez frêle; joues fortement colorées; parents morts à un âge peu avancé, le père à quarante-six ans, la mère à cinquante-quatre ans, de maladies inconnues.

Bien réglée; pas de maladies antérieures, sauf une affection semblable à celle d'aujourd'hui, qu'elle a éprouvée à l'âge de dix-huit ans, qui s'est compliquée d'hématémèse pendant deux jours, et qui a nécessité un traitement sévère, assez long, dont cette jeune fille s'est si bien trouvée qu'elle n'a plus souffert de l'estomac depuis.

A la suite de fatigues excessives dans son magasin, où elle a fait, pendant trois semaines, la besogne de plusieurs, ses digestions se sont troublées comme il y a six ans : bonne disposition à manger; puis, à peine une demi-heure après le repas et pendant deux ou trois heures, douleur constrictive, picotements, sensation de barre douloureuse à l'épigastre et dans le dos, à la région correspondante; sensibilité épigastrique au toucher et au simple contact des vêtements, qui, le plus souvent, doivent être desserrés.

A part la quantité, la malade n'a rien remarqué dans ses aliments qui occasionnât et aggravât sa dyspepsie. Le pain, cependant, lui semble avoir le plus de peine à *passer*. Le chocolat, qui lui avait réussi jusqu'ici, commence à lui faire mal.

Pouls assez faible; quelques symptômes d'anémie.

Prescription. — Régime très-modéré : potages, œufs à la coque, laitage; ensuite un peu de viande blanche à un repas.

Sirop de morphine et d'aconit, ââ 75 grammes, à prendre

une demie à une cuillerée à bouche au moment des deux principaux repas.

Trois bains salés par semaine (à 2 kilogr. de sel ordinaire); repos absolu, exercice journalier, distractions.

20 octobre. L'amélioration, sensible dès les premiers jours du traitement, n'a fait que se consolider de plus en plus; elle est complète aujourd'hui.

8e OBSERVATION.

Dyspepsie gastralgique sympathique ou secondaire se dissipant avec la cause principale.

Une jeune personne de vingt-trois ans, nerveuse et impressionnable, souffrant beaucoup de la mésintelligence qui règne entre ses parents, et journellement des mauvais procédés de son père qui s'enivre, adorant sa mère, ayant refusé les meilleurs partis pour vivre à ses côtés et partager ses douleurs, finit par perdre sa santé longtemps florissante.

Troubles divers relevant d'un état chloro-anémique, parmi lesquels domine un nervosisme des plus prononcés, et qui en impose d'autant plus que le visage est habituellement coloré; en sorte que des conseillers officieux n'hésitent pas à mettre les étouffements, les palpitations, les bouffées et douleurs céphaliques, la dysménorrhée, la difficulté des digestions, sur le compte d'une surabondance de sang et de je ne sais quelle chute survenue il y a plus d'un an.

J'ai été appelé plusieurs fois pour des lipothymies, des crises nerveuses mêlées de rires et de sanglots, etc., qui ne m'ont laissé aucun doute sur la nature hystériforme des accidents de cette pauvre jeune fille, modèle, d'ailleurs, de toutes les vertus.

22 août 1863. Je suis demandé de nouveau : les symptômes

nerveux ordinaires sont accompagnés de douleurs digestives, de nausées, d'empâtement de la bouche; retard de l'époque menstruelle.

Ipéca stibié, feuilles d'oranger pour infusion, bouillon.

23. Les efforts de vomissements ont déterminé le rejet d'une quantité notable de bile par haut et par bas, et un éréthisme nerveux général. Les simples bouillons sont suivis de douleurs stomacales insupportables, qui réveillent l'état spasmodique.

Potion antispasmodique et calmante; sinapismes épigastriques pendant le travail de la digestion.

24. Calme plus grand, mais dyspepsie toujours prononcée.

Potages; cataplasmes laudanisés : le reste *ut suprà*.

27. Même état; appréhension de manger, tant les douleurs sont vives après la nourriture solide ou liquide.

Une tasse de quassia à froid une heure avant chaque repas principal.

2 septembre. Réveil brusque dans la nuit occasionné par des crampes d'estomac, des défaillances, un besoin irrésistible de manger. La malade prend ce qu'elle a sous sa main : pain, viande, tout se digère parfaitement.

La menstruation, établie presque au même moment, avait amené cet heureux et si soudain changement.

9e OBSERVATION.

Dyspepsie temporaire aiguë (forme gastralgique). Causes probables : écarts de régime et préoccupations tristes. — Guérison par la simple cessation des causes et plus de sévérité dans le régime.

Un respectable vieillard âgé de plus de soixante ans, très-robuste, jouissant notamment d'un excellent estomac, de tempérament nerveux sanguin, ayant une vie très-régulière, si ce n'est que par position il est tenu d'assister à de nombreux repas officiels, se trouva exposé, en octobre et novembre 1861, à un redoublement d'invitations de ce genre, en même temps que de graves préoccupations pesaient sur son esprit. Inquiet des souffrances digestives qui lui survinrent, et disposé à les attribuer à quelque lésion organique si fréquente dans le pays qu'il habite, il me consulte au commencement de décembre.

Visage légèrement altéré, mais traduisant plutôt les préoccupations morales que la souffrance physique; pouls fréquent et fébrile (85 pulsations environ); peau halitueuse : symptômes qui ne sont apparus que depuis un état rhumatoïde de l'épaule et de quelques autres appareils musculaires, datant de peu de jours.

Langue à peine chargée à la base; pas de nausées ni d'amertume de la bouche; appétit affaibli seulement depuis le mouvement fébrile; travail digestif traversé de tiraillements, de douleurs à l'épigastre et dans l'hypocondre gauche, se prolongeant plus ou moins jusqu'au repas suivant; pas de sensibilité provoquée à l'épigastre par le palper; pas de troubles intestinaux.

M'étant enquis des circonstances pouvant expliquer ce trouble de la santé, mon honorable client ne fit pas difficulté de m'avouer les écarts de régime qu'il lui a fallu subir depuis cinq ou six semaines, et les graves soucis auxquels, pendant ce même temps, il a été en proie.

Cet état complexe à première vue se simplifia beaucoup en y apportant de l'attention : il s'agissait d'une dyspepsie de forme gastralgique causée très-vraisemblablement par les deux circonstances que je viens de citer; la fièvre qui commençait d'apparaître, et qui aurait pu donner le change à un médecin quelque peu prévenu en faveur d'une irritation gastrique, était sous la dépendance de l'accès rhumatismal, à l'explosion duquel les troubles digestifs avaient peut-être contribué, car cette corrélation s'observe assez fréquemment.

Quoi qu'il en soit, je prescrivis :

1° Le repos à la chambre;

2° Une nourriture très-modérée (potages légers, œufs à la coque), pommes cuites ou pruneaux; vin de Bordeaux très-étendu;

3° Deux ou trois tasses de tilleul chaud dans la journée;

4° Un dégagement absolu de toute préoccupation.

Je fus servi à souhait et par l'énergique volonté du patient, et par la solution longtemps attendue de la question objet de ses tourments; si bien que, sans autre traitement que celui que je viens de retracer, et qui ne dura que quelques semaines, ces divers symptômes dyspeptiques et rhumatismaux se dissipèrent complétement, et, avec eux, l'appréhension d'une affection organique.

10e OBSERVATION.

Dyspepsie temporaire aiguë gastralgique par suite de vice de régime et de préoccupations morales.

Un honnête ouvrier âgé de trente-neuf ans, père de plusieurs enfants, manqua perdre, à la fin de 1861, sa femme, atteinte de fièvre typhoïde. Très-préoccupé, et, pendant plus d'un mois, travaillant outre mesure pour subvenir aux besoins de sa famille, ne se nourrissant que médiocrement afin de faire aussi large que possible la part de bouillon et de vin prescrite à la malade, il ne tarda pas à souffrir du côté des digestions, jusque-là intactes chez lui.

Cet état se prolongeant et finissant par lui inspirer des craintes, il vint me consulter le 4 janvier 1862. Embonpoint et facies ordinaires; pouls normal; langue nette partout, excepté à la base, où elle est un peu saburrale; sensibilité épigastrique nulle; ni coliques, ni diarrhée, ni constipation; pas de nausées non plus, ni d'amertume de la bouche, ni de céphalalgie.

Appétit plutôt augmenté que diminué, sentiment de bien-être après le repas; mais deux heures plus tard, et tant que la digestion stomacale n'est pas effectuée, c'est-à-dire pendant trois heures au moins à partir de ce moment, douleurs dans le ventricule commençant par des tiraillements pénibles qui se transforment peu à peu en de véritables souffrances assez intenses pour enrayer le travail de ce père de famille. Arrivées à leur apogée, ces douleurs décroissent peu à peu, et, s'il en reste quelque vestige, le prochain repas les calme jusqu'à ce que la nouvelle élaboration digestive les ravive. Elles sont souvent plus fortes la nuit, dont elles troublent le repos.

Ce brave homme m'avoue qu'il prend une nourriture très-grossière; que quand, par hasard, il en a une plus choisie, mieux préparée, et surtout quand il peut y ajouter un peu de vin, il ne sent pas *son estomac*.

Je prescris en conséquence :

1° Soupes grasses au bœuf ou au mouton; un peu de viande; pas de légumes, si ce n'est au gras, et en petite quantité; vin rouge coupé par moitié;

2° Une tasse de décoction de racines de chicorée sauvage, à froid, matin et soir, une heure au moins avant les repas;

3° Un lavement légèrement purgatif tous les deux ou trois jours (une à deux cuillerées de sel dans deux verres d'eau tiède).

Le mieux ne tarda pas à se faire sentir, mais ne fut complet qu'au bout de trois semaines. Le 14 février, il ne s'était pas démenti.

11e OBSERVATION.

Dyspepsie temporaire aiguë; variété cardialgique. — Résultat très-prompt du traitement.

27 août 1862. M. X, tempérament nerveux et bilieux, constitution forte, est atteint d'abcès de la gorge (côté droit). Trois ponctions le 29; issue franche du pus, par une des ouvertures, la nuit suivante, après des menaces d'asphyxie. Deux vomitifs, un purgatif et quarante-cinq sangsues du 27 au 30.

Gargarismes émollients; boissons sucrées et acidulées en abondance; laitage, féculents.

2 septembre. Convalescence; appétit intense que le malade ne peut satisfaire, en raison des difficultés de la déglutition, qu'avec des potages et des œufs brouillés, qu'il accumule. Digestions pénibles, puis tout à fait douloureuses. L'ingestion des aliments étant suivie d'un mieux momentané, le malade abuse de ce remède trompeur. Les douleurs digestives deviennent intolérables; elles se réveillent dès que le bol alimentaire franchit l'orifice cardiaque. Le malade localise parfaitement à ce point le siége de ses douleurs (cardialgie), qui remontent jusqu'à la moitié de la hauteur de l'œsophage. Sensation mélangée de crampes, de tortillements, de brûlements. La simple ingestion des liquides, même de la salive, enfin tout acte d'avaler est douloureux; les éructations seules procurent un soulagement momentané. Le malade répugne autant au manger qu'il y était enclin ces jours-ci; pas de fièvre; palpation de l'estomac indolente ou peu sensible.

Cataplasme largement laudanisé; régime restreint et léger.

3 septembre. État peu modifié. Le malade se décourage.

Large friction à l'huile de croton; bismuth, 0gr.5, et magnésie, 0gr.25 avant chaque repas; eau de Pougues avec le vin; une tasse de quassia, à froid, une heure avant de manger.

4. Amélioration des plus prononcées; la nourriture est augmentée; belle éruption.

5, 6. Progrès rapides; digestions de plus en plus faciles.

9. Rétablissement complet; le convalescent part pour la campagne et se dispose à chasser. — Les repas sont copieux et se digèrent entièrement bien.

On n'a pas renouvelé la friction; on continue encore, par prudence, le traitement interne.

12e OBSERVATION.

Dyspepsie temporaire aiguë (forme gastralgique). Grande intensité ; nombreuses récidives; hérédité. — Effet heureux mais palliatif du traitement. Influence plus grande et durable du régime.

Ancien officier âgé de soixante-sept ans : tempérament sec, nerveux; constitution moyenne; traité pour une laryngite chronique grave par Broussais; réformé et guéri radicalement de cette affection. Issu d'un père qui a souffert beaucoup de l'estomac. Cancroïde épithélial de la face enlevé par un caustique, il y a quelques années, sans répullulation, grâce peut-être à un cautère du bras que je lui ai conseillé. S'est beaucoup fatigué à des opérations cadastrales. Imprudences de table.

En 1835, à l'âge de quarante ans, consécutivement à des fatigues corporelles excessives et à une grande irrégularité de régime, premiers troubles sérieux des digestions. Le repos et quelques soins rétablissent la santé.

Depuis lors, reproduction de ces mêmes accidents à la suite de la même cause. La chasse, le jardinage, auxquels le malade apporte beaucoup d'ardeur, les provoquent immanquablement. Plusieurs médecins ont cru à une affection carcinomateuse. Le rétablissement complet et normal des fonctions digestives, indépendamment même des causes sus-énoncées, ne permet pas de s'arrêter jusqu'ici à cette pensée.

En 1859, atteinte de dyspepsie gastralgique intense et tenace. J'en viens à bout à l'aide de l'aconit et de la morphine, pris avant les repas, et d'un régime sévère.

Dans l'été de 1861, nouvelle récidive; le malade, se trouvant à sa campagne, se fait soigner par un médecin expérimenté : l'aconit et une foule d'autres préparations pharmaceutiques sont employés très-méthodiquement, mais inutilement. Le malade revient à la ville. Sa maigreur est excessive; le pouls est des plus faibles, la voix à moitié éteinte; les mets les plus légers lui causent des souffrances aiguës de plusieurs heures à l'épigastre, aux hypocondres et dans le dos; l'ingestion même des liquides est suivie de douleurs. Nausées parfois dans les crises, mais sans vomissements; constipation.

Je prescris pour tout traitement un écusson de thériaque morphiné sur l'épigastre; une cuillerée de sirop de quinquina préparé à froid une demi-heure avant les repas; un demi-verre d'eau de Vichy (Grande-Grille) matin et soir également, mais deux heures avant de manger.

Régime des plus sévères composé graduellement de bouillons légers, de lait, de potages, d'œufs à la coque à peine cuits; puis de volaille rôtie un jour sur deux, d'œufs brouillés, de filets de sole, de vieux bordeaux.

L'augmentation de nourriture trop accentuée réveille les douleurs. Peu à peu tout se rétablit, tout s'équilibre, et aujourd'hui, après plus d'un an, sa santé est parfaite; mais le malade a dû renoncer à la chasse, et, bien que mangeant de tout, s'astreindre à un régime de table régulier et frugal.

13e OBSERVATION.

Dyspepsie aiguë temporaire (forme acide), chez un jeune enfant, guérie par le régime. — Récidive. Même résultat du régime.

14 mai 1863. Enfant de six semaines, du sexe masculin, de force moyenne, très-vorace, ayant vite épuisé les seins d'abord bien fournis d'une nourrice de vingt ans, se mit à pâlir, à crier, à vomir et à rendre des selles vertes dès que le lait naturel lui fit défaut, et qu'il fallut y ajouter du lait de vache, et cela malgré toutes les précautions possibles.

La nourrice ayant déclaré n'avoir plus de lait, on donna le biberon. Amaigrissement et étiolement visibles de l'enfant, qui ne fait que dormir ou crier, quoiqu'il boive avec avidité un mélange de lait de bonne qualité coupé d'un tiers, puis d'un quart et d'un cinquième d'eau de gruau, le tout chauffé au bain-marie. Vomiturilions fréquentes, précédées ou suivies de cris plaintifs; selles glaireuses, souvent verdâtres, rougissant la surface des parties voisines de l'anus. Peau marbrée, demi-cyanosée.

16 mai. Une nourrice est enfin rendue à l'enfant, qui, en moins de trois jours, renaît à la vie, semble prendre de l'embonpoint, reste plus éveillé, ne vomit plus, si ce n'est quand il a trop bu. Selles jaunes, liées convenablement. La peau redevient plus rose, plus ferme.

25 juin. Le lait de cette nouvelle nourrice, tout en restant très-abondant, ayant perdu de ses qualités nutritives, les vomissements et les selles de nature plus aqueuse et de couleur vert clair reparurent, sans amaigrissement marqué de l'enfant. Sommeil troublé; cris fréquents.

La nourrice se sentant fatiguée et ayant été atteinte de nostalgie, on se décida à en chercher une autre.

4 juillet. Une vigoureuse Nivernaise, brune, alerte, âgée de

vingt-quatre ans, ayant nourri trente et un mois à la suite d'une première grossesse, a été choisie au bureau des nourrices : elle donne un lait abondant et excellent depuis trois jours. Cessation, du jour au lendemain, des vomissements, des selles vertes, de l'agitation, des cris de l'enfant.

23 septembre. L'enfant n'a plus eu un seul jour d'indisposition ; les digestions sont on ne peut plus faciles et régulières ; il a pris un embonpoint très-grand.

14e OBSERVATION.

Dyspepsie temporaire aiguë (forme acide) liée à une leucorrhée chloro-anémique. — Assez prompte guérison.

Une lingère âgée de vingt-huit ans, non mariée, bien réglée, atteinte de chloro-anémie par suite de fatigues et de mauvais régime, éprouva, de janvier à février 1859, plusieurs atteintes d'aigreurs et même de pyrosis, principalement à la suite de nourriture grossière, composée en grande partie de haricots et de pommes de terre. Quand, par aventure, elle prend un peu de soupe grasse, de viande et de vin, ses digestions se font beaucoup mieux.

Au reste, pas de sensibilité à l'estomac ; bon appétit, langue nette ; douleurs précordiale, dorsale, et épigastralgie ; leucorrhée.

Prescription. —

Fer réduit	0,3
Magnésie et rhubarbe, ãã.	0,2

Une prise semblable avant chaque repas.

Macéré à froid de houblon et de quassia, une tasse matin et soir, deux heures avant les repas.

Baume de Fioraventi	90 gr.
Laudanum de Rousseau	10 gr.

Frictions *loco dolenti* matin et soir, pendant un quart d'heure.

Injections d'orge miellée; trois bains de siége par semaine.

Régime analeptique, régulier; remplacer pendant quelque temps la couture par les travaux des champs.

29 mars. Amélioration; embarras gastro-intestinal.

Suspendre le traitement; éméto-cathartique, puis revenir aux prescriptions ci-dessus.

30 mars. État des digestions très-satisfaisant; symptômes chloro-anémiques et leucorrhée en voie d'amendement. Névralgie trifaciale causée par une dent cariée, et dissipée par l'avulsion.

Vin de quinquina; eau ferrée aux repas. Le reste *ut suprà*.

Cette amélioration, loin de se démentir, s'est complétée de plus en plus aussi bien du côté des symptômes locaux que du côté des symptômes généraux.

15e OBSERVATION.

Dyspepsie acide aiguë temporaire; trois mois d'invasion.
Évidence et importance des causes.

6 juin 1863. Mme X, veuve d'un médecin, âgée de soixante-trois ans bientôt, toujours bien portante, fille de père mort d'un rétrécissement pylorique (?), mère d'une fille également dyspeptique, ayant perdu ses dents peu à peu, sauf une qui lui reste depuis un an. Mange très-vite; avale, sans mâcher, des bouchées entières non divisées; fait faire un pain qu'on retire du four avant sa cuisson complète, afin qu'il soit plus tendre; en mange beaucoup (une livre et demie au moins par jour); consomme beaucoup de sucreries.

Contrariétés continues depuis un an; a respiré l'odeur de peintures fraîches pendant six mois : elle croit que c'est là la cause principale de son indisposition.

S'est purgée plusieurs fois pour se soulager, et n'a éprouvé aucun effet de ce traitement. Constipation habituelle.

Sommeil et appétit excellents.

Depuis trois mois, trouble des digestions; brûlements à l'estomac produits souvent immédiatement après le repas et se prolongeant jusqu'au repas suivant, qui les dissipe. Éprouve quelquefois les mêmes brûlements à son réveil, le matin. Rapports aigres, faciles; haleine acide.

Le lait réussit très-bien.

Six heures seulement d'intervalle entre les repas.

Pas de douleurs ni de flatulence. Parfois quelques crachats spumeux.

Pas de traitement autre que les purgations.

Prescription. —

Sous-nitrate de bismuth	0.25 gr.
Magnésie calcinée.	0.10
Extrait thébaïque	0.01

Deux par jour avant les repas.

Régime animal, sec, réglé; peu de légumes; abstention de féculents, de fruits pulpeux, de fromage, de pâtisseries, sucreries, etc.

Vin de Bordeaux en place de bourgogne, que boit la malade.

Repas très-réguliers; pain bien cuit, rôti même; mastication ou plutôt broiement artificiel complet des aliments.

Sept à huit heures d'intervalle entre les repas.

20 juin. Acidité moindre; pesanteur à l'épigastre encore notable pendant les digestions; grand appétit; ptyalisme persistant; mauvais goût de la bouche.

Ut suprà. Pastilles de cachou; eau de Soulzmatt à table.

4 juillet. Appétit très-grand, difficile à satisfaire; digestions meilleures; se plaint beaucoup et uniquement de l'amertume de la bouche.

Deux bains simples par semaine. Le reste *ut suprà*.

Je perds de vue la malade, qui, malgré sa crainte d'une maladie organique, ne peut s'astreindre au traitement qui lui est prescrit et voudrait, tout en satisfaisant ses goûts, obtenir des résultats aussi prompts que décisifs.

16e OBSERVATION.

Dyspepsie acide aiguë temporaire consécutive à des grossesses répétées chez une jeune femme.

14 mars 1864. Jeune femme âgée de dix-neuf ans, accouchée pour la troisième fois il y a deux mois; mariée depuis trois ans. Réglée à dix ans et demi.

Bien portante avant son mariage; ne souffrait pas de ses digestions.

Dyspepsie acide, pendant ses grossesses, sans vomissements; souffre davantage après chaque couche, surtout depuis la dernière, où elle a éprouvé de grandes pertes.

Peu d'appétit; brûlements douloureux de l'estomac calmés un instant par le manger, puis ne tardant pas à reparaître avec toute espèce de nourriture et de boissons, sauf l'eau; les brûlements s'étendent dans les côtés.

Poudre composée :

Sous-nitrate de bismuth.	50 cent.
Magnésie calcinée	10 cent.
Extrait thébaïque.	1 cent.

F. s. a. seize doses égales; de deux à quatre par jour.

Régime animal; bouillons, œufs, laitage.

Éviter les farineux, les sucreries; se reposer pendant les règles.

Rôtir le pain des repas.

27 mai. Soulagement très-prononcé après quinze jours de traitement. Le mieux ne s'est pas démenti jusqu'ici. Il serait complet sans les chagrins et les privations auxquels est soumise cette jeune femme. — Prescriptions hygiéniques seulement.

17e OBSERVATION.

Dyspepsie acide avec symptômes sympathiques divers, et notamment une anesthésie locale marquée [1].

Un ouvrier menuisier âgé de vingt-trois ans, d'une constitution forte, entra à l'Hôtel-Dieu annexe le 15 juillet 1847. Il dit être malade depuis un an environ. On attribue sa maladie à l'habitude que lui a fait contracter son patron de boire chaque matin un grand verre de vin pur avant de se mettre à l'ouvrage. Il remarqua qu'à dater de ce moment son appétit diminua, ses digestions devinrent laborieuses et ses forces déclinèrent. Il se plaint actuellement de rapports acides, de point de côté (névralgie intercostale), de vertiges, de palpitations. Il a des bruits intenses aux carotides. Il accuse surtout une sensation fort pénible, dont il ne parle qu'avec une sorte d'agacement, et qu'il appelle attaque de nerfs dans la peau. Cette sensation le force quelquefois de se lever la nuit et de se promener dans la salle. On le pince, on le pique profondément sur les avant-bras, les bras, et même la peau du thorax, sans lui causer la moindre douleur; néanmoins, il a le sentiment des contacts les plus légers dans les mêmes points. Le malade est parti éprouvant une certaine amélioration dans l'état de sa maladie; mais l'anesthésie de douleur est à peu près la même qu'à son entrée.

1. M. Beau, *De l'anesthésie*. In *Arch. gén. de méd.*, 4e série, t. XVI, p. 14.

18e OBSERVATION.

Dyspepsie temporaire aiguë (forme atonique); récidives dépendant d'un régime insuffisant. — Prompte guérison due à l'emploi combiné du fer, des amers, d'une alimentation substantielle.

M. de X, quarante-huit ans environ : tempérament nervoso-sanguin; constitution sèche, assez grêle, mais forte au fond; d'une sobriété calculée et systématique; voyant la goutte et mille inconvénients au bout d'un régime un peu succulent, et prétendant, en vertu d'une hygiène qu'il s'est faite, se procurer ainsi qu'aux siens une santé excellente en mangeant légèrement et des mets peu réparateurs.

Voici ce que j'ai pu étudier de près, plusieurs années de suite, chez ce malade, d'un esprit distingué, mais d'un jugement peu sûr à l'endroit de la santé. Sa manière de vivre aboutit à quelque indisposition : on lui prescrit d'abord la diète, puis une nourriture graduellement substantielle; il se rétablit bientôt. Trouvant absurde de continuer à bien vivre, craignant l'exubérance, la pléthore, etc., il diminue son alimentation, ne prend plus de viande qu'à un repas, se contente de laitage, de fruits, de légumes à l'autre repas; son estomac se révolte, digère mal. Il se persuade qu'il mange encore trop : nouvelle réduction; appauvrissement plus grand, atonie générale, un peu de bien-être dans l'état de vacuité de l'estomac, d'où évidence, à ses yeux, que la nourriture et surtout la nourriture *forte* lui est nuisible, et ainsi de suite.

Vers la fin de l'été de 1862, M. de X réclame mes conseils dans une situation bien connue de moi, mais plus caractéristique cette fois : affaiblissement; inertie générale; impossibilité de marcher longtemps, de chasser, de se livrer à un travail de cabinet un peu long; inappétence; digestions laborieuses, *embarrassantes,* non douloureuses. Régime léger, composé d'une petite tasse de lait le matin, au lever; d'un œuf ou d'un artichaut à la vinaigrette avec un peu de confiture vers onze heures; d'un potage léger, suivi d'un petit morceau de viande bouillie ou d'un quart de côtelette le soir, vers six heures; eau rougie. Le malade s'imagine qu'il n'est pas encore assez frugal, parce que cette nourriture lui paraît très-lente à passer, etc. Pouls faible, dépressible; muqueuses pâles; quelques taches d'extravasation sanguine sous la peau qui l'effrayent, car son frère vient de mourir du purpura.

Je répète à mon client qu'il s'abuse de nouveau, et que s'il veut aggraver sa position et la rendre irrémédiable, il n'a qu'à continuer sa manière de faire; que si, au contraire, il désire recouvrer ses forces, il est urgent qu'il suive résolûment le traitement suivant :

Sirop de perchlorure de fer, d'une à deux cuillerées à bouche avant chaque repas principal; vin de gentiane, trois cuillerées après le dessert; viandes rôties et rouges, deux fois chaque jour; bordeaux coupé de moitié eau ferrée (1); exercice progressif, chasse, distractions.

Ces prescriptions, fidèlement suivies, eurent le plus rapide et le plus complet résultat; au bout de quinze jours, l'appétit se régularisait, les digestions étaient plus faciles, les forces augmentaient; au bout de six semaines ou deux mois, on ne retrouvait plus aucun des symptômes énoncés plus haut : les taches

1. Un gramme de tartrate ferrico-potassique par litre d'eau; le plus généralement, je prescris l'eau ferrée ordinaire préparée avec une poignée de clous rouillés pour la même quantité d'eau bouillante, qu'on décante au bout de vingt-quatre heures. L'eau de boule satisfait aux mêmes indications. Enfin, il est facile d'avoir de l'eau gazeuse et ferrugineuse artificielle en se servant des préparations précédentes en guise d'eau ordinaire. Je donne la préférence à la solution de tartrate ferrico-potassique, qui est plus agréable à l'œil et au palais, et d'une composition plus stable.

sanguines avaient disparu, et le malade promettait de ne plus s'en rapporter à ses seules inspirations.

19e OBSERVATION.

Dyspepsie accidentelle causée par des dépôts crétacés péridentaires fétides, guérie rapidement par l'avulsion de la dent.

Ce fait concerne une malade du docteur Garretson, de Philadelphie, qui était tombée dans un profond marasme à la suite d'une dyspepsie rebelle à tous les remèdes employés.

La malade n'avait qu'une dent dans la bouche, et cette dent était enveloppée de dépôts crétacés extrêmement abondants. Cette masse exhalait une odeur des plus fétides. On l'enleva, et la malade se rétablit avec une rapidité merveilleuse (1).

20e OBSERVATION.

Dyspepsie pituiteuse aiguë temporaire; cinq jours d'invasion. Prompte guérison par la médication purgative.

3 juin 1863. Adèle X, vingt-huit ans; cinq enfants; veuve depuis cinq mois. Constitution moyenne; tempérament nerveux; réglée à l'âge de dix-sept ans, mariée à dix-neuf; pertes utérines à partir de son premier enfant, qu'elle a eu deux mois après son mariage. Ces pertes s'arrêtaient avec la bonne nourriture, que malheureusement elle n'a pu se donner que rarement, par suite de sa pauvreté.

Chagrins, tourments, privations plus grandes depuis la mort de son mari. Symptômes de chloro-anémie.

Depuis cinq jours, dix minutes environ après chaque repas,

1. *Gaz. méd. de Paris*, 1862, p. 731.

qu'elle prend avec plaisir, mais qui est généralement peu substantiel, elle éprouve des picotements sous les fausses côtes gauches, et immédiatement après, sans nausées, sans efforts, elle rend un demi-verre environ d'un liquide aqueux blanc verdâtre, *sans aucun mélange d'aliments.* Soulagement ensuite et disposition au sommeil.

Tous les jours aussi, à jeun, dès le lever, et un peu avant les repas, elle rend la même quantité de liquide, mais plus blanc, semblable à du petit-lait, toujours sans efforts, sans nausées, et, cette fois, sans picotements. Avec la soupe grasse, la viande, une nourriture bien préparée, ces accidents sont faibles ou nuls.

Pas d'acidité, ni de douleurs ni de flatulence à l'estomac avant, pendant ou après la digestion.

Ptyalisme assez fréquent dans l'intervalle des repas.

Langue un peu rouge, avec des bandes légèrement bilieuses sur les côtés.

Intégrité de l'appétit.

Garde-robes naturelles tous les deux jours.

Prescription. —

Crème de tartre soluble	12 gr.
Magnésie calcinée.	8 gr.
Jalap pulvérisé.	1 gr.

F. s. a. deux doses égales; à prendre à trois jours d'intervalle.

19 juin. Amélioration complète, dès la seconde purgation, pour la pituite; pertes utérines nouvelles. Toniques, amers.

12 novembre. Amélioration des plus satisfaisantes et continue tant pour les fonctions digestives que pour les accidents utérins.

La pituite n'a plus reparu ([1]).

1. Le liquide rejeté par cette malade a servi de base à notre première expérience sur la pituite (voir p. 121).

21e OBSERVATION.

Dyspepsie pituiteuse aiguë occasionnée par le rayonnement d'un calorique élevé. — Accidents concomitants. — Heureux effets du traitement.

12 novembre 1863. Un homme de trente-quatre ans, de constitution moyenne, ayant éprouvé de nombreux symptômes pléthoriques pour lesquels son médecin lui a pratiqué environ dix-huit saignées, vient me consulter et me fait le récit suivant :

Il travaille aux champs la plus grande partie de l'année, et se porte bien pendant ce temps, mangeant et digérant régulièrement. L'automne venu, il est employé dans une fabrique de sucre, où il est chargé de la cuisson, constamment exposé au rayonnement de deux grands fourneaux.

A partir de ce changement d'existence, il perd l'appétit, est altéré et sent ses forces s'affaiblir.

Depuis quinze jours qu'il a repris ce genre d'occupations, il en a ressenti les mêmes fâcheux accidents, et, de plus, une gène, une pesanteur à l'épigastre, des digestions avec sensation de picotements, de tortillements, surtout loin des repas. Le déjeuner du matin n'est souvent pas digéré le soir. Il n'a de disposition qu'à boire. En outre, depuis trois jours il éprouve de fréquentes nausées après ses repas, et chaque matin il rend, après de violents efforts, un demi-verre de liquide filant, auquel s'est joint un peu de sang aujourd'hui. Hier, il a eu sa pituite deux fois, le matin et le soir.

Eau de Sedlitz, qui procure douze à quinze garde-robes et un soulagement marqué.

Repas et régime légers.

15 novembre. La pituite et les nausées ont disparu; elles sont remplacées par une sensation d'ardeur et de picotements à l'épigastre et dans les régions costales : fièvre quotidienne avec

stade de sueurs prolongé et absence de frisson initial; le malade se plaint de voir les objets en rouge.

Solution de bisulfate de quinine prise par cinquième, d'heure en heure, suivant la méthode de M. Briquet, à la dose de 5 décigrammes [1].

Fomentations émollientes sur l'abdomen.

Bouillons et potages légers.

18 novembre. La fièvre est coupée aussi bien que les symptômes dyspeptiques et gastriques; le malade voit encore un peu en rouge, ce qui lui est habituel quand il est souffrant, mais il va très-bien du reste : l'appétit revient, il digère convenablement.

Sulfate de quinine, 25 centigrammes. Chicorée sauvage. Huit jours de repos et de régime.

22e OBSERVATION.

Dyspepsie idiosyncrasique temporaire.

22 mars 1863. Enfant de dix ans, fils d'un jardinier : bonne constitution; quelques maladies fébriles antérieures de peu d'intensité, entre autres une fièvre muqueuse pour laquelle je l'ai soigné en 1862.

Il y a trois ou quatre mois environ, ce jeune garçon supportait encore parfaitement le vin, le cidre, pour lesquels même il avait un goût prononcé. Depuis lors, et sans cause appréciable, il ne peut plus prendre de boisson fermentée, soit pure, soit coupée d'eau, sans la vomir peu d'instants après, et les mets solides avec elle, si c'est aux repas qu'il l'a ingérée.

Il a bon appétit, du reste, et digère facilement toutes les fois qu'il ne boit que de l'eau.

1. Briquet, *Traité du quinquina*.

Je conseille l'expectation pure et simple.

26 août. On me ramène cet enfant, qui est atteint d'une fièvre intermittente irrégulière.

On me dit que mes conseils ont été suivis, et que l'enfant s'est remis de lui-même, depuis quelque temps, à l'usage des liquides fermentés, qu'il digère bien.

23e OBSERVATION.

Dyspepsie gastrique flatulente; invasion ancienne. — Nécessité d'un stimulant habituel.

M. l'abbé X, prêtre austère et des plus vénérables, de cinquante ans environ, d'un tempérament riche, sanguin, de forte constitution, me raconte que, vers le temps de sa sortie du séminaire, ses digestions se troublèrent; que, pendant les quatre à cinq heures qui suivaient ses repas, il souffrait d'embarras, de pesanteur, de borborygmes, de rapports; qu'ayant fait usage d'un petit verre d'eau-de-vie au sortir de table, ces accidents digestifs s'étaient dissipés peu à peu; puis qu'ayant voulu rompre avec cette habitude, qui ne lui paraissait pas convenable, il avait vu ses souffrances, sa difficulté digestive se reproduire, quoi qu'il fît, quoi qu'il mît en usage pour les dissiper, jusqu'à ce qu'un médecin lui donnât expressément le conseil de prendre définitivement cette petite quantité d'eau-de-vie qui lui avait si bien réussi autrefois. Le remède, en effet, eut un plein succès; il est appliqué toujours très-heureusement depuis longues années, et si ce digne ecclésiastique y manque par aventure, la dyspepsie ne tarde pas à reparaître avec tous ses caractères.

J'ai joint, bien entendu, mon avis à celui de mon confrère, en insistant pour qu'on ne recourût à aucun moyen pharmaceutique tant que ce liquide alcoolique aurait les mêmes effets.

24e OBSERVATION.

Dyspepsie secondaire à un état chloro-anémique.
Influence du régime.

Femme de la campagne âgée de vingt-six ans, souffrante depuis le mois de mars. Dyssenterie précédée de diarrhée; plusieurs purgatifs; actuellement deux selles liquides par jour; faiblesse, flueurs blanches, anémie, flatuosités, sensibilité épigastrique, rapports fréquents.

Prescription le 13 octobre 1861. — Sirop de quinquina, une cuillerée matin et soir.

Tisane de colombo, 8 grammes par litre.

Régime analeptique; vin coupé d'eau ferrée aux repas; flanelle sur le ventre.

3 novembre. Amélioration, mais flatuosités encore prononcées; vin de gentiane, trois cuillerées à bouche après chaque repas.

Continuer l'eau ferrée.

Décembre. Va moins bien par suite d'imprudence et de cessation de régime.

Sous-carbonate de fer.	12	gr.
Fer réduit.	8	
Rhubarbe, cannelle, āā	4	
Opium brut	0.5	

M. s. a. Deux à quatre pincées par jour, aux repas.

5 janvier 1862. État général satisfaisant; appétit bon; digestions habituellement meilleures, mais redevenant difficiles dès qu'il y a un écart de régime, que la malade mange de la fricassée, etc.; sensibilité épigastrique, gonflements, surtout après les repas; rapports, borborygmes; il n'y a plus de diarrhée; flueurs blanches bien moindres.

Régime sévère et suivi; même poudre analeptique; repos; *quassia amara* deux heures avant les repas.

Va moins bien depuis quelques jours; ne peut pas se départir de son régime sans le regretter. Diarrhée depuis hier. Les liquides augmentent la dyspepsie.

Sous-nitrate de bismuth.	1	gr.
Pepsine.	0.5	

Faire de même vingt paquets; un avant chaque repas.

Eau ferrée; régime sec, viandes rôties.

23 février. Vésicatoire au bras. Même importance du régime au point de vue du soulagement quand il est bien suivi, et de la reproduction des troubles digestifs quand il est négligé.

25e OBSERVATION.

Dyspepsie flatulente gastrique presque congénitale, dépendant d'un vice de régime.

Une petite fille de six ans, issue de parents malheureux, est atteinte, presque depuis sa naissance, d'une dyspepsie gastrique qui ne fait que s'accroître avec l'âge.

Cette pauvre enfant, un peu étiolée quoique assez bien développée, ne peut digérer que le laitage et les bouillons gras purs, la viande bouillie ou rôtie, et sa mère, veuve avec quatre enfants, sans ressources, n'a à leur donner le plus souvent que du pain et une soupe aux légumes peu ou point graissée.

Le maigre, sauf le lait, les légumes sous toutes les formes, lui donnent des *gonflements*, des *rapports*, des *pesanteurs*, qui se terminent ordinairement par des vomissements. La répulsion de son estomac pour les végétaux est telle que, si des légumes sont ajoutés au pot-au-feu, elle ne peut digérer ce bouillon.

Au reste, ni douleurs ni acidités.

Je lui ai prescrit le sirop de gentiane, à prendre avant ou après les repas, sans espérer un résultat complet, que le temps et des conditions d'existence meilleures pourraient seuls procurer. Des personnes charitables m'ont promis de s'occuper de cette malade et de sa famille, et, à ce compte, j'espère un peu.

J'ai occasion de la revoir souvent. Depuis deux ans que ces notes sont prises, les conditions n'ont pas changé : digestions faciles avec les aliments gras et choisis, avec le laitage; incomplètes et troublées avec la nourriture végétale et grossière.

26e OBSERVATION.

Dyspepsie gastrique flatulente symptomatique d'une leucorrhée opiniâtre. — Causes morales et hygiéniques.

Une jardinière âgée de trente ans; veuve, à vingt et un ans, d'un mari qu'elle a beaucoup regretté; remariée ensuite; ayant eu un enfant de chacun de ses maris : le dernier venu au monde, très-chétif, n'a pas vécu. Bien réglée depuis l'âge de seize ans. Tempérament nerveux, constitution sèche et moyenne.

Leucorrhée abondante, avec douleurs dorsale, lombaire et hypogastrique, causant des excoriations de la partie supéro-interne des cuisses, depuis sa dernière couche, qui remonte à deux ans.

Grande sensibilité; nombreuses préoccupations qui la poursuivent souvent jusque dans son sommeil.

Fatigues excessives. Elle travaille, dit-elle, comme l'homme le plus fort du pays, non par nécessité, mais par désir de gagner et crainte de ne pas faire honneur à ses affaires.

Nourriture insuffisante, végétale; jamais de vin, tout au plus un peu de mauvais cidre.

Logement salubre.

Depuis un an, aux tiraillements d'estomac habituels, consécutifs à l'écoulement utéro-vaginal qui a pris une grande intensité, sont venus se joindre, deux ou trois heures après les repas, des pesanteurs, des gonflements au creux épigastrique qui la forcent à se desserrer la taille, des picotements plus agaçants que douloureux qui se continuent souvent de cette même région jusque sous les seins.

Quand les éructations se font facilement, elle se croit sauvée; dans le cas contraire, elle souffre beaucoup et plus longtemps; il s'y ajoute même des étouffements et des palpitations.

La digestion stomacale terminée, tout rentre dans l'ordre, la flatulence ne gagnant jamais les intestins.

État chloro-anémique prononcé.

Bon appétit; se trouve soulagée quand elle prend du bouillon gras et de la viande, ce qui est très-rare.

Prescription. — Corriger avant tout le régime : nourriture plus légère et substantielle, mieux préparée; vin rouge aux repas coupé avec une décoction de chicorée sauvage, dont il sera pris une tasse pure, matin et soir, une heure avant de manger.

Poudre ferrugineuse unie à l'ergotine au moment des repas (1).

Injections prolongées, matin et soir, avec eau fraîche vinaigrée.

Travail modéré; distractions.

1. Cette préparation, que je ne saurais trop recommander dans les leucorrhées idiopathiques, est ainsi composée :

Sulfate de fer	8 gr.
Carbonate de fer	12 gr.
Quinquina rouge ou gris	4 gr.
Cannelle,	
Ergotine, ââ	4 gr.

F. s. a. Une à deux pincées avant les deux principaux repas. Suspendre à l'approche des époques menstruelles.

15 mars 1863. Pas d'amélioration sensible; n'a suivi qu'incomplétement son traitement.

Sous-nitrate de bismuth	25 centigr.
Poudre de gomme.	10 centigr.
Opium brut.	25 milligr.

F. s. a. A prendre avant chaque repas. Eau ferrée et de chicorée [1]; régime *ut suprà*.

31 mars. Amélioration sensible; ne souffre que si elle mange beaucoup; est obligée de faire huit à dix petits repas par jour. Appétit. Vin de gentiane en quittant la table (deux à quatre cuillerées); revenir à la poudre ferrugineuse; suspendre le bismuth.

27e OBSERVATION.

Dyspepsie flatulente simple dépendant d'une spermatorrhée.

Jeune homme de vingt-sept ans, négociant, de constitution assez délicate; sujet, dès l'âge de seize ans, à des pertes séminales nocturnes; jamais d'excès vénériens, solitaires ou autres.

Marié il y a trois ans et demi. Débarrassé de ses pertes pendant quelque temps, il les a vues reparaître l'année dernière, sous l'influence de fatigues et d'excitants. Elles ne viennent que le jour, pendant la défécation; elles le fatiguent beaucoup quand elles se répètent. Les fonctions génitales en souffrent; le visage a pâli et pris un air maladif. Les digestions, toujours très-bonnes, se troublent ou se régularisent suivant que les accidents spermatorrhéiques persistent ou sont suspen-

1. Préparée comme l'eau ferrée ordinaire, en remplaçant l'eau bouillante par une égale quantité de décoction de racines de chicorée sauvage. Excellente et peu coûteuse tisane pour les pauvres, auxquels je la conseille aussi comme boisson de table, soit pure, soit coupée avec le vin (voir la note de la p. 326).

dus. Les troubles dyspeptiques consistent en une pesanteur à l'épigastre, en des flatuosités et éructations fréquentes et prolongées.

Les lotions et les immersions froides, les rafraîchissants à l'intérieur, l'abstention rigoureuse de tous excitants, avaient d'abord produit le meilleur effet. Le malade y avait même gagné de devenir père, ce dont il commençait à désespérer. La dyspepsie s'était entièrement dissipée.

Cependant, ce jeune homme vient me retrouver. Sous l'influence des mêmes causes, la spermatorrhée tend à reparaître, et en même temps les digestions se font plus difficilement. Teint pâle, pouls dépressible, respiration courte, air affaissé.

Insister sur les mêmes moyens hygiéniques; y ajouter ceux-ci :

Masse de Vallet.	10 gr.
Lupuline,	
Castoréum, ââ	2

F. s. a. cent pilules, à prendre de deux à huit par jour.

Une injection prolongée, tous les soirs en se couchant, avec de l'eau saturnée dans le canal de l'urètre.

L'amélioration n'a pas tardé à se produire à la suite de ce traitement, qui a été suspendu il y a trois semaines seulement.

Aujourd'hui, pour la première fois (soixante-huitième jour du traitement), perte séminale légère pendant l'acte de la défécation; c'est ce qui a porté le malade à revenir me consulter.

Insister sur le régime et sur les divers moyens curatifs indiqués plus haut.

Trois mois après sa dernière consultation, je revois le malade, qui m'assure qu'il continue à bien aller, à avoir de meilleures digestions. Il n'a éprouvé qu'une perte séminale involontaire depuis lors, et il suit son régime le plus exactement possible.

28e OBSERVATION.

Dyspepsie gastralgique peu ancienne. — Résultat satisfaisant du traitement.

Un capitaine d'infanterie âgé de quarante-six ans, très-sobre, de constitution assez forte, de tempérament nerveux et bilieux, se plaignait de douleurs assez vives et opiniâtres, accompagnant la digestion stomacale sans nuire ni à l'appétit, ni aux forces. L'emploi de moyens nombreux et une saison à Vichy n'avaient pas amené de résultats favorables.

Le 17 mai 1858, je lui prescris : sirop de chlorhydrate de morphine et d'aconit, ââ, 60 grammes, à prendre d'une à cinq cuillerées à café avant les repas; eau de Bussang avec un tiers de vin vieux; un petit verre de malaga au dessert.

Un grand bain tiède tous les deux jours.

Régime simple, peu copieux; viandes rôties surtout; repas réguliers, suffisamment espacés.

Les digestions n'étant plus douloureuses, mais lentes, je remplace, au bout de quelque temps, cette prescription pharmaceutique par la suivante :

Baume de Fioraventi et teinture de noix vomique en parties égales, pour frictions à l'épigastre matin et soir.

22 juin. Les douleurs digestives ont reparu après les frictions.

Revenir au sirop et aux divers moyens indiqués plus haut; aux frictions seulement quand la gastralgie sera dissipée.

Quand il y aura un mieux bien établi, suspension provisoire, puis définitive, du traitement.

Régime toujours sévère; un peu de thé noir ou de café, alternativement, après les repas.

Amélioration complète consécutivement à ce traitement, qui a été fidèlement exécuté. J'ai perdu de vue cet officier.

29e OBSERVATION.

Dyspepsie irritative ancienne (variété de la forme gastralgique). Prompte amélioration.

Femme de la campagne âgée de cinquante ans, encore réglée : teint d'un jaune rouge; soignée déjà par un médecin et un pharmacien; se plaint depuis longtemps, mais surtout depuis deux ans, de troubles digestifs de l'estomac plus prononcés au renouvellement des saisons, accompagnés souvent de vomissements soit de glaires, soit d'aliments. Outre les souffrances résultant de la digestion, il existe des douleurs habituelles, à l'épigastre et dans le dos, que la pression augmente. Pas de fièvre; appétit modéré.

Traitement le 1er janvier 1860. —

Bicarbonate de soude.	0.3	gr.
Magnésie.	0.1	
Extrait de fiel de bœuf	0.2	
Extrait d'aconit napel.	0.025	

De deux à quatre paquets semblables, par jour, avant les repas.

Frictions stibiées sur l'épigastre.

Régime lacté; œufs à la coque; nourriture légère.

9 juin. Grande amélioration pour tous les symptômes énoncés ci-dessus; meilleur appétit; digestions sans douleurs, mais avec sensation de tournoiement à l'épigastre; plus de vomissements.

Trois petites tasses d'infusion d'absinthe par jour, une à deux heures avant les repas; le reste *ut suprà.*

Régime graduellement plus copieux, et surtout animal, très-régulier.

30e OBSERVATION.

Dyspepsie gastralgique rebelle, liée à un état chloro-anémique ancien.

Grosse jeune fille de la campagne âgée de vingt ans, réglée à quinze ans et demi : dysménorrhée habituelle; tempérament lymphatique sanguin ; santé toujours mauvaise, surtout depuis le mois de mai 1860; nausées et douleurs stomacales violentes, après les repas et n'importe quels aliments, plus prononcées à la suite des règles; constipation. A été traitée par les amers, les narcotiques, etc.

Prescription le 26 janvier 1861. — Poudre ferrugineuse digestive (1).

Un vésicatoire volant à l'épigastre tous les huit jours, pendant trois semaines.

Immersion de trois minutes dans l'eau froide, matin et soir.

Régime léger, analeptique; promenades dans les champs.

23 février. Peu d'amélioration; les nausées ont cessé, mais les digestions sont toujours très-douloureuses; rapports nidoreux. Visage excellent. Rien du côté du foie ni d'aucun autre organe; palpitations, tristesse et divers symptômes nerveux de chloro-anémie.

Charbon végétal; infusion de germandrée et de valériane, deux heures avant les repas; vésicatoire morphiné (2 à 5 centigr. par jour) à l'épigastre.

17 Mars. Amélioration très-peu sensible; digestions toujours douloureuses, parfois même pendant l'ingestion des aliments; boule hystérique, moins de tristesse. On m'assure que cette jeune fille n'a eu de contrariétés d'aucun genre.

1. Fer réduit par l'hydrogène. . . . . 0.5 gr.
Extr. de fiel de bœuf,
Id. de baies de genièvre, ãã 0.2
Rhubarbe. 0.1
F. s. a. Un paquet semblable, puis deux par jour.

Pepsine	0.5	gr.
Extr. aconit	0.05	

A prendre un, et au besoin deux de ces paquets avant chaque repas.

Macéré de quassia, une tasse deux heures avant le repas.

Continuer le fer.

1er avril. État à peu près semblable; amélioration d'abord sensible, puis nulle; accidents hystériques divers; hyperesthésie cutanée surtout. Je persiste dans mes soupçons de quelque sujet de tristesse.

Badigeonnages avec teinture d'iode sur les points douloureux; pilules avec :

Extr. valériane	0.1	gr.
Id. d'aconit et belladone, ââ	0.025	

Deux à quatre par jour.

Enveloppements froids; voyages, changement de résidence.

Je n'ai plus revu cette jeune fille; j'ai appris que son état n'avait pas changé.

31e OBSERVATION.

Ulcère simple de l'estomac; invasion ancienne; plusieurs récidives à longue distance; symptômes dyspeptiques dans l'intervalle. — Mort.

Un ouvrier très-rangé, ayant bien fait ses affaires, âgé de soixante-huit ans environ, de tempérament sanguin, de constitution forte, eut à la suite de chagrins, en 1860, un dérangement complet des fonctions digestives, pour lequel il se soigna pendant près de six semaines avant de réclamer mes conseils.

Quand il me fit demander, le 19 mars 1860, je le trouvai très-amaigri, le visage coloré, plaqué aux pommettes, et d'une teinte bilieuse dans le reste de son étendue. Pas de fièvre;

transpirations nocturnes habituelles depuis longues années, ayant plutôt diminué qu'augmenté.

Inappétence complète; rapports acides même en dehors des repas; les bouillons de veau ou de poulet sont seuls supportés; parfois quelques vomituritions ou vomissements bilieux le matin. Douleur fixe, souvent intense, restreinte sous l'appendice xiphoïde et dans la région dorsale correspondante. Constipation, soif modérée. Ni tumeur, ni douleur notables à la pression.

Le malade a eu la même affection il y a vingt-neuf ans; il s'y était joint des vomissements noirs et sanguins. Sa position avait été jugée désespérée par son médecin; il ne s'est rétabli qu'au bout de plusieurs mois, et avec des précautions infinies pour le régime. Les potages clairs, les bouillons, les œufs à la coque peu cuits, le laitage, sont restés sa seule nourriture. Les plus petits écarts étaient suivis d'accidents digestifs plus ou moins sérieux. Doué d'une volonté peu commune, il se résigna à cette existence, et reprit des forces et un embonpoint satisfaisant.

Il y a douze ans, pareille récidive à la suite de vives contrariétés; même réussite du traitement et du régime. État dyspeptique des plus prononcés ensuite.

L'absence de fièvre, de douleurs à la pression, de tumeur et même de simple empâtement à la percussion et au palper, la connaissance des accidents anciens si redoutables, me portèrent à exclure l'idée d'une gastrite ou d'un cancer, et à admettre l'existence d'une lésion non moins grave et due à la même influence morale que par le passé. Je veux parler de l'ulcère simple de l'estomac.

Cette fois, le traitement n'eut aucun succès : diètes avec bouillons légers, petit-lait; doux cathartiques, eau de Vichy, bismuth, poudres absorbantes, eau de chaux, narcotiques, azotate d'argent, révulsifs à l'épigastre employés tour à tour, de concert avec deux de mes confrères, tout fut inutile. L'anorexie devint complète. Les simples pituites ou régurgitations firent place aux vomissements bilieux, sanguins, mélaniques, accompagnés de douleurs intenses à l'estomac. L'eau simple, la glace même, ne furent plus supportées; l'haleine du malade devint infecte; son amaigrissement ne fit qu'augmenter; la fièvre s'alluma seulement à la fin, et la mort arriva le 13 mai.

32e OBSERVATION.

Dyspepsie acide; chloro-anémie consécutive.

24 mars 1862. Mlle X, repasseuse, vingt ans, tempérament lymphatique nerveux, réglée à douze ans et demi : dysménorrhée datant de trois mois; depuis un an, aigreurs d'estomac à jeun, mais surtout à partir d'une heure après les repas et tant que dure la digestion; rapports acides; puis il semble que des gouttes de vinaigre retombent dans l'estomac, et cela avec toute espèce de nourriture, de préférence avec les légumes cependant; le vin redouble les aigreurs; sensation de brûlements à l'estomac; oppression et symptômes nerveux (névropathie générale) depuis longtemps, mais plus fortement depuis quelque temps; leucorrhée légère.

Poudre composée :

Pepsine et bismuth, ââ. . . . . 0.5 gr.

Trente doses égales; une avant chaque repas.

Infusion d'absinthe, une tasse matin et soir; régime sec, animal et léger; vin rouge de bonne qualité; promenades ou travaux des champs. Modérer le repassage.

30 avril. Grande amélioration à partir de quinze jours après l'usage des moyens précédents. Les huit premiers jours, il y avait plutôt accroissement des symptômes. A présent, aigreurs presque nulles, digestions plus faciles; n'a plus la sensation des

gouttes de vinaigre : la dernière époque a été accompagnée de beaucoup de douleurs et même de fièvre; peu d'appétit; a cependant fait excès de travail au point de passer plusieurs nuits sans se coucher. Ne prend plus de paquets depuis quinze jours, et la dyspepsie n'est pas revenue.

Fer réduit	12 gr.
Sulfate de fer.	8
Extr. genièvre, rhubarbe, ergotine, ãã	4

De deux à quatre pincées par jour.

Chicorée sauvage; régime analeptique; le moins de travail possible : le reste *ut suprà*.

L'amélioration n'a fait que se compléter depuis; mais le choix dans le régime est toujours de rigueur.

33e OBSERVATION.

Dyspepsie acide avec vomissements de nature douteuse. — Bon effet du bismuth uni au régime.

Une dame de soixante-dix ans, jusque-là très-forte, eut du chagrin et des préoccupations prolongées, et, à leur suite, en 1861, une toux spasmodique, opiniâtre, une grande irrégularité d'appétit, avec troubles digestifs caractérisés par des renvois acides, allant parfois jusqu'au pyrosis et s'accompagnant fréquemment de vomissements alimentaires, bilieux ou glaireux. Les végétaux, les féculents, le fromage fermenté, les aliments grossiers, favorisaient ces accidents.

Sensibilité et résistance épigastriques assez prononcées. Pas de tumeurs appréciables. Amaigrissement, teint souvent d'un jaune pâle. Insomnies. Résistance aux vomi-purgatifs, aux amers, aux toniques, au quinquina sous diverses formes, aux antispasmodiques, aux calmants, etc.

Je provoquai une consultation dans laquelle ce diagnostic et ce traitement furent arrêtés :

Bronchite à caractère nerveux prononcé ; dyspepsie probablement symptomatique d'une affection organique commençante de l'estomac ;

Régime sévère composé surtout d'aliments azotés, tels que bouillon gras, viandes blanches, puis rouges, rôties ou grillées, œufs, peu de légumes, légers et au jus. Un seul repas substantiel par jour, vers midi. Le matin et le soir, un potage, une pomme cuite ou un œuf à la coque.

Avant chaque repas principal, un paquet contenant :

Sous-nitrate de bismuth.	0.5	gr.
Magnésie calcinée	0.025	

Une tasse à thé d'infusion de houblon deux heures avant de manger.

Un cautère au bras.

Sous l'influence de ce traitement, les différents symptômes dyspeptiques se calmèrent peu à peu, sans se dissiper complétement. Les acidités et les vomissements devinrent de plus en plus rares. Leur retour était presque toujours expliqué par un écart de régime ou par quelques contrariétés. La toux persista, mais avec moins de violence.

Quoi qu'il en soit, l'embonpoint et les forces se relevèrent peu à peu ; la malade put sortir et se promener.

Depuis près de trois ans que cet état dure, on ne saurait affirmer que tout soupçon de lésion organique de l'estomac est passé ; mais ce qui est certain, c'est que l'amélioration est telle que la nature de cette dyspepsie paraît plus rassurante.

34e OBSERVATION.

Dyspepsie acide, de nature douteuse.

4 janvier 1864. Un marchand ambulant âgé de cinquante-quatre ans, ayant l'habitude de boire de l'eau-de-vie à jeun sans excès, appartenant à une famille dont les membres souffrent plus ou moins de l'estomac, de constitution moyenne, assez bien conservé encore, me consulte pour des brûlements, des cuissons d'estomac remontant à deux mois et demi environ, s'accompagnant fréquemment de vomissements alimentaires ou bilieux qui s'annoncent par des rapports acides. Un des derniers vomissements était noir comme du *café*. Soigné convenablement par son médecin, qui l'a fait vomir, l'a mis à un régime sévère, a conseillé une application de sangsues à l'épigastre, suivie d'une recrudescence dans les vomissements. Amélioration pendant huit jours et rechute dès que le régime est un peu substantiel.

Rien de notable à la palpation et à la percussion.

Teint subictérique.

Prescription. — Purgation avec :

Crème de tartre	12 gr.
Magnésie calcinée	6

A répéter deux fois.

Faire usage ensuite de cette poudre composée :

Sous-nitrate de bismuth	25 cent.
Magnésie et gomme, ãã	10

A prendre avant chaque repas.

Régime léger, sévère, reposant sur les potages, le laitage, les œufs, les viandes blanches, puis rouges, rôties ou grillées, graduellement.

Rôtir soigneusement tout le pain qui sera mangé.

Éviter les féculents, la pâtisserie, le fromage passé, la nourriture grossière.

18 février. Grande amélioration; n'a vomi que trois fois depuis, et à la suite de l'ingestion d'un peu de vin nouveau; après sa consultation, est resté cinq semaines sans vomir. Les douleurs sont calmées de même.

12 mars. État tout à fait satisfaisant; l'embonpoint a augmenté; l'appétit et les digestions ne laissent rien à désirer.

35e OBSERVATION.

Dyspepsie acide avec vomissements incoercibles chez une femme grosse; changement de résidence. — Guérison lente et difficile.

Une jeune femme de dix-neuf ans fut atteinte, à six semaines de grossesse, des vomissements ordinaires à cet état. Au lieu de diminuer, ils ne firent qu'augmenter, et devinrent presque incessants. Ayant résisté à tous les moyens rationnels connus, son médecin et sa famille décidèrent qu'elle changerait de résidence. Elle vint habiter une agréable campagne à proximité de ma demeure; elle était grosse alors de quatre mois environ.

Je la vis pour la première fois le 21 juin 1857. Émaciation générale; grande pâleur; pouls régulier, mais faible. Toute ingestion de solides ou de liquides est suivie de vomissements alimentaires, puis glaireux, et parfois bilieux et de couleur de verdet. Ptyalisme incessant, même la nuit. Le lever est pénible et exaspère ces accidents.

Rapports aigres; brûlements à l'épigastre, le long de l'œsophage, à la gorge. Pression du ventre et de l'épigastre modérément sensible.

Eaux naturelles de Vichy, de Seltz; magnésie; diverses poudres absorbantes; potion de Rivière avec et sans morphine; écusson de thériaque et de morphine à l'épigastre; frictions belladonées camphrées sur le bas-ventre; grands bains, puis vomitifs employés comme agents perturbateurs; purgatifs légers; séjour en plein air.

Tel fut le traitement employé avec des résultats divers et lents, et cependant heureux à la fin, car cette jeune femme put repartir dans un état satisfaisant au mois d'octobre, et accoucher, deux mois après, d'une petite fille bien constituée, qui vécut dix-huit mois.

36e OBSERVATION.

Dyspepsie acide accompagnée de vomissements incoercibles chez une femme grosse. — Résistance opiniâtre à tous les moyens connus. — Cessation brusque avec l'usage d'un liquide fermenté.

Un dame de trente-neuf ans, multipare, ayant toujours eu d'excellentes grossesses, fut atteinte pendant la dernière, dès son début, de vomissements opiniâtres, incoercibles, qui ne firent qu'augmenter avec les progrès de la grossesse.

Elle buvait, elle mangeait quand même, parce qu'on l'avait persuadée qu'il le fallait. Les vomissements ne tardaient pas à suivre l'ingestion des aliments, qui pesaient sur l'estomac, causaient des douleurs, et, le plus souvent, des aigreurs et une sorte de cuisson.

Inutilité des calmants *intus et extra*, de la teinture d'iode, des poudres absorbantes, des bains, des révulsifs, des eaux gazeuses et minérales.

Demandé en consultation le 21 décembre 1861, dans le courant du septième mois de la gestation, je trouvai cette personne au lit, trop affaiblie pour rester levée, et n'ayant plus d'espoir que dans l'avortement provoqué ou l'accouchement prématuré, dont on lui avait rempli la tête.

Les vomissements sont souvent bilieux et porracés; l'haleine est acide, mais sentie de près; le visage est amaigri, non plaqué; il n'y a pas de fièvre; la sensibilité du ventre, et de l'épigastre en particulier, est modérée. La nutrition est incomplète, mais se fait encore.

Tout considéré, je conseille de temporiser et d'obéir aux caprices d'estomac de la patiente, tout en continuant l'usage des bains et de quelques boissons digestives.

Séance tenante, la malade témoigne le désir de boire de la bière. Elle lui est permise et même recommandée. A partir de l'emploi de ce liquide amer et fermenté, dont le goût persista jusqu'à la fin de la grossesse, les vomissements se calmèrent comme par enchantement, l'appétit se rétablit ainsi que les forces.

L'accouchement eut lieu à terme et très-heureusement.

37e OBSERVATION.

Dyspepsie acide grave; grossesse. — Inutilité du traitement pendant la phase des vomissements. Cessation brusque des vomissements; fièvre intense d'un caractère particulier. Mort.

Dame âgée de trente-sept ans : constitution assez forte; tempérament bilieux, sanguin; santé habituellement bonne; quatre enfants, dont un mort en janvier dernier, et dont la perte lui a causé un chagrin profond et prolongé; cinquième grossesse vers la fin de l'été; grandes fatigues et inquiétudes au début de cette grossesse, où elle a soigné et veillé une sœur dangereusement malade.

Grossesses toujours très-difficiles; vomissements opiniâtres; crachats sanguinolents, sans aucune lésion pulmonaire; inappétence, amaigrissement.

Dans celle-ci, mêmes accidents dès la quatrième semaine, avec une intensité plus grande : les vomissements deviennent peu à peu incessants, incoercibles, tantôt d'un vert foncé, tantôt d'un vert clair ou couleur de verdet, striés souvent de sang. Dans les moments de calme, qui sont rares, ptyalisme aussi fatigant que les vomissements; perte d'appétit, dégoût pour les aliments. Emploi infructueux de tous les moyens simples ordinaires.

Le 16 octobre 1862 je suis demandé : visage amaigri, pommettes saillantes, joues plaquées de rouge; pourtour jaunâtre, ainsi que les sclérotiques; hypogastre et épigastre sensibles à la pression; acidité de l'haleine; pouls moyennement fréquent, faible; peau chaude, halitueuse.

Limonade purgative, puis calmants *intus et extra*, les jours suivants; bouillon coupé.

Forcé de m'absenter pendant plusieurs jours, un confrère me remplace, et prescrit la potion de Rivière et la magnésie calcinée. Légère amélioration, non durable.

Je formule bientôt un vomitif, qui produit quelque temps d'arrêt dans les accidents. A la fin d'octobre, les vomissements reprennent de plus belle, ils sont incessants; une goutte de liquide les provoque. La patiente prétend souffrir encore plus quand elle ne vomit pas, parce qu'elle fait des efforts inutiles. Soif inextinguible; atmosphère imprégnée de l'acidité du souffle de la malade; pouls faible et assez fréquent; épigastre plus sensible que l'hypogastre, où la grossesse commence à se traduire sous forme d'empâtement profond.

Frictions d'huile de croton à l'épigastre, privation absolue d'alimentation stomacale, et, autant que possible, de liquides; trois lavements alimentaires rendus de plus en plus substantiels et additionnés de laudanum. Amélioration très-sensible pendant ce traitement, qui dure environ trois semaines : la malade peut se lever et prendre plusieurs bains; quelques bouillons légers sont avalés et réussissent.

Le 26 novembre, les vomissements reparaissent; constipation. Une demi-bouteille de limonade purgative, qui produit encore un bon effet. Le kirsch, déjà conseillé, est repris, et donne du soulagement. Cependant les nausées, les vomituritions, les vomissements, la salivation, sont plus fréquents que dans la période précédente.

4 décembre. Les vomissements diminuent; une fièvre d'apparence quotidienne s'établit; l'appétit revient : on est satisfait; on ne m'appelle point.

Le 5, fièvre continue, intense; troubles de la vue, hallucinations; intelligence nette; suspension des vomissements; appétit. Des potages sont donnés et digérés.

Un gramme de sulfate de quinine en deux lavements.

Le 8, après une chute assez notable des symptômes fébriles, exacerbation nouvelle, cécité presque complète, intelligence intacte; pouls à 120 le matin, à 150 le soir; bas-ventre très-sensible, surtout à droite.

Large vésicatoire à l'épigastre; le reste *ut suprà.*

Le 9, vomissement copieux de glaires et de sang à quatre heures du matin; délire loquace ensuite; pouls irrégulier, à 160. Mort, à dix heures du matin.

38e OBSERVATION.

Dyspepsie acide grave; grossesse.— Accouchement prématuré et spontané. Mort.

On sait que l'avortement et l'accouchement même spontanés ne délivrent pas toujours la femme de ces redoutables accidents. En voici un exemple que les partisans de l'avortement et de l'accouchement prématuré feront bien de méditer.

De 1857 à 1858, je donnai des soins à une jeune femme

de vingt-six ans, primipare, tourmentée par des émotions tristes continuelles, atteinte, à six semaines de grossesse, de vomissements matutinaux qui cessèrent, puis reparurent, vers le cinquième mois, avec une intensité et des caractères nouveaux tout à fait semblables à ceux qui viennent d'être exposés. Plusieurs fois la question de l'avortement fut agitée avec deux confrères réunis en consultation. Des lavements alimentaires soutinrent la malade pendant près de six semaines; nous avions franchi le septième mois. Cependant les mêmes symptômes persistaient : la fièvre revenait tous les jours; perte d'appétit complète, découragement, difficulté de garder les lavements.

La provocation de l'accouchement prématuré fut décidée, quand, à ma grande satisfaction, il se fit de lui-même, en sorte que je n'eus qu'à le favoriser.

Enfant chétif, maigre, qui mourut le troisième jour. La mère sembla d'abord aller mieux; une contrariété rappela les vomissements et la fièvre. Elle succomba le 14 février, sixième jour de ses couches.

39e OBSERVATION.

Dyspepsie atonique de cause rhumatismale évidente. Traitement varié et long sans résultat. — Guérison par l'électricité.

Un fermier âgé de quarante-neuf ans, de constitution forte, de tempérament sanguin, fut atteint le 28 avril 1860, à la suite d'excès de travail et de refroidissements excessifs, de rhumatismes généralisés, avec fièvre, qui durèrent deux mois. Des sangsues appliquées à plusieurs reprises, des bains simples et sulfureux, des liniments calmants, procurèrent un soulagement momentané. Rechute à la suite de sorties imprudentes et de séjour sur le sol dans la position horizontale.

Appelé en consultation le 8 août, je constatai l'existence

d'un lombago ou plutôt d'une affection rhumatismale chronique de tous les muscles du tronc. Impossibilité de se tenir debout et droit, et de marcher sans béquilles; insomnies; peu d'appétit; digestions laborieuses, longues, souvent avec flatulence; amaigrissement.

Un diagnostic de myélite chronique avait été porté par le médecin ordinaire, très-expérimenté du reste.

Je prescrivis des toniques amers, le quinquina, des liniments excitants, des bains sulfureux méthodiques, la flanelle, puis l'hydrothérapie domestique (enveloppements et affusions); le tout sans résultat.

Le 26 novembre, je le soumets à la faradysation générale du tronc et des membres, avec l'éponge et les brosses, pendant une demi-heure en plusieurs fois.

Jusqu'au 11 janvier 1861, onze séances d'électricité avec une durée et une intensité croissantes. Bains sulfureux dans l'intervalle des séances, qui sont répétées deux fois par semaine.

Amélioration rapide et des plus manifestes. Le malade quitte ses béquilles à la troisième électrisation, et les remplace par une canne, qu'il met bientôt de côté.

En même temps les voies digestives prirent plus de ton, et les digestions se rétablirent; l'embonpoint reparut.

Le 22 avril, guérison complète de cette affection, qui avait duré une année environ. Plus de trace de dyspepsie.

40e OBSERVATION.

Dyspepsie des liquides (variété de la forme atonique) promptement améliorée, quoique ancienne.

2 janvier 1860. — Un manouvrier âgé de quarante-quatre ans est atteint, depuis dix-huit mois, de dyspepsie caractérisée

par la difficulté de digestion des liquides, dont il éprouve un grand besoin en mangeant, et qui sont rejetés après avoir occasionné de l'empâtement à l'épigastre, de la douleur sous l'appendice xiphoïde et dans la partie correspondante du dos. Travail comme à l'ordinaire; pas d'amaigrissement; rien du côté du foie.

Un médecin a ordonné de la magnésie, sans profit.

Prescription. — Pilules avec :

Extrait de noix vomique	0.02 gr.
Id. de fiel de bœuf et magnésie, ââ.	0.08

Une à trois avant chaque repas.

5 grammes de bicarbonate de soude par litre d'eau pour les repas, avec du vin.

Nourriture légère, en petite quantité à la fois; boire peu et lentement.

14 janvier. Amélioration sensible; les douleurs épigastrique et dorsale ont cessé; digestions plus faciles; liquides mieux supportés.

Traitement *ut suprà,* sauf que je double la quantité d'extrait de noix vomique.

41e OBSERVATION.

Dyspepsie des liquides (variété de la forme atonique).

8 avril 1862. Mme X, quarante-deux ans : tempérament lymphatique sanguin; diathèse herpétique (eczéma) dont l'influence sur la dyspepsie paraît être nulle; bien réglée; cinq grossesses, toutes arrivées à terme, moins une; grandes fatigues dans son intérieur; symptômes de chloro-anémie commençante, tels que bourdonnements d'oreille, douleurs dorsale et précordiale, constriction de la gorge, sensation de corps remontant et se fixant à cette région, grande impressionnabilité, étouffements,

santé moins bonne huit à neuf jours avant et après les règles, qui sont peu abondantes; leucorrhée à peu près nulle. Vertiges quand la malade se baisse, où *il lui semble que son cerveau se déplace;* si en se baissant elle tient la tête élevée, elle n'éprouve pas ces symptômes. Sujette aux conjonctivites.

Dyspepsie depuis sa dernière couche, qui remonte à sept ans. Digestion des aliments gras (chair et graisse) facile, mais impossibilité de supporter les liquides, même l'eau, la tisane, le vin, le bouillon, s'ils sont pris isolément : elle les vomit alors, et ils sont accompagnés d'âcreté, ils cuisent à la gorge. Ils passent, mais en petite quantité, s'ils sont ingérés avec les solides. Les œufs, le laitage, les farineux, ne conviennent pas non plus. Sensibilité de l'estomac nulle; langue assez chargée; bouche amère; pouls dépressible, de fréquence normale.

Magnésie	8 gr.
Crème de tartre.	16
Jalap	2

pour deux doses; à prendre à cinq jours d'intervalle. Régime approprié.

15 avril. État à peu près semblable; le régime seul donne du soulagement, pourvu qu'il soit associé au repos d'esprit et de corps, ce qui n'est guère possible dans la position où se trouve la malade : aussi cette dyspepsie doit-elle être considérée comme incurable.

42e OBSERVATION.

Dyspepsie des solides (variété de la forme atonique) symptomatique d'un état chloro-anémique des plus prononcés. — Résultat satisfaisant de la viande crue unie à la pepsine.

Une jeune fille de quinze ans, délicate et plus ou moins souffrante depuis sa naissance, réglée à l'âge de treize ans, fille de mère dyspeptique, envoyée par moi, deux années de suite, aux bains de mer avec un résultat des plus satisfaisants, eut, au commencement de 1862, une suppression menstruelle sans cause connue autre que la faiblesse générale, qui s'accompagna des symptômes nerveux de chloro-anémie les plus complets, les plus variés, les plus bizarres. Aucun organe, aucune fonction, n'en furent exempts. Il s'y joignit, surtout aux époques, des douleurs rhumatoïdes des muscles et des articulations.

Peu à peu le lever devint impossible, par suite de douleurs fixes dans le membre inférieur droit et de vertiges avec lipothymies : dix minutes étaient tout ce qu'on pouvait obtenir.

Les règles revinrent avec surabondance et ne produisirent qu'un redoublement de troubles nerveux. Elles s'établirent de deux mois en deux mois : dans le mois intermédiaire, on ne constatait que les symptômes précurseurs et généraux de l'époque menstruelle, et il en résultait autant de troubles et de souffrances que de l'éruption cataméniale ordinaire.

De toutes les fonctions, ce fut celle de la digestion qui se trouva le plus influencée.

L'appétit diminua d'abord, puis le travail digestif devint plus long, plus difficile; sauf les potages, certains légumes ou fruits de saison, parfois un peu de pâtisserie, tous les autres aliments, surtout la viande et tout ce qui était solide, causèrent des douleurs, des picotements dans l'estomac, des flatuosités. Souvent douze heures suffisaient à peine pour l'élaboration d'un repas tant soit peu substantiel.

Quand on voulait faire violence à la malade, il se joignait aux symptômes précédents des brûlements, un sentiment de cuisson dans toute l'étendue du tube gastro-intestinal. Cette disposition fut portée au point que la vue et l'odeur de la viande excitèrent les craintes et les répugnances de la jeune malade, et qu'elle se refusa obstinément à en manger.

Constipation opiniâtre; embonpoint assez bon et peu en rapport avec la faible quantité d'aliments prise chaque jour.

Prescription. — Indépendamment des ferrugineux, qui furent pendant longtemps difficiles à supporter, des amers, des toniques de toute sorte, des bains, des enveloppements froids, des frictions, d'un essai fâcheux d'électricité, des eaux de Vichy, de Spa, d'Orezza, etc., je conseillai l'usage de la viande crue pilée unie à de la mie de pain, à de la pepsine [1], le tout masqué avec de la marmelade d'abricots.

C'est sous cette forme seule que la viande put passer. Encore fut-elle donnée à l'insu de la malade. Le fer, depuis lors, est mieux supporté aussi.

Le vin, qui donnait souvent des aigreurs et des bouffées de chaleur à la tête, perdit cet inconvénient avec l'addition d'un macéré de quinquina. C'est tout ce qui a pu être obtenu jusqu'ici.

43e OBSERVATION.

Dyspepsie atonique (?); hystérie. Forme gastralgique avec vomissements opiniâtres. — Bons effets de l'électricité [2].

Caroline X, dix-huit ans; entre à l'hôpital Necker, dans le service de M. Monneret. Depuis l'âge de quinze ans, cette jeune fille souffre tous les jours de l'estomac; les digestions sont dif-

1. Un gramme environ pour soixante grammes de viande à prendre sous forme de boulettes.

Depuis que cette observation a été rédigée, l'état de la jeune malade s'est peu à peu empiré; l'anorexie est devenue complète et opiniâtre; des vomissements couleur et consistance d'épinards, avec tous les signes du ramollissement de l'estomac, se sont déclarés, et l'issue fatale n'a pu être conjurée.

2. Due à M. Bricheteau, ainsi que les deux observations suivantes (*Bulletin général de thérapeutique,* t. LXV, p. 145). J'ai cru devoir

ficiles, et des vomissements surviennent au moindre excès de nourriture. Il existe, en outre, des troubles de la menstruation et des douleurs de ventre : celui-ci gonfle et devient très-sensible après les repas. Caroline a eu plusieurs attaques de nerfs.

Depuis un mois elle vomit assez régulièrement après ses repas; elle vient à l'hôpital pour être guérie de ces accidents. Dès son entrée, la malade vomit irrégulièrement, tantôt aux deux repas, tantôt à un seul, surtout les boissons, toujours dans l'intervalle des repas. Anesthésie généralisée et signes de la chlorose.

Eau de Seltz, bonne nourriture, vin de quinquina, deux douches froides par jour. Persistance des accidents à peu près complète pendant un mois. Conservation de l'embonpoint, de la fraîcheur et de l'appétit.

On recourt, mais inutilement, à deux vésicatoires sur la région épigastrique, à deux cautérisations au fer rouge, à la strychnine sous forme de sirop, à la dose de 2 à 10 milligrammes progressivement; puis, la strychnine ayant causé des douleurs d'estomac, au régime lacté, à la glace, au sous-nitrate de bismuth à la dose de quatre cuillerées par jour, enfin à la pepsine, à la teinture d'iode, à l'acide arsénieux, à la poudre de noix vomique, de colombo.

Les vomissements étaient devenus plus abondants, et la malade commençait à maigrir.

C'est alors que l'électricité est employée, et après diverses

conserver les titres de ces observations; mais j'en ai retranché, dans l'exposition, les détails inutiles.

En l'absence de renseignements précis sur les caractères principaux de la dyspepsie, je n'ai pu que ranger ces relations cliniques au nombre des types atoniques. La forme gastralgique inscrite en tête de celle-ci ne pouvait m'arrêter, car je n'y ai vu qu'un nom générique, bien des médecins donnant encore aujourd'hui indifféremment à la maladie celui de gastralgie ou de dyspepsie.

tentatives on arrive à la pratique suivante : les deux conducteurs humides de l'appareil Legendre et Morin sont appliqués sur l'épigastre au moment de chaque repas, quinze minutes avant le début; puis vers le milieu, pendant une interruption de cinq minutes. On commence par le plus faible courant, et l'on augmente graduellement.

Quand la malade est électrisée, elle digère bien. Si le courant n'a pas l'intensité voulue, ou si les conducteurs ne sont pas maintenus pendant tout le temps que l'expérience a fait juger nécessaire (quinze minutes environ), les vomissements reparaissent; si l'on suspend l'électrisation, ce qui a été fait à plusieurs reprises, les aliments sont rejetés. Ce mode de traitement n'est donc que palliatif, et nullement curatif; ce qui devait être, puisqu'il ne s'attaque nullement à la cause.

L'électrisation est continuée pendant deux mois : sous son influence, la malade se nourrit, reprend son embonpoint; puis on suspend le moyen, et quelques vomissements reparaissent, mais irréguliers. Enfin ils cessent, et quoique cette jeune fille ait eu plus tard d'autres accidents hystériques, les vomissements n'ont pas reparu.

44e OBSERVATION.

Dyspepsie atonique (?); chlorose. Vomissements opiniâtres. Guérison par l'électricité [1].

Louise X, seize ans; même hôpital, service de M. Natalis Guillot.

Constitution scrofuleuse; non réglée; faible développement et mauvaise santé depuis quatre ans, ce qu'il faut rapporter à une mauvaise nourriture et à des excès de travail. Jamais de crise nerveuse. Depuis deux ans, maux d'estomac, digestions

1. M. Bricheteau, *Bulletin général de thérapeutique*, t. LXV, p. 147.

pénibles, et, depuis un an, elle éprouve des vomissements irréguliers qui ont augmenté de fréquence depuis deux mois.

Signes de chlorose et de névralgies diverses.

Lorsque cette jeune fille entre à l'hôpital, elle vomit tout ce qu'elle prend, elle vomit même le matin à jeun. Les vomissements ont lieu pendant la période de la digestion, une heure ou deux après le repas, sans effort, sans douleurs. Ils se produisent à plusieurs reprises et surtout quand la malade marche après les repas. Il lui est surtout impossible de boire la moindre quantité de tisane.

Un régime tonique, bains sulfureux, vin de quinquina, ferrugineux; douches froides, régime lacté, boissons glacées, opium à haute dose, bismuth, teinture d'iode, colombo en poudre, extrait de noix vomique, sont successivement employés et sans résultat sensible. La pepsine seule a calmé les vomissements pendant deux jours; mais bientôt ils ont reparu.

Un vésicatoire morphiné à la région épigastrique, deux applications du marteau de Mayor, ne sont pas plus efficaces.

C'est alors qu'on a recours à l'électricité. Au commencement de chaque repas, un courant de moyenne intensité est maintenu sur la région épigastrique au moyen de deux conducteurs humides de l'appareil Legendre et Morin, et on le renouvelle pendant cinq minutes après le repas.

Dès le premier jour, les aliments sont supportés en totalité. L'emploi de l'électricité est continué pendant quinze jours sans aucune interruption. Au bout de ce laps de temps on le cesse, et la guérison persiste.

On peut dire que, dans ce cas, l'électricité a fait merveille.

45e OBSERVATION.

Dyspepsie atonique (?); hystérie. Vomissements opiniâtres. Bons effets de l'électricité (1).

Marie X, dix-huit ans; même hôpital, même service. Accès hystériques bien caractérisés depuis trois mois; névralgies diverses, accompagnées d'anesthésie généralisée.

Au bout d'un mois de séjour à l'hôpital, passé sans grande amélioration, cette jeune fille commence à vomir d'abord son dîner, ensuite les deux repas, puis tout ce qu'elle prend. Les vomissements ne s'accompagnent d'aucune douleur; ils sont seulement précédés d'une sensation désagréable derrière l'extrémité inférieure du sternum, et un seul effort de régurgitation expulse les matières ingérées.

Insuccès du régime lacté, des boissons glacées, des douches froides, de l'acide arsénieux, de la teinture d'iode et de la poudre de noix vomique.

M. Monneret, instruit par l'exemple précédent, prescrit l'électricité appliquée quinze minutes sur l'épigastre au moment de chaque repas, puis vers le milieu pendant une interruption de cinq minutes.

Quand l'électrisation est bien faite, la malade ne vomit pas; mais dès qu'on suspend ce moyen, les vomissements reparaissent. Ce n'est qu'après six semaines de ce traitement, joint à un régime tonique et réparateur, aux douches froides et à la gymnastique, qu'on a pu arrêter l'emploi de l'électricité. Depuis, les vomissements n'ont pas reparu.

1. M. Bricheteau, *Bulletin général de thérapeutique*, t. LXV, p. 147.

46e OBSERVATION.

Dyspepsie des solides (variété de la forme atonique) absolue et incurable, concomitante d'une paralysie générale.

Une dame âgée de cinquante-deux ans, de tempérament primitivement bilieux sanguin, mais uniquement bilieux maintenant, touchant à la ménopause, a été atteinte, il y a environ dix ans, d'une violente congestion cérébrale qui, grâce à un traitement antiphlogistique énergique et aux soins les plus dévoués de la part de son médecin et de sa famille, n'a pas été fatale.

La guérison fut loin d'être complète : la paralysie de la langue, de l'isthme du gosier et du pharynx, une hémiplégie droite; des névroses fréquentes de la respiration, un état névropathique général, avec disposition indicible à la tristesse, aux pleurs, aux sanglots, puis aux éclats de rire; une impressionnabilité excessive : tels furent les reliquats de cette grave maladie, sur lesquels ni l'électricité, ni les bains, ni aucun moyen pharmaceutique, n'eurent sensiblement de prise.

L'appétit baissa en proportion de l'affaiblissement général. Le cerveau eut beau recouvrer toutes ses facultés, sauf celle de présider aux mouvements complets, les digestions restèrent languissantes et le devinrent même de plus en plus. Pendant plusieurs années, cette dame, tout en se levant, en sortant et en se promenant, ne vécut que de potages qui devaient être pris très-lentement, sous peine d'exciter des nausées, de vieux vin de Bordeaux ou de Bourgogne, de vin de Champagne coupé d'eau, de café au lait.

Toute alimentation solide excitait la répugnance. Si la malade cédait à quelque fantaisie, elle avait une indigestion stomacale ou intestinale.

Pendant un certain laps de temps, des mets lourds, tels que croûte de pâté, haricots secs, charcuterie, avaient plus de chance d'être digérés que des plats légers. Plus tard, et jusqu'à la fin de l'existence, qui fut provoquée par une nouvelle congestion cérébrale, les bouillons ou potages gras, le café au lait, excitèrent aussi le dégoût et furent suivis de troubles digestifs, de flatulence, crampes d'estomac, nausées, vomissements : c'était l'apepsie dans toute son évidence. Les seuls agents qui me donnèrent quelques résultats du côté de l'appétit et de la digestion furent le vin de quinquina, le vin de Séguin, les eaux de Soulzmatt et de Saint-Galmier.

Un mets cependant eut le privilége d'aller de plus en plus au goût de la malade et d'être toujours bien supporté par son estomac : ce fut la moelle de bœuf, dont elle prenait chaque jour des quantités considérables, au point que le boucher avait de la peine à l'en approvisionner.

Cette dame était sujette à de fréquents départs de bile, sans que j'aie pu constater les signes d'une affection hépatique quelconque, pas plus que ceux d'une lésion matérielle des autres organes digestifs.

47e OBSERVATION.

Dyspepsie gastrique alternativement acide et alcaline; influence sinon radicale, du moins palliative du régime.

Un médecin âgé de cinquante ans environ, nerveux et bilieux, atteint en 1859 d'un engorgement du foie qui a cédé à l'usage des dérivatifs intestinaux et de l'eau de Vichy prise chez lui et à la source, souffre depuis longues années de digestions laborieuses.

Cette dyspepsie, qui s'exalte avec les fatigues et les préoccupations, qui donne au patient une teinte de mélancolie et même d'hypocondrie, malgré sa solide instruction et l'élévation de son esprit, offre cette particularité rare et tout à fait digne d'être notée, qu'elle est tour à tour acide et alcaline ou atonique. Je m'explique.

Après une réunion de causes prédisposantes et déterminantes, telles qu'un régime un peu léger, végétal, l'usage des farineux, des fruits, la précipitation des repas, les fatigues, l'absence de repos la nuit, l'ingestion des aliments est suivie, au bout de deux à trois heures, d'aigreurs prolongées, parfois de flatulence intestinale. Si les conditions étiologiques persistent, les aigreurs augmentent et font place au deuxième degré de l'acidité, c'est-à-dire au pyrosis. En ce cas, le malade modifie de lui-même son régime, ne mange plus que des viandes rôties ou grillées, des aliments azotés purs, se met à l'usage des alcalins.

Tout va bien pour un temps; mais si le régime est continué quand même, les digestions languissent, les réactions acides sont remplacées par les réactions alcalines, un besoin singulier de légumes frais, de fruits, de salade, se fait sentir, et ces aliments, naguère si mal supportés, réussissent parfaitement. Ceci se passe surtout en été. Puis, après une certaine durée de cet état, et si le régime n'est pas modifié, le malade retombe dans les inconvénients de l'acidité exposés plus haut.

Prescription. — Régime mixte, aussi bien balancé que possible; repas réguliers, suffisamment espacés; distractions; ne plus s'adonner d'une manière absolue à l'exercice de la médecine; un voyage à Vichy ou ailleurs tous les ans.

De temps en temps et alternativement quelques toniques et quelques eaux alcalines faiblement minéralisées.

Cette ligne de conduite produit d'excellents résultats quand elle est suivie fidèlement; les fâcheux symptômes qui résultent presque infailliblement de son inobservation viennent encore à l'appui de sa valeur préventive et thérapeutique.

48e OBSERVATION.

Dyspepsie ancienne, compliquée sur la fin d'une affection cancéreuse.

21 janvier 1864. Un ecclésiastique âgé de cinquante ans, ayant eu plusieurs membres de sa famille atteints et morts d'affections cancéreuses (sa mère, un oncle et un frère), souffrit dès le séminaire de digestions laborieuses et plus ou moins douloureuses, sans rapports ni acidités.

Plus tard, ses devoirs de pasteur, dont il s'acquitta avec le zèle le plus édifiant, mais le plus imprudent au point de vue de l'hygiène, accrurent ses mauvaises dispositions digestives. Le plus petit écart de régime ou certains aliments extraordinaires, comme le café noir, lui causent des indigestions. Selles rares, difficiles et souvent d'un brun foncé, jamais sanguinolentes, pas plus que les vomissements.

Du reste, maintien de l'appétit et d'un certain embonpoint. Grande impressionnabilité.

Dans ces trois derniers mois, accroissement des troubles digestifs; les douleurs épigastriques, qui autrefois n'existaient qu'après les repas, se font sentir à jeun, se suspendent pendant le repas et redoublent après. L'appétit, les forces et l'embonpoint ont diminué en même temps. Enfin, le malade s'est aperçu de la présence d'une tumeur dans le voisinage de l'ombilic, pour laquelle il réclame mes conseils.

Cette tumeur, de la grosseur d'une petite noix, est fixe, très-sensible à la pression du doigt, et presque pas à celle de la paume de la main. Elle est située à la partie inférieure et gauche du creux de l'estomac. Par la percussion et la palpation répétées, on constate qu'elle n'est qu'une saillie plus superficielle d'une masse solide ou rénitente, profonde, immobile, s'étendant plus à droite, vers l'orifice pylorique. Le malade a parfaitement la sensation d'un obstacle au passage des aliments même liquides en ce point, et d'un soulagement marqué quand l'obstacle est franchi.

Nul doute, par conséquent, quant à l'existence actuelle d'une affection organique dont la prédisposition ancienne est indubitable, mais dont la détermination n'a pu qu'être favorisée par ces accidents dyspeptiques répétés et de longue date.

1er mars. Les divers symptômes énoncés ci-dessus se sont maintenus et aggravés; il s'y est joint un œdème des malléoles; la mort ne tarde pas à survenir.

49e OBSERVATION.

Dyspepsie syncopale liée à un état chloro-anémique. Effet très-lent des moyens ordinaires. Bons résultats de l'hydrothérapie, et surtout des eaux de Spa.

21 février 1859. Demoiselle âgée de vingt-huit ans : constitution délicate, tempérament nerveux et bilieux ; très-sensible; ayant éprouvé de longues et nombreuses souffrances morales; fille de père dyspeptique depuis nombre d'années, et mort récemment de cancer de l'estomac; dysménorrhée; réglée l'hiver seulement. Très-énergique de volonté, et très-faible quant aux moyens physiques. Sommeil presque nul; appétit presque nul; pouls peu résistant. Chloro-anémie prononcée, malgré une coloration trompeuse du visage. Denture défectueuse.

Digestions pénibles, sans être douloureuses, et habituellement redoublement dans la faiblesse générale pendant le travail digestif. Pour peu que le repas ait été relativement copieux, disposition aux lipothymies; si la malade veut tenir bon quand même, la syncope est imminente. Pouls et respiration presque imperceptibles, froid des extrémités, paupières baissées, arrêt des mouvements musculaires.

La digestion du soir est celle qui occasionne le plus souvent des accidents nerveux : une contrariété, la position agenouillée, suffisent pour les déterminer. Leur durée est souvent de plusieurs heures, tant que l'élaboration stomacale n'est pas à peu près terminée. Il semble que l'énergie vitale se concentre tout entière sur ce point et abandonne les autres organes.

Ce n'est qu'à force de frictions sur les membres, de boules chaudes aux pieds, de sinapismes à l'épigastre, qu'on parvient à réveiller la sensibilité.

Toniques sous toutes les formes autres que les préparations ferrugineuses, qui ne peuvent être supportées; antispasmodiques; enveloppements froids; exercice journalier.

Régime aussi substantiel que le permet l'appétit. Repas plus nombreux, en raison de la petite quantité prise à la fois. Potage et vin même la nuit, à la suite desquels on obtient une reprise de sommeil. Thé de viande, potages au salep, seuls supportés pendant longtemps.

L'alimentation solide ne peut être augmentée que lentement. Dans le principe, il n'y eut que les viandes peu cuites et même crues, le bœuf, le gibier, les pigeons et principalement le jambon fumé, qui purent passer. La malade s'y était si bien accoutumée qu'on n'avait plus besoin de les mêler, après les avoir râpées ou hachées très-fin, avec une substance étrangère, telle que la marmelade d'abricots, destinée à en dissimuler le goût et l'aspect. Les végétaux sont généralement mal supportés. Les moyens artificiels qui réussissent le mieux pour faciliter les digestions et atténuer les troubles généraux qui en résultent sont les sinapismes sur le creux épigastrique pendant une demi-heure et plus, les amers, le quinquina, mais principalement la teinture composée de rhubarbe, la pepsine, la glace pilée simple ou imbibée d'une faible quantité d'eau de laurier-cerise. Ces derniers agents, auxquels j'ai pu ajouter depuis l'eau gazeuse et ferrugineuse artificielle [1], sont repris dès que les digestions sont de nouveau en souffrance. La glace pilée m'a rendu ici, comme dans plusieurs cas semblables, les plus grands services. Elle était prise par cuillerées, après les repas.

En 1861, cure hydrothérapique, dans un pays alpestre, suivie d'une saison de bains de mer. Peu de changements encore, ou du moins amélioration de courte durée.

En 1862 et 1863, nouvelle cure hydrothérapique dans un établissement de la capitale, où la malade reçoit les soins d'un éminent confrère, M. Briquet, qui m'avait, dès 1861, aidé de ses conseils. Peu de résultats. Séjour prolongé, chaque année, à Spa, qui produit le plus grand bien : appétit plus vif; pouls plus fort; cessation définitive des syncopes jusqu'à ce jour (de septembre 1862 à mars 1864).

Les digestions sont toujours un peu plus pénibles aux époques, et il y a encore beaucoup à gagner pour l'état général.

50e OBSERVATION.

Dyspepsie syncopale liée à la grossesse.

Une jeune dame de vingt-trois ans, tempérament lymphatique sanguin, constitution moyenne, primipare, enceinte de cinq mois environ vers la fin de 1852, n'ayant éprouvé ni vomissements, ni aucun des accidents ordinaires de la grossesse, présenta, vers cette époque de la gestation, une disposition aux lipothymies pendant le cours ou vers la fin des repas. Il y eut parfois un état syncopal complet, mais de courte durée.

Le gonflement, les pesanteurs d'estomac, des oppressions, annonçaient ordinairement ces accidents, qui se répétèrent plus ou moins fréquemment.

1. Voir la note de la p. 326.

Intégrité du cœur et des divers organes.

Les circonstances déterminantes étaient les suivantes : précipitation, abondance et longueur des repas, réunion nombreuse, vin ou liquides mousseux, aliments denses ou venteux, vêtements serrés, air concentré.

La situation horizontale, le dégagement de la taille, l'arrivée de l'air frais sur le visage, dissipaient la défaillance, et cette jeune femme pouvait souvent après reprendre sa place à table.

Vers la fin de la grossesse, les digestions se firent plus régulièrement, et la disposition aux lipothymies devint de moins en moins prononcée.

Plusieurs autres grossesses depuis, où des accidents semblables eurent lieu, mais avec une moindre intensité.

Pas de troubles dyspeptiques habituels dans l'intervalle des grossesses.

Prescription. —Vêtements à peine serrés à la taille; repas fréquents, peu copieux, composés de viandes légères, d'œufs, de légumes bien apprêtés et délicats; eau rougie.

Infusion légèrement aromatique après les repas.

Éviter les grands dîners, à moins de se placer dans le voisinage d'une fenêtre ou d'une porte ouverte.

Résultat favorable de ce traitement toutes les fois qu'il a pu être suivi exactement.

51e OBSERVATION.

Dyspepsie pituiteuse causée par le rayonnement d'une chaleur intense et par l'usage de l'eau-de-vie à jeun. — Guérison à peu près complète due au traitement et à une hygiène convenable.

Un boulanger âgé de quarante-cinq ans environ, ancien militaire, ne présentant rien d'anormal à la palpation, me consulte, au printemps de 1861, pour des troubles digestifs qui consistent dans des vomituritions ou des vomissements glaireux, parfois tout à fait liquides, non acides, qui s'effectuent sans efforts, sans douleurs, tantôt à jeun, tantôt dans les deux ou trois heures qui suivent l'ingestion des aliments.

Appétit bon et assez régulier habituellement, mais diminuant avec l'augmentation ou la répétition de ces pituites. Depuis quelque temps ce boulanger, qui a une maison importante et fait plusieurs fournées par jour, non compris le pétrissage, manque d'ouvriers, et se trouve exposé, pendant plusieurs heures, à une haute température, devant son four, dans une pièce basse où l'air ne se renouvelle pas. Les désordres digestifs s'en sont accrus; une partie des aliments commence à paraître dans le rejet des matières pituiteuses. Amaigrissement; crainte d'une maladie organique.

Une idiosyncrasie assez rare s'observe chez ce malade : il ne peut supporter la plus légère quantité de vin, même de Bordeaux; il n'a pas de répugnance en le buvant, mais il est assuré de le rendre peu de temps après et de vomir tout ce qu'il a dans l'estomac. Il supporte très-bien le cidre, qui est sa boisson de prédilection, sans abus. Il a l'habitude fâcheuse de prendre un ou plusieurs verres d'eau-de-vie, à jeun, avec ses pratiques.

Prescription. — Interdiction absolue de l'habitude matinale des alcooliques; eau de Vichy (Grande-Grille), un demi-verre, puis un verre matin et soir; vin de quinquina au moment des repas; régime sec, choisi, composé surtout de viandes rouges, grillées.

Éviter l'excès de travail; se hâter de prendre des ouvriers en nombre suffisant pour pétrir et cuire son pain; se réserver un simple service de surveillance.

Mes conseils ayant été suivis à la lettre, l'amélioration ne se fit pas attendre. Elle ne s'est pas démentie depuis environ trois ans; les pituites, sans avoir complétement disparu, ne se représentent plus que de loin en loin, et presque toujours après quelque écart de régime.

Le refus idiosyncrasique du vin par l'estomac persiste.

52e OBSERVATION.

Dyspepsie pituiteuse ancienne; nombreuses récidives. — Guérison ou plutôt soulagement avec l'eau de Vichy, les ferrugineux et surtout les purgatifs.

Un cultivateur très-intelligent, âgé de quarante-trois ans, ayant un peu abusé des plaisirs de la table, de constitution primitivement forte, de tempérament nerveux sanguin, marié à vingt-deux ans, fut atteint, en 1838, de fièvre cérébrale (?) traitée par les antiphlogistiques et les débilitants.

Chaque année, vers le mois de septembre, mais avec tendance à l'avancement, reproduction des mêmes accidents congestifs, qui cèdent au même traitement. Bains fréquents, quatre saignées par an, sangsues dans l'intervalle.

En 1848, un médecin de Paris interdit les antiphlogistiques et conseille les ferrugineux, les antispasmodiques, les frictions irritantes sur les membres inférieurs, l'usage des viandes blanches, l'abstinence de vin et de tout excitant.

Amélioration marquée.

En 1852, luxation de l'épaule droite, incomplétement remise; semi-ankylose consécutive.

En 1857, à la suite d'une promenade par une matinée froide et humide, douleurs, fourmillements et paralysie partielle du mouvement dans la jambe droite. Traitement par les irritants et l'électricité sans résultat. De temps en temps, le soir surtout, les mouvements se rétablissent brusquement et d'une manière presque complète.

Pituite matinale, et souvent après les repas, remontant à quatre ou cinq ans, plus prononcée depuis plusieurs mois.

Diminution de l'appétit et lenteur des digestions depuis dix-huit mois environ. Bâillements fréquents, larmoiement, saveur sucrée de la salive.

Les urines, examinées avec soin, ne contiennent ni sucre, ni albumine.

Prescription à ma première visite, le 23 septembre 1859. — Poudre purgative que j'emploie avec succès contre les pituites ([1]), puis poudre ferrugineuse composée ([2]); macéré de *quassia amara* à froid : une tasse à thé, matin et soir, deux heures avant les repas.

Le 16 octobre, je note : amélioration des plus sensibles et portant sur tous les symptômes principaux; la pituite a à peu près complétement disparu, l'appétit et les digestions sont bons, la salive n'est plus sucrée; larmoiement nul; état de la jambe plus satisfaisant. L'embonpoint revient.

Les progrès ne firent qu'augmenter depuis; mais, chaque fois que le malade voulut suspendre son traitement, les pituites et la dyspepsie reparurent et cédèrent aux mêmes moyens, auxquels j'ajoutai l'eau de Vichy.

Plusieurs séries de séances électriques semblèrent vaincre un restant de paralysie de la jambe.

Envoi à Bourbonne en 1861.

État moins satisfaisant des membres inférieurs depuis; la jambe gauche devient à son tour le siége de fourmillements, et tout me fait craindre le développement d'une affection de la moelle.

1. Voir p. 248.

2. Fer réduit par l'hydrogène . . . . 10 gr.
Extrait de baies de genièvre,
Id. de fiel de bœuf, āā. 4
Diascordium. 2

F. s. a. D'une à deux pincées avant chaque repas principal.

53e OBSERVATION

Dyspepsie pituiteuse ancienne et intense ayant disparu ou beaucoup diminué par l'établissement d'un flux hémorroïdal.

Un cultivateur âgé de soixante-trois ans, retiré des affaires depuis plusieurs années, fut atteint, vers l'âge de trente ans, de pituites stomacales qu'il attribue à des chutes ou chocs nombreux sur la poitrine plutôt qu'à l'usage, d'ailleurs modéré, qu'il faisait des liquides alcooliques à jeun. Ces pituites, provoquées surtout par les boissons froides et les fruits, se produisaient aussi bien dans l'état de vacuité que de plénitude de l'estomac; elles étaient précédées de douleurs plus ou moins violentes à l'épigastre et sous les hypocondres. Leur fréquence alla croissant, et arriva à son apogée de quarante à cinquante ans, où elles se répétaient souvent jusqu'à cinq fois par jour.

Plusieurs traitements furent mis en usage, sans résultat. A cinquante-cinq ans environ, le malade se trouva atteint d'hémorroïdes qui fluèrent abondamment et ne s'arrêtèrent depuis lors qu'à de rares intervalles : il fut délivré en même temps de ses pituites, qui ne reparaissent plus que de loin en loin, quand il se laisse aller à prendre des fruits ou une boisson trop froide. Ainsi, ayant jugé à propos de lui prescrire l'eau de Contrexeville pour un catarrhe vésical datant de plusieurs années, je ne pus en poursuivre l'emploi, l'ingestion répétée de cette eau minérale prise froide provoquant le retour de l'hypersécrétion gastrique, qu'il redoute plus que les accidents vésicaux.

Ce qui ne laisse aucun doute dans l'esprit, c'est que les hémorroïdes ont exercé la diversion la plus salutaire sur la dyspepsie pituiteuse, que le flux sanguin rectal a remplacé et en quelque façon suppléé le flux gastrique.

54e OBSERVATION.

Dyspepsie flatulente gastralgique causée par l'irrégularité des repas et la fatigue, entretenue par un régime vicieux.

23 décembre 1862. Une femme de trente-cinq ans, mère de plusieurs enfants bien portants, n'offrant rien du côté de ses parents, habituellement bien réglée, non leucorrhéique, pas de chagrins antérieurs, mais ayant tenu une auberge qui l'a fatiguée beaucoup et qui l'obligeait à une grande irrégularité de repas, a éprouvé en 1858 une affection d'estomac d'abord désignée sous le nom de gastrite, puis de gastralgie. A été atteinte plusieurs fois de névralgie faciale avant et depuis sa gastralgie.

Ayant cédé son établissement depuis deux ans, ses souffrances ont diminué sans disparaître entièrement.

Son médecin lui prescrit : vésicatoire, saignée, émollients qui ont donné quelque soulagement.

Les souffrances consistent en picotements, barre dans la région épigastrique, douleurs dans la région dorsale ; elles reviennent principalement après le repas du soir et dans la nuit ; elles sont précédées de flatulence et d'émission de gaz par les voies inférieures, sans aigreurs ni rapports.

Appétit excellent. Rien à la palpation ; langue rose, nette ; visage bon, embonpoint convenable.

Trois repas dans la journée : café au lait le matin, soupe grasse et bouilli à midi, gros légumes ou viandes en ragoût le soir. Aussi ce repas est-il le plus difficile à digérer ; celui de midi passe bien mieux.

Le vin paraît augmenter les douleurs ; le laitage réussit parfaitement.

Prescription. — Infusion de quassia, deux tasses par jour, une heure avant les repas ; poudre de bismuth et de magnésie aux repas ; régime animal sec, laitage. Suspendre le vin pendant quinze jours; y revenir ensuite graduellement (bordeaux), ainsi qu'aux légumes herbacés et apprêtés au gras.

16 mars 1863. A été beaucoup mieux pendant deux mois, puis la dyspepsie a repris le dessus. Poudre de bismuth unie à l'opium brut [1]; vin d'absinthe et de gentiane en parties égales : une cuillerée a bouche une heure après les repas.

Régime *ut suprà.*

55e OBSERVATION.

Dyspepsie flatulente gastralgique ancienne avec hypocondrie. Guérison. Influence manifeste des causes morales; plusieurs récidives. Mort.

Une dame âgée de quarante-cinq ans environ, de constitution moyenne, de tempérament bilioso-nerveux, minée par de profonds chagrins, atteinte peu à peu d'hypocondrie, par la persuasion que son retour d'âge est cause de ses souffrances d'estomac et qu'elle n'en guérira pas, me consulte pour la première fois en 1859. Sa santé est altérée depuis plusieurs années. Divers traitements lui ont été prescrits sans résultat.

Embonpoint moyen; visage triste, morose; regards désolés, soupirs fréquents. Appétit assez bon; mais la malade y cède en tremblant, parce qu'une heure ou deux après elle éprouve des gonflements, des pesanteurs, des picotements qui bientôt se changent en douleurs aiguës, lancinantes, correspondant dans le dos. Éructations fréquentes et quelquefois des vomituritions liquides et nidoreuses. Cet état se prolonge pendant cinq ou six heures. Peu ou point de symptômes intestinaux.

L'hypocondrie avec teinte de lypémanie, désir de la mort, du

1. Sous-nitrate de bismuth . . . . 25 centigr.
Gomme arabique pulvérisée,
Magnésie, ââ. . . . . 10 centigr.
Opium brut . . . . 25 milligr.

F. s. a. une dose; faire de même vingt paquets égaux : de deux à quatre par jour.

poison, de l'enfer, etc., va en augmentant, suivant la progression de la dyspepsie.

Conseils diététiques minutieux; régime azoté, viandes rouges grillées; point de légumes féculents, de sucreries, etc.; espacer suffisamment les repas; vin de Bordeaux. *Protestations énergiques* sur l'innocuité de la maladie.

Macéré de quassia deux heures avant les repas; trois cuillerées de vin de gentiane au dessert.

L'année suivante, cette personne, qui s'était remise moralement et physiquement, revient me trouver, et s'établit même dans le lieu de ma résidence pour que je la soigne de plus près, car tous les symptômes locaux et généraux ont reparu à la suite de nouveaux chagrins.

Les troubles gastriques sont toujours les mêmes; l'état moral est plus fâcheux : cette pauvre malade, qui est craintive et pieuse, se désespère, se croit damnée, et appelle la mort ou menace de se la donner.

Les moyens que j'ai déjà prescrits ont été appliqués par elle sans succès. Je leur substitue les suivants :

Eau de Vichy (Hôpital), un demi-verre, puis un verre matin et soir, une heure au moins avant les repas; une cuillerée à café de teinture de rhubarbe composée en se mettant à table. Régime comme ci-dessus, et le plus de promenades et de distractions qu'il sera possible.

Ce traitement réussit parfaitement et contre mon attente pour ce qui est de la dyspepsie, mais n'eut que peu d'influence sur l'état moral. Je dus remettre la malade entre les mains de sa famille avec les plus pressantes recommandations.

J'ai appris que ses facultés s'étaient altérées de plus en plus, que les digestions s'étaient troublées, et qu'elle avait fini par mourir, en proie à la lypémanie la plus complète.

56e OBSERVATION.

Dyspepsie flatulente gastralgique ; invasion ancienne. — Amélioration portée jusqu'à une apparente guérison. — Effet heureux du traitement, mais surtout du régime. — Récidives. — Guérison ou amélioration due au régime à peu près exclusivement.

23 avril 1863. Mme X, âgée de cinquante-huit ans : constitution moyenne, tempérament bilieux et nerveux ; ménopause à cinquante-deux ans, sans accidents. Pas de maladies autres que celle dont elle souffre.

Il y a vingt ans, à la suite d'une métrite ulcéreuse du col accompagnée de leucorrhée ayant nécessité trois cautérisations et le séjour sur une chaise longue pendant trois ans, trouble des fonctions digestives.

Une diète sévère et prolongée, des fatigues excessives, puis enfin la perte d'un fils unique qui lui cause les plus vifs chagrins, exaltent la sensibilité générale et accroissent les désordres fonctionnels de l'estomac.

Nous devons noter qu'après la disparition de la leucorrhée il y eut une éruption cutanée sur le dos des mains, paraissant et disparaissant tour à tour au printemps et en automne, qui a duré jusqu'à ces derniers temps.

Conservation de l'appétit ; mais quatre à cinq heures après les repas, gonflement, pesanteur, parfois de l'oppression et des palpitations. Dans d'autres circonstances, en cas d'émotions, d'imprudences de régime, douleurs constrictives de l'estomac (coliques, crampes, au dire de la malade), et même des élancements aigus à l'épigastre et à la région dorsale correspondante.

Soumise à une foule de traitements, entre autres à la magnésie, au bismuth, au charbon pulvérisé, aux dépuratifs, au rob de Laffecteur, à l'eau de Vichy prise à la source, enfin à l'homéopathie, à l'hydrothérapie, à une plaque galvanique qui exerce quelque influence sur l'élément gastralgique.

Jamais de nausées, ni de vomissements. Palpation et percussion du foie et de l'épigastre négatives.

Les féculents, les fruits, le fromage, le pain même, provoquent les accidents dyspeptiques.

Ayant été appelé en consultation près de cette dame en 1862, j'avais insisté sur la nécessité d'apporter la plus grande attention à l'élément diététique du traitement. Soit découragement, soit fatigue, on ne suivit pas ce conseil, et on chercha quand même la guérison dans l'emploi des moyens pharmaceutiques, qui ne la donnèrent pas et qui ne pouvaient la donner. Il n'en résultait même plus, à la fin, de soulagement momentané.

Je fus alors prié de prendre tout à fait la direction du traitement.

La malade avait sensiblement maigri; son moral était fâcheusement influencé; elle commençait à éprouver la crainte mal dissimulée d'une affection organique, crainte qui n'était que trop partagée par son mari et, jusqu'à un certain point, justifiée par l'ancienneté de l'affection, son opiniâtreté et le caractère de quelques-uns de ses symptômes, notamment l'amaigrissement, la faiblesse, les élancements au creux épigastrique et la douleur occasionnée par les aliments les plus légers, naguère bien supportés.

Après un nouvel et scrupuleux examen, je n'en persistai pas moins dans l'idée d'une dyspepsie chronique essentielle, mais à forme mixte, invétérée, entretenue ou aggravée par un régime alimentaire irrationnel et vicieux.

Je prescrivis, en conséquence :

Une ou plusieurs cuillerées à café de sirop d'aconit et de codéine à parties égales, avant chaque repas; un demi-verre, puis un verre d'eau de Vichy de la Grande-Grille, deux heures avant de manger. Nourriture aussi restreinte que possible : bouillons de poulet, de veau, potages légers au tapioca ou à la semoule, plutôt froids que chauds.

28 février. Les digestions s'améliorent, il y a moins de flatulence, l'appétit commence à se réveiller; dégoût pour le tapioca; les autres pâtes alimentaires sont pesantes sur l'estomac; élément gastrodynique prédomine, sensibilité à la pression de l'épigastre.

Porter le sirop calmant à une cuillerée à bouche chaque fois; frictions d'huile de croton *loco dolenti;* deux ou trois potages au salep pour toute nourriture.

5 mars. Amélioration sensible; le régime devient insuffisant, bien que j'aie ajouté aux potages l'usage de plusieurs bouillons, dont un est pris la nuit. — Mêmes potages, un œuf frais sans pain; gelée de viande. Le reste *ut suprà.*

13 mars. Résultats aussi heureux que possible du traitement et surtout du régime, que la malade est décidée à suivre rigoureusement, quoique son appétit en souffre. — Je permets un peu d'échaudé, puis des mouillettes de pain rôti avec l'œuf, et, tous les deux jours, un peu de blanc de volaille. Vin vieux de Bordeaux coupé avec une macération à froid de quinquina.

25 mars. L'amélioration, en somme, est patente; l'embonpoint même se dessine, malgré l'insuffisance du régime. Les moindres écarts, sous le rapport de la qualité ou de la quantité, sont suivis d'un retour de gastralgie, et servent d'avertissement salutaire à la malade.

Viande blanche à un repas, œuf ou gelée à l'autre; heures bien réglées; poudre composée de bismuth avant chaque repas [1];

1. Sous-nitrate de bismuth . . . . 0.25 gr.
Magnésie calcinée,
Gomme arabique, āā 0.10
Extr. thébaïque 0.025
F. s. a. Pour une dose.

une tasse de quassia deux heures auparavant; un bain sulfureux tous les deux jours.

10 avril. Mieux toujours marqué, forces et confiance en progrès, malgré quelques rechutes occasionnées par des écarts de régime qu'explique un appétit insatiable; poussée notable, avec mouvement fébrile éphémère causé par les bains.

2 juillet. Je ne vois plus la malade que de loin en loin, pour lui rappeler les conseils que je lui ai formulés à plusieurs reprises. Embonpoint, entrain qu'elle n'avait plus depuis longtemps. Latitude plus grande dans l'alimentation; mais les féculents, le fromage, la pâtisserie, le manger porté jusqu'à la satiété, ramènent la dyspepsie, et la malade ne se remet qu'en suivant de nouveau le régime que je lui ai indiqué.

Elle ne peut se passer de la poudre composée de bismuth.

Je conseille une saison à Vichy.

3 octobre. Par suite de convenances de famille, et pour complaire surtout à son mari, qui est atteint d'une affection laryngo-bronchique ancienne, la malade se décide à aller à Enghien de préférence à Vichy.

Cette eau lui pèse sur l'estomac et ne peut se digérer; on en supprime l'usage interne, et on se contente des bains.

L'appétit va toujours croissant; on ne se souvient plus ni du passé, ni de mes avis; on se laisse aller à manger tout ce qui se présente sur la table.

Quinze jours ne se sont pas écoulés que les digestions se troublent; on essaye toute sorte de remèdes, qui échouent. Le médecin prescrit de manger souvent et peu, sans choix d'aliments. La dyspepsie devient complète; les douleurs de constriction, de tortillement, remontant le long de l'œsophage, font suite aux repas les plus légers et durent plusieurs heures, l'appétit restant toujours le même.

A ces accidents s'ajoute bientôt une angine qu'il faut cautériser, si bien qu'après avoir gardé la chambre et le lit pendant près de trois semaines, la malade rentre dans son domicile tout amaigrie, pâle, anémiée et découragée.

A la date ci-dessus, les potages, les bouillons eux-mêmes déterminent, une demi-heure après leur ingestion, des douleurs insupportables, sans rapports acides, ni flatulence. Le pain surtout occasionne la gastralgie. La malade mange quand même.

Prescription. — Trois potages gras au salep ou au tapioca dans toute la journée; vin de Bordeaux coupé; eau de Vichy (Hôpital), un verre matin et soir; fomentations calmantes sur l'estomac.

5 octobre. L'amélioration n'est pas encore bien sensible; cependant le visage est plus calme et d'une meilleure coloration. La malade souffre surtout de la faim.

Un jaune d'œuf dans un ou deux potages; gelée de viande dans l'intervalle : le reste *ut suprà*.

25 octobre. Sous l'influence seule de ce régime, qu'il serait trop long de suivre jour par jour, mais dont la quantité ne fut augmentée que lentement, les digestions se sont complétement régularisées, et l'appétit peut être satisfait sans inconvénient.

Les légumes, la pâtisserie, les fruits, le fromage, restent proscrits.

Eau de Vichy tous les deux ou trois jours seulement.

6 novembre. Est tout à fait remise : appétit franc et régulier; digestion facile des potages, du pain, de la viande rôtie et même de légères portions de fruits. Néanmoins je lui conseille de s'en abstenir pendant longtemps encore, ainsi que de légumes, de pâtisseries, de ragoûts, fromage, etc.

Juillet 1864. État de plus en plus satisfaisant, à la condition de rester fidèle aux prescriptions hygiéniques alimentaires, lesquelles cependant sont loin d'être aussi rigoureuses.

57e OBSERVATION.

Dyspepsie flatulente et acide; suite de séjour dans les pays chauds et de fatigues physiques et intellectuelles. — Amélioration par le régime.

Un médecin de trente et quelques années, de constitution moyenne, de tempérament nerveux et bilieux, très-impressionnable, sujet aux insomnies, ayant habité et exercé sa profession dans les pays chauds pendant plusieurs années, vint se fixer en 1856 dans le nord de la France, éprouvant déjà depuis un an ou deux un commencement de dyspepsie caractérisée, dans le midi, par une grande lenteur de digestions, qui avaient besoin d'être stimulées artificiellement, et parfois, en été, par des vomissements alimentaires non précédés de nausées, ni de malaises.

Travaux de cabinet prolongés la nuit, fatigues et préoccupations résultant d'une clientèle nouvelle et nombreuse.

Les troubles digestifs devinrent peu à peu habituels sous l'empire de ces circonstances. Ils étaient déterminés et accrus par l'irrégularité des repas, le manque de repos à leur suite, l'alimentation végétale, féculente, les viandes blanches, les ragoûts, le fromage ancien, la cuisine mal apprêtée.

Souvent un réveil brusque et une course près d'un malade, la nuit, suffisaient pour provoquer des symptômes dyspeptiques, alors même que le dernier repas ne paraissait pas peser sur l'estomac.

Les viandes rouges grillées, les œufs, les légumes herbacés, les choux très-gras, les pommes de terre en robe de chambre, et mangées avec du beurre frais et du sel, ne produisaient que peu ou point d'accidents.

La distraction, un repas pris lentement et copieusement à la campagne et avec des amis, les vins généreux, comptaient comme circonstances propices d'un effet à peu près certain.

Les accidents dyspeptiques consistaient en une pesanteur et un gonflement d'estomac apparaissant d'une à trois heures après le repas, suivant la qualité et la quantité des mets ; en des rapports ou éructations fréquentes, produisant un soulagement momentané, et remplacés, au bout d'une heure de durée environ, par des renvois acides et quelquefois par une douleur cuisante à l'épigastre.

Au reste, appétit conservé ordinairement, très-vif à midi ; embonpoint plutôt progressif que diminué, avec aptitude physique et intellectuelle satisfaisante.

Après des occupations et des préoccupations excessives, il arriva, dans l'automne de 1862, que toutes les digestions devinrent laborieuses ; les viandes prises seules amenèrent même de la flatulence, de l'acidité poussée jusqu'au pyrosis.

Effet peu marqué des amers, du quinquina et des eaux gazeuses : un voyage agréable dissipa cette exaltation de symptômes en moins de trois jours.

Prescription. — Tasse de café au lait, de chocolat ou simplement de thé, le matin de sept à huit heures ; repas substantiel, composé surtout de viandes rouges ou noires rôties ou grillées, d'œufs, de légumes au gras et en petite quantité, à midi ; repas léger de sept à huit heures du soir ; bonne bière, vin un peu vieux.

Moins de fatigues, bains et surtout lotions froides sur le corps.

Ce régime a eu, jusqu'ici (1864), les meilleurs résultats ; mais dès que ce médecin se départit de la règle indiquée, dès que ses fatigues ou ses préoccupations augmentent, la flatulence, suivie ou non d'acidité, reparaît.

58e OBSERVATION.

Dyspepsie flatulente acide liée à un état chloro-anémique invétéré.

20 novembre 1862. Mlle X, trente-six ans : tempérament sanguin nerveux; constitution délicate; dysménorrhée; peu d'appétit et mauvaises digestions depuis l'âge de neuf ans, mais surtout depuis l'établissement des règles, qui a eu lieu à treize ans; a presque toujours été forcée de se desserrer pendant ses digestions; a suivi beaucoup de traitements, a pris souvent du fer et de la digitale pour sa faiblesse et ses palpitations; a fait, l'année dernière, un séjour à Spa qui lui a été très-profitable. L'appétit y était devenu bien plus franc; les digestions s'étaient améliorées aussi, mais il restait encore de la flatulence sans acidité.

Depuis deux mois qu'elle est de retour, l'appétit et les digestions se sont peu à peu troublés; rapports, gonflements. Les aigreurs sont revenues à la suite de la flatulence et même de vomituritions légères, surtout au repas du soir, qui est pris six heures après le grand déjeuner, non compris un goûter placé dans l'intervalle. Langue nette, état général satisfaisant.

Les mets sucrés et amylacés, le laitage, augmentent très-manifestement ces accidents.

Sous-nitrate de bismuth	0.5 gr.
Magnésie décarbonatée.	0.2

Deux fois par jour, en mangeant.

Mettre sept heures d'intervalle entre les deux principaux repas et ne rien prendre dans l'intervalle.

Régime gras et sec uniquement. Abstention de crudités, farineux, etc.

Trois repas seulement par jour.

5 décembre. Amélioration marquée, et de plus en plus grande, dès le dixième jour de ce traitement; encore un peu de gonfle-

ment, de pesanteur, mais plus de rapports, d'aigreurs, ni de vomituritions; souffre davantage en mangeant beaucoup; appétit excessivement fort qu'elle ne peut rassasier avec le régime indiqué, mais qu'il faut maintenir tel. — *Ut suprà*, plus sirop de tartrate ferrico-potassique, une cuillerée à bouche pendant le repas, les paquets devant être pris avant.

Janvier 1863. État des digestions tout à fait satisfaisant quand le régime est bien suivi; s'il y avait des écarts répétés, il deviendrait aussi mauvais qu'il l'a été, car la moindre imprudence cause toujours des gonflements et des pesanteurs à l'épigastre.

59e OBSERVATION.

Dyspepsie flatulente acide avec vésanies; vice de régime.

27 septembre 1862. M. P..., quarante ans, ancien séminariste, ancien professeur, revenu ensuite aux travaux des champs : mauvais régime, irrégulier, mal apprêté, végétal surtout. Digestions laborieuses depuis dix-huit ans, principalement depuis douze; embarras, pesanteur; parfois un peu de brûlement au creux épigastrique deux heures après les repas, et se prolongeant plusieurs heures avec quelques intermittences; douleurs intercostales précordiales; vésanies, par exemple la crainte d'être victime de machinations de personnes qui introduisent *quelque chose de mauvais* dans ses aliments. Il prépare son manger lui-même, quoique pouvant se faire servir; a pris du sirop de quinquina pour tout traitement.

Quassia amara, 6 grammes par litre; une tasse à thé matin et soir, une heure avant de se mettre à table.

Vin de gentiane après les repas, une à trois cuillerées; régime animal; viandes rôties, bien préparées; vin rouge de bonne qualité; exercice, distractions.

15 novembre. Pas d'amélioration; le malade n'a pu prendre ni ses médicaments, ni une meilleure nourriture, dans la crainte que cuisinier et pharmacien ne missent quelque substance contraire dans leurs préparations.

Je l'engage à entrer dans une maison de santé.

Janvier 1863. S'est décidé à suivre de son mieux mes indications. Il se trouve bien : visage plus coloré, plus épanoui. Je ne fais aucun fond sur cette amélioration en raison de l'état mental, qui ne peut qu'empirer tant que le malade restera soumis à ses seules réflexions.

60e OBSERVATION.

Dyspepsie flatulente acide chronique, cause probable d'affection organique de l'estomac.

Vieillard dans sa soixante et onzième année : constitution délicate, tempérament bilieux; peu de maladies antérieures, rien du côté de l'hérédité; a toujours eu des digestions difficiles depuis l'âge de vingt ans.

Avait des pituites étant jeune, ce qu'il attribue à la vie de bureau exagérée qu'il menait à cette époque : elles se sont passées.

A perdu ses dents successivement depuis l'âge de cinquante ans; il ne lui reste plus que deux incisives. Ne peut plus manger d'aliments solides.

Le 20 mars 1863 il me consulte : je constate, outre une dyspepsie chronique habituelle, un embarras gastro-intestinal, pour lequel je prescris une purgation qui produit un excellent effet sous le rapport de l'appétit, et je ne vois plus le malade.

4 juin. Il vient me consulter de nouveau. Appétit assez bon, mais digestions très-mauvaises : à sept heures du matin, café au

lait, qui se digère bien (quand il y met du pain, il y a souffrance, difficulté); à midi, soupe grasse et un peu de viande avec vin coupé; vers quatre à cinq heures, pesanteur à l'estomac, rapports presque incessants, d'abord sans saveur, puis acides, et parfois même brûlants, sans odeur caractérisée (cela dure environ deux heures); vers six heures, nouveau repas, sans appétit, composé d'une petite soupe, d'un œuf, d'un peu de lait. Les rapports se calment alors jusqu'au moment du coucher, vers neuf heures, puis ils reviennent, et vont en augmentant jusqu'à minuit, une heure. Le reste de la nuit est assez satisfaisant.

La toux est fréquente pendant le travail de la digestion, et nulle ou presque nulle à jeun. Elle est augmentée ou provoquée par l'usage du vin.

Langue nette; teint pâle, souffrant.

Prescription. — Deux repas seulement par jour : le premier, vers dix heures, composé d'une minime quantité de viande froide, d'un œuf, d'une tasse de thé noir; le second, vers sept heures du soir, de soupe grasse, de viande hachée menu, de légumes au gras; vin de Bordeaux étendu d'eau.

Une tasse à thé de macéré de quassia, une heure avant chaque repas; une cuillerée à bouche de vin de gentiane au dessert. — Manger lentement, bien insaliver.

Ce malade reste de nouveau plusieurs mois sans me parler, le régime que je lui ai prescrit ne lui convenant pas, bien qu'il lui ait procuré du soulagement.

Quand je le revois, je le trouve au lit, le visage bouffi, d'un teint jaune pâle, caractéristique; il a peu ou point d'appétit; s'il s'efforce de manger, il souffre beaucoup de flatuosités et de rapports acides; il vomit assez souvent son manger, ce qui ne lui arrivait pas autrefois; ascite et anasarque; pouls faible.

Diurétiques, pyrophosphate de fer liquide; régime léger, suivi irrégulièrement.

L'hydropisie se dissipe en grande partie; les forces sont un peu meilleures; les digestions sont satisfaisantes à la condition de ne prendre que des bouillons, de la gelée de viande, des œufs à la coque.

Pas de fièvre, pas de sensibilité exagérée de l'épigastre, pas de tumeur appréciable; mais je n'en crois pas moins à l'existence et au développement lent d'une affection cancéreuse de l'estomac.

7 janvier 1864. Après des alternatives nombreuses de mieux et de rechutes, l'affection organique s'est caractérisée de plus en plus, et la mort survient par épuisement.

61e OBSERVATION.

Dyspepsie chronique; forme flatulente pituiteuse, compliquée de névralgie lombo-abdominale hystériforme.

6 novembre 1863. Mme X, soixante-six ans : ménopause sans accidents autres que d'abondantes transpirations, comme cela arrive assez fréquemment dans la période critique. Dix enfants, dont sept vivants.

Souvent souffrante sans faire de maladie; pas deux mois de bien-être depuis sept ans.

Travaille plus qu'elle ne peut; a été éprouvée par de grands chagrins, qui se renouvellent souvent encore avec sa nombreuse famille.

Loge dans une petite mansarde.

Excepté depuis quelque temps qu'elle tient un ménage, où elle est mieux soignée, nourriture mauvaise, irrégulière, insuffisante; ne mangeait souvent que du pain ou achetait un peu de bouillon dans une auberge.

Invasion de la maladie actuelle il y a quatre mois environ,

en même temps qu'une métrorrhagie de deux ou trois jours attribuée au chagrin occasionné par la mort inattendue d'une personne à laquelle elle était attachée.

Vers le soir, chaque jour, douleurs à l'épigastre, sous l'hypocondre gauche, souvent dans le flanc du même côté, avec irradiation vers les premiers points ; sensation de boule ascendante ; dans les fortes crises, les souffrances s'étendent jusqu'aux lombes et à la région dorsale correspondant à l'estomac.

Ces douleurs sont cuisantes et ressemblent par moments à des tortillements ; leur durée est de trois ou quatre heures ; souvent elles se reproduisent dans la nuit.

Appétit toujours bon ; la nourriture produit un calme sensible, la faim amène un résultat opposé. Cependant, pendant le travail de la digestion, il y a des gonflements, une sensation de plénitude, de *gâteau* sur l'estomac, qui ne se dissipent qu'après une émission répétée de gaz. Les flatuosités accompagnent tous les repas, mais les douleurs n'existent que le soir. Salivation habituelle, la nuit seulement.

Depuis quatre jours, au milieu de la nuit, la malade est tirée de son sommeil par une sensation de tournoiement qui part du mésogastre, bientôt suivie du rejet par la bouche d'un demi-verre environ de liquide filant aqueux, ce par quoi elle se trouve soulagée immédiatement.

Constipation opiniâtre, habituelle.

Examen direct. — Langue nette, rose ; pouls un peu fréquent par suite de l'émotion, assez résistant.

Sensibilité dans tout le côté gauche de l'abdomen, mais principalement vers le milieu du muscle droit, à la hauteur des fausses côtes et à la partie supérieure de l'épigastre, où la pression du doigt ne peut être endurée (épigastralgie).

Aucune lésion matérielle appréciable.

Diagnostic. — Dyspepsie flatulente pituiteuse compliquée

de névralgie lombo-abdominale hystériforme dépende elle-même d'un état chloro-anémique.

Traitement. —

Sulfate de quinine.	15 décigr.
Extrait de valériane	5 décigr.
Id. d'aconit.	15 centigr.

pour quinze pilules à prendre : cinq deux jours de suite, puis trois et deux, le matin à jeun.

Une tasse d'infusion de colombo, matin et soir, une heure avant les repas.

Régime léger et régulier; vin coupé.

17 novembre. Grande amélioration; les douleurs névralgiques sont apaisées depuis cinq à six jours et se sont calmées dès les premières pilules; la flatulence digestive est moindre aussi; il n'est plus revenu de pituite.

Même traitement, moins les pilules; vin de quinquina après les repas. C'est tout ce qu'on peut espérer, la position de cette pauvre femme, ses peines morales continuelles, ne permettant pas de poursuivre un traitement au delà du simple soulagement.

62e OBSERVATION.

Dyspepsie flatulente et pituiteuse symptomatique d'une dégénérescence cancéreuse d'abord douteuse.

Carrier ayant essuyé de grandes fatigues; quelques excès quand il était jeune, plusieurs maladies antérieures. Parenté bonne. Diarrhée, il y a trois ans, qu'il a mal soignée, et ayant persisté jusqu'à ces derniers temps. Dyspepsie flatulente depuis un an, avec pituite matinale depuis quatre mois; les légumes, surtout les farineux, augmentent la dyspepsie.

Le travail digestif se fait sentir surtout au bout de deux

heures; souvent il s'accompagne de faiblesse; plus généralement c'est une sensation de barre, d'oppression; puis les gaz font irruption brusquement, et le soulagement a lieu. Rapports infects (d'œufs couvis). Le régime animal et le bon vin facilitent les digestions.

Le sous-nitrate de bismuth, dont il a pris une cinquantaine de paquets, l'a soulagé d'abord en arrêtant la diarrhée; puis le mal est revenu.

Pas de vomissements; faiblesse générale, teint pâle ainsi que les muqueuses; pouls faible, dépressible; marche difficile; palpitations.

Palpation douloureuse sous l'appendice xiphoïde, et à peu près insensible ailleurs; foie de dimension normale.

Pas de tumeur appréciable.

Prescription le 15 janvier 1862. —

Fer réduit.	15 gr.
Extrait de fiel de bœuf.	5 gr.
Rhubarbe,	
Cannelle, ââ.	2 gr.

D'une à deux pointes à couteau avant chaque repas.

Macéré de quassia deux heures avant le repas. Régime fortifiant; s'abstenir rigoureusement de légumes; peu de travail.

12 mars. Atteint d'entérite (?), me dit-on, quinze jours après m'avoir consulté (grands bains, eau de Vichy, frictions mercurielles); se trouve mieux, mais faible.

Continuer l'eau de Vichy et la pommade; reprendre ensuite la poudre analeptique.

16 Mars. Le malade vient à ma consultation : amaigrissement considérable; teint pâle, tirant sur le jaune; ventre souple; pression douloureuse à l'épigastre et vers le grand cul-de-sac; à l'extrémité pylorique, dureté et intumescence; pas de vomissements; digestions assez faciles; appétit faible; douleurs et anxiété épigastriques; douleurs spontanées dans le dos et les

reins; fréquemment de la diarrhée, tantôt sanguinolente, tantôt mélanique.

Rien à changer au traitement; régime très-léger, composé surtout de lait, de bouillon et d'œufs peu cuits, à la coque.

Je n'ai pas revu ce malade depuis; mais je doute qu'il soit encore de ce monde, l'affection cancéreuse de l'estomac ayant dû se développer et marcher rapidement vers la terminaison fatale. Je tenais à citer cette observation comme exemple de dyspepsie douteuse au début, et dont le vrai caractère ne se dessine que plus tard.

63e OBSERVATION.

Dyspepsie gastralgique acide, symptomatique de chloro-anémie, ayant résisté à tous les moyens de traitement et au régime. — Amélioration notable par les eaux de Spa.

Une demoiselle de vingt-cinq ans, habituellement bien réglée, de tempérament lymphatique et bilieux, de constitution moyenne, fille et sœur de personnes mortes phthisiques, ayant été très-éprouvée par ces pertes et par d'autres chagrins, vit, en 1859, sa santé s'altérer de plus en plus. Elle perdit l'appétit, le sommeil; devint triste, mélancolique; éprouva des palpitations, des étouffements, divers autres symptômes nerveux relevant de la chloro-anémie, et finalement une dyspepsie gastralgique et acide des plus pénibles.

Les aliments légers, les aliments solides et substantiels, tels que les viandes, mais surtout les légumes, les fruits, les sucreries, le fromage avancé, étaient suivis presque immédiatement de douleurs aiguës, insupportables, au creux de l'estomac et dans le dos. La gastralgie, après avoir duré de deux à trois heures, faisait place à des aigreurs plus ou moins prononcées et tenaces.

La malade redoutait de manger et faisait taire sa faim pour

éviter les douleurs de la digestion. Elle maigrit et pâlit davantage, l'état nerveux empira; elle eut de la peine à se lever et à marcher, les règles se supprimèrent; sa position devint inquiétante.

Les toniques sous toutes les formes, les ferrugineux les plus variés, le bismuth, la magnésie, la pepsine, la codéine, la morphine, l'aconit, la liqueur de Fowler, l'eau de Vichy, d'Orezza, les bains sulfureux, salés, l'hydrothérapie et l'électricité, un régime tour à tour sévère, méthodique et libre, tout fut employé persévéramment, avec des résultats divers et douteux. Pendant longtemps la glace pilée fut le seul moyen qui réussit à calmer, à favoriser les digestions. La malade la prenait par cuillerées à bouche, répétées plusieurs fois, tantôt seule, tantôt imbibée d'une faible quantité d'eau de laurier-cerise ou de kirsch. Le soulagement était presque instantané; mais il ne se prolongeait guère au delà de la sensation de froid éprouvée au creux de l'estomac. Il m'a fallu, à plusieurs reprises, compléter cette action par des applications de glace à l'épigastre.

Je l'envoyai, de concert avec deux éminents médecins, MM. Cruveilhier et Briquet, aux eaux de Spa, qui, après quinze jours de lutte, produisirent une transformation graduelle de la santé, et principalement des digestions, dont l'amélioration fut aussi rapide que considérable.

L'année suivante, les mêmes accidents s'étant reproduits et le traitement domestique ne paraissant guère mieux réussir, une saison prolongée à Spa, pendant trois mois, eut des résultats non moins sensibles.

A son retour, il n'y avait plus trace de dyspepsie : la malade pouvait manger impunément de tous les mets.

Sans s'être maintenue complétement, cette amélioration, au moins en ce qui concerne les fonctions digestives, est assez grande encore pour qu'avec un peu de prudence et de choix dans l'alimentation, l'élaboration stomacale passe à peu près inaperçue.

64e OBSERVATION.

Dyspepsie gastralgique acide grave dépendant d'une grossesse d'abord méconnue. Heureux effets des calmants et des affusions froides.

(Recueillie et communiquée par M. le docteur Coffignon.)

1er août..... Demoiselle âgée de trente-quatre ans : tempérament nervoso-bilieux ; souffrante depuis cinq ans.

En traitement depuis six semaines pour les accidents suivants :

Perte presque complète de l'appétit ; nausées très-fréquentes, renvois acides non moins fréquents ; quelques douleurs à l'épigastre, avec sentiment de pesanteur aux lombes et à l'hypogastre ; peu de soif ; constipation opiniâtre ; pas d'accélération du pouls ; langue sale et légèrement rouge à la pointe ; état spasmodique général et palpitations.

Sangsues à diverses reprises à l'anus, puis à l'épigastre ; boissons gommées ; magnésie et bismuth ; lavements et bains simples répétés ; huile de ricin de temps en temps ; faibles doses de digitale associée à la belladone.

A la suite de ce traitement, continué pendant trois semaines, il survient un amendement notable qui ne dure pas ; les symptômes s'aggravent peu à peu, et voici l'état actuel de la malade :

Amaigrissement considérable ; faiblesse très-grande ; nausées presque continuelles ; trois ou quatre vomissements bilieux ou glaireux dans les vingt-quatre heures, le plus souvent bilieux ; violents efforts de vomissement très-fatigants pour la malade ; besoin presque incessant de cracher ; soif modérée ; pouls très-irrégulier, tantôt faible, tantôt dur et assez fort, sans qu'il y ait rien de changé dans l'état général ; selles rares et mélangées de matières qui paraissent être des détritus de la muqueuse intestinale. Persistance de la douleur épigastrique, de la pesanteur hypogastrique; tension douloureuse dans la région cœcale; rien du côté des urines.

Au traitement ci-dessus on ajoute des fomentations émollientes et narcotiques sur le ventre, les eaux de Seltz, de Vichy, les antivomitifs, les boissons légèrement amères froides, un vésicatoire morphiné à l'épigastre.

Bouillon de poulet léger et froid.

Sur ces entrefaites, un praticien expérimenté de Reims est consulté, diagnostique un ramollissement de la muqueuse gastro-intestinale, et porte le pronostic le plus fâcheux. Recommandation d'insister sur les moyens précédents, et principalement sur les boissons froides et la glace.

M. Gendrin est consulté à son tour : il opine pour une dyspepsie cardialgique acescente de nature hystérique *épigénitique,* qu'il croit susceptible de guérison par les moyens suivants :

1° Affusions générales d'eau froide (20° R.), en élevant ou abaissant la température, suivant la nature de la réaction;

2° Concurremment, dans le milieu du jour, bain alcalisé à 150 grammes (carbonate de soude), à température peu élevée, porté progressivement à trois heures de durée;

3° Alimentation forcée, malgré les vomissements, avec viandes sèches grillées et rôties, œufs et poissons frais, une petite quantité de pain rassis; interdire rigoureusement les aliments liquides, les soupes, le lait, les légumes farineux, le sucre, tous les mets sucrés;

4° Pour boisson, eau de Saint-Alban [1] coupée avec une cuillerée de vin vieux de Bordeaux par verre;

1. Cette eau, à minéralisation surtout alcaline, a la plus grande analogie de composition et d'effets thérapeutiques avec celles de Saint-Galmier et de Châteldon, dans le voisinage desquelles elle est recueillie.

5° En cas de persistance des accidents, prendre, un quart d'heure avant chaque repas, une des doses suivantes :

Sous-nitrate de bismuth	10	gr.
Poudre d'yeux d'écrevisse	8	
Opium brut	0.50	
Poudre de noix vomique	1	

F. s. a., vingt-quatre doses.

Immédiatement après, la malade devait boire un demi-verre d'eau de Vichy des Célestins, pure ou additionnée d'une cuillerée à café d'eau de fleurs d'oranger.

Tout en maintenant l'usage du vésicatoire morphiné, le traitement conseillé par M. Gendrin est appliqué et donne assez rapidement un résultat satisfaisant, grâce aux bains et surtout aux affusions froides, sans qu'il soit nécessaire de recourir à la poudre composée.

La première ablution est faite le 8 août, et dure trois minutes : spasmes violents, réaction difficile; encore deux vomissements; cependant un peu de blanc de poulet est mangé avec plaisir.

Le 9. Bain sans ablution; vomissement d'un petit poisson, puis de poulet pris dans le courant du jour; face grippée, pouls très-petit et agité, peau froide.

Le 10. Ablution mieux supportée, réaction plus prompte; encore des vomissements alimentaires et glaireux.

Le 11. Peau chaude, pouls rapide et un peu dur; ablution à cinq heures du soir bien supportée; un seul vomissement; nuit passable.

Le 12. Deux ablutions faciles; quatre vomissements, dont trois glaireux; renvois acides; selles muqueuses, paraissant contenir des débris d'intestin.

Le 13. Côtelette de mouton grillée; un vomissement. Bain alcalisé à 150 grammes, d'une heure : il fatigue beaucoup la malade.

Le 16. État général moins mauvais; les affusions et les bains sont administrés alternativement; appétit assez prononcé; le manger calme la salivation; les vomissements ont cessé.

Le 24. L'amélioration a toujours été en augmentant; apparition de quelques hémorroïdes, qu'il faut combattre avec les sangsues.

Le 28. La malade s'occupe de ses affaires; à la suite de quelques contrariétés, grande agitation, nouvelles douleurs à l'épigastre, compliquées d'accès hystériforme, qu'une potion calmante et un lavement à l'asa fœtida dissipent promptement.

Le 1er septembre. La malade peut voyager et quitter le pays.

Le 21. M. Gendrin la revoit, constate une amélioration prononcée et l'existence d'une grossesse qu'*il fait remonter au commencement de juin.*

Il prescrit la continuation des affusions et des bains, l'exercice, un bon régime, des pilules laxatives.

L'accouchement, cependant, n'a lieu que dans les premiers jours de mai de l'année suivante; il a été heureux. La malade s'est complétement rétablie.

65e OBSERVATION.

Dyspepsie gastralgique acide (variété cardialgique), ancienne invasion. — Insuccès des moyens thérapeutiques; amélioration avec le régime et l'hydrothérapie.

Une dame de trente-six ans environ, nerveuse, impressionnable, constitution assez délicate, fille de père dyspeptique, mère de trois enfants, dont l'aînée, âgée de quinze ans, a été très-difficile à élever, par suite de ses mauvaises digestions, me consulte en 1858 et 1859 pour une dyspepsie gastralgique qui remonte à sa première jeunesse, et pour laquelle elle a été soignée avec peu de fruit par plusieurs médecins de la localité et du dehors.

État chloro-anémique assez prononcé; appétit à peu près régulier; digestions difficiles et douloureuses avec n'importe quel genre d'aliments, mais principalement avec les féculents, les sucreries, les fruits, les légumes, qui lui donnent des douleurs accompagnées ordinairement d'acidité.

Les douleurs se font sentir souvent moins d'une heure après le repas, et se prolongent tout le jour pour le repas du matin et une partie de la nuit pour celui du soir.

Elles sont aiguës, violentes, ressemblant tantôt à des crampes, tantôt à la sensation qui résulterait de l'arrachement, de la perforation, etc.

Elles siégent à l'épigastre, mais surtout à la partie supérieure, vers l'orifice cardiaque et dans la région dorsale correspondante.

Leur intensité est telle que, dans plusieurs des crises auxquelles j'ai assisté, la malade poussait des cris, sanglotait, se tordait sur son lit et tombait dans une sorte de délire.

Pouls généralement calme; signes résultant de la palpation et de la percussion tout à fait négatifs.

Toutes les ressources de la thérapeutique ayant été tentées avant moi et par moi avec des effets douteux et peu durables, les narcotiques *intus et extra* et à hautes doses, les révulsifs, les vésicants, les ferrugineux, les amers, devenant à peu près insuffisants, je finis par me borner au traitement suivant :

Régime substantiel, composé principalement de viandes rôties ou grillées, en commençant par les plus légères; d'œufs au jus ou en omelette; de repas fréquents, peu copieux et régulièrement espacés; de vin de Bordeaux coupé de deux tiers eau de Saint-Galmier ou autre analogue; de rôties de pain.

Enveloppements froids et affusions, et, dès qu'il sera possible, traitement dans un établissement hydrothérapique. Exercice en plein air; peu de fatigues intérieures; distractions.

C'est à partir de cette phase tout hygiénique du traitement que l'amélioration, sans être complète, s'est prononcée et s'est maintenue. Depuis cinq ans environ qu'elle se traite de la sorte, cette dame se trouve dans une position relativement satisfaisante; mais le plus petit écart de régime ne passe pas impunément.

66e OBSERVATION.

Dyspepsie gastralgique pituiteuse. — Résultat d'abord très-sensible et prompt de la médication. — Reprise des symptômes après une suspension trop rapprochée du début.

1er août 1863. M. X, quarante-huit ans, horloger : constitution forte, tempérament sanguin et lymphatique; pas de maladies autres que des ophthalmies.

Beaucoup d'enfants et peu de ressources.

Troubles digestifs de dix à vingt-trois ans, qui cédaient quand l'ophthalmie paraissait. Frère dyspeptique.

Repris de dyspepsie en janvier 1863. Douleurs plus ou moins aiguës, souvent très-violentes au creux de l'estomac, s'irradiant parfois vers l'hypocondre droit, durant une heure, plus ou moins, et commençant environ deux heures après les repas. Quand le mal est très-intense, il s'accompagne de vomissements glaireux ou pituiteux, et rarement d'une petite portion d'aliments. L'appétit est bon. Calme complet dans l'intervalle des repas. La dyspepsie a lieu avec les aliments légers comme avec les plus lourds. Mange vite, travaille beaucoup et tout de suite après ses repas; ne boit que de l'eau.

Cet état dura jusqu'au mois de mai et amena un notable amaigrissement.

Récidive depuis trois semaines. Traité par un vomitif, la magnésie, des pilules et l'huile de croton à l'extérieur. Bons résultats la première fois, nuls aujourd'hui.

Langue nette, rose, pouls normal; rien à la palpation et à la percussion, sauf un peu d'empâtement et de sensibilité épigastrique.

Prescription. — Poudre composée de bismuth (1), une à deux doses avant les deux principaux repas.

Bicarbonate de soude, 5 grammes pour un litre d'eau de chicorée sauvage, à prendre avant et pendant les repas.

Repas réguliers, peu copieux, pris plus lentement.

19 août. Amélioration dès le troisième jour de cette médication; les douleurs se dissipèrent peu à peu et complétement; cessation absolue des nausées, des vomissements, de la pituite; le malade se sent plus fort, plus content.

Cessation du traitement depuis trois jours, ses provisions de médicaments étant épuisées : avant-hier, 17, retour des douleurs, et hier, 18, de la pituite, mais en quantité modérée.

Ut suprà; bien insister sur les moyens thérapeutiques et surtout hygiéniques.

L'amélioration n'a pas tardé à reparaître et à devenir définitive.

67e OBSERVATION.

Dyspepsie gastralgique et pituiteuse. — Bons résultats du traitement.

Un cultivateur âgé de quarante ans, fort, un peu lymphatique, m'assurant qu'il n'existe pas d'affections d'estomac dans sa famille, me consulte, dans l'été de 1860, pour des douleurs

1. Sous-nitrate de bismuth . . . . 25 centigr.
   Magnésie décarbonatée. 10
   Extrait gommeux thébaïque. 1

F. s. a. Faire de même vingt doses égales.

gastralgiques accompagnées de diarrhée séreuse (pituite intestinale?), occasionnées et surtout accrues par les repas copieux et prolongés. L'invasion en remonte à quatre ans. Peu de moyens employés et mal choisis.

Les douleurs, nulles pendant le sommeil, sont très-vives pendant la digestion, et persistent souvent dans l'état de vacuité.

Une double purgation et l'usage du bicarbonate de soude eurent raison de la *pituite intestinale* (1) ou diarrhée séreuse. Il n'en fut pas de même de la gastralgie.

Le 7 novembre, je prescrivis :

Bismuth.	1	gr.
Magnésie	0.5	

A prendre avant chaque repas.

Eau de Vichy (Grande-Grille) entre les repas et aux repas avec du vin de Bordeaux.

Régime léger, sec; repas réguliers.

Le 24 novembre : amélioration sensible; douleurs presque nulles; encore un peu d'embarras dans les digestions, qui se font lentement.

Teinture de rhubarbe composée, d'une à deux cuillerées à café avant de manger; porter l'eau de Vichy à une bouteille par jour, la dose employée jusqu'ici n'ayant été que d'une demi-bouteille.

1. Cette idée de pituite intestinale, que je ne mets en avant que d'une manière hypothétique, et que, pour cette raison, je n'ai pas mentionnée dans l'article consacré à la dyspepsie pituiteuse (voir p. 119 et suiv.), ne doit cependant pas être rejetée d'une manière absolue, car elle a pour elle l'analogie étiologique et physiologique, sinon encore les preuves cliniques. La dyspepsie hypercrinique intestinale, si elle existe, a nécessairement une origine plus complexe, plus difficile à dégager que la variété stomacale, qui commence à peine à être comprise. Aussi pensons-nous qu'elle doit être réservée pour des études complémentaires avant d'être admise et classée nosologiquement.

Le malade n'est pas revenu me consulter depuis; mais j'ai su qu'il a beaucoup mieux été.

68e OBSERVATION.

Dyspepsie gastralgique acide et pituiteuse.

Femme âgée de cinquante-trois ans, ménopause à quarante-sept ans, ovarite droite à trente-cinq ans, ayant toujours joui d'une bonne santé depuis dix-huit mois, atteinte de douleurs, pendant la digestion stomacale, de l'épigastre au tiers inférieur du sternum, avec rejet ensuite de liquides acides, et, à un intervalle plus éloigné ou à jeun, de pituite.

Bonnes séries de quinze jours, un mois; une fois de trois mois.

Urines claires pendant les crises, épaisses après.

Les fruits et les légumes provoquent et augmentent cette dyspepsie.

Traitement varié entre les mains de son médecin ordinaire: sangsues à l'anus, poudre blanche (?).

Prescription le 10 février 1859. —

Sous-nitrate de bismuth.	1	gr.
Magnésie.	0.3	

Un à quatre paquets en mangeant.

Sirop de morphine, de deux à cinq cuillerées à café au même moment.

Une petite tasse de quassia une heure avant les repas, trois fois par jour.

Régime approprié.

Je n'ai pas revu cette malade. Dois-je penser qu'elle a été mieux, car les campagnards ne reviennent d'ordinaire chez le médecin que quand ils n'éprouvent point de soulagement?

Je donne cette observation non à cause du traitement, mais en raison de la forme mixte de l'affection, qui est assez rare dans ces conditions.

69e OBSERVATION.

Dyspepsie gastralgique et syncopale symptomatique d'un état anémique. Guérison après le traitement du trouble général.

Mai 1859. M. X, cinquante-neuf ans, fatigué par une carrière des plus laborieuses dans les affaires, dont il vient à peine de déposer le fardeau, et par diverses entreprises, se plaint depuis plusieurs années de difficulté dans les digestions, de douleur habituelle à l'épigastre, redoublant pendant le travail digestif; il éprouve assez fréquemment, dans ces moments de malaise, des lipothymies; les légumes, les farineux, l'abstinence prolongée, accroissent cette disposition morbide Tristesse ensuite, crainte d'une maladie organique de l'estomac, appréhension des aliments, du vin surtout.

Un examen attentif me fait découvrir une souplesse très-grande et une sensibilité très-modérée des organes digestifs; mais indépendamment d'une pâleur générale des muqueuses, je constate une faiblesse et une mollesse marquée du pouls, des étouffements ou anxiétés précordiales sans lésion du cœur, une disposition à la fatigue, des vertiges, des bruits auriculaires, etc., et je conclus à une anémie ancienne avec dyspepsie gastralgique consécutive.

Je prescris en conséquence un régime analeptique complet basé sur les ferrugineux, le quinquina, les viandes rouges grillées, les vins généreux. Repas plus répétés et plus réguliers, exercice et occupations modérés; abstention des mets qui troublent le plus les digestions.

Ce traitement amena des résultats satisfaisants au bout de

plusieurs mois; mais le malade, ayant voulu se soustraire aux règles que je lui avais tracées, ne tarda pas à s'en repentir : il revint à mes prescriptions d'une manière définitive, et sa santé se consolida au point qu'il put, au bout d'un an, satisfaire sans beaucoup de choix son appétit, faire de longues courses à cheval ou à pied, chasser, etc. Cette amélioration ne s'est pas démentie jusqu'à ce jour (mars 1864).

70e OBSERVATION.

Dyspepsie gastralgique et pituiteuse chez un jeune garçon de douze ans; récidives périodiques. — Guérison rapide au moyen d'un purgatif et des amers.

Garçon de douze ans, fils d'un riche cultivateur : tempérament un peu lymphatique, constitution moyenne; éprouvant un trouble de la digestion tous les ans, vers le printemps.

2 février 1862. Ce jeune garçon m'est présenté pour la troisième fois : il se plaint depuis huit jours, comme les précédentes années, mais à une époque plus rapprochée, de douleurs dans la région de l'estomac parfois très-vives, et se produisant plusieurs heures après les repas. L'appétit est bon, la langue nette; aucun autre symptôme, sauf une pituite légère, matinale. Ces troubles douloureux de la digestion se déclarent après toute espèce de nourriture. Pas de causes appréciables, si ce n'est un travail assez grand et l'irrégularité des repas.

Purgation avec :

Rhubarbe.	1 gr.
Scammonée.	5 décigr.

et, pendant huit jours, une tasse à thé d'infusion légère de houblon, matin et soir, une heure au moins avant les repas.

Repos de plusieurs jours; régime léger, composé de potages gras, œufs frais et viandes blanches rôties.

Ce simple traitement a eu le même succès que les deux précédentes années. A la suite de la purgation, qui a été copieuse, les digestions sont redevenues faciles et indolentes.

71e OBSERVATION.

Dyspepsie acide et pituiteuse de nature douteuse.

Fermier retiré, âgé de soixante-cinq ans : constitution délicate, tempérament nerveux et bilieux; pas d'accidents héréditaires, ayant eu beaucoup de chagrins; gastrite (?), il y a onze ans, qui a duré près de quinze mois, avec beaucoup d'intensité pendant six; amaigrissement, quoique le malade se soit rétabli à peu près complétement.

Depuis deux mois, nouveaux accidents digestifs caractérisés par des picotements, des élancements vers le grand cul-de-sac de l'estomac, dans le dos; douleurs à la pression épigastrique, douleurs transversales spontanées; pituites; dyspepsie pour tous les aliments solides et surtout féculents; rapports acides, strangulation, toux sèche. Traitement par eau de goudron et potion kermétisée; tisane pectorale, eau de Seltz aux repas.

Examen le 25 juin 1862 : empâtement, tension et matité de l'épigastre; la percussion et la pression sont douloureuses à l'épigastre et à l'extrémité gauche du viscère : rien du côté du foie et de la rate.

Eau de Pougues, un demi-verre matin et soir, et autant aux repas, avec vin de Bordeaux; sirop de quinquina préparé à froid au moment des repas.

Régime très-léger : bouillons gras et maigres alternativement, laitage, œufs frais; viandes blanches rôties, deux fois par semaine seulement. Exercice et travail modérés.

Le malade a obtenu quelque soulagement de ce traitement;

le régime surtout lui réussit. Au fond, sa maladie n'a changé ni en bien ni en mal (11 février 1863).

72e OBSERVATION.

Dyspepsie acide pituiteuse avec pyrosis, compliquée d'hépatite chronique. Imprudences répétées; traitement mal suivi. Mort.

12 janvier 1864. Homme âgé de cinquante-trois ans, marchand de porcs : constitution et santé excellentes jusqu'à cette maladie, qui ne date que de trois à quatre mois; antécédents de famille satisfaisants; a, par suite de sa profession, une vie irrégulière, mêlée de quelques excès.

Début par des rapports acides et un redoublement d'appétit; après quoi celui-ci est tombé peu à peu, mais non entièrement; puis sont venues des pituites, auxquelles il a toujours été sujet, du reste, plus ou moins, mais dont il était délivré depuis quinze ans, ainsi qu'à la migraine, qui existait concurremment : nausées, vomissements plus souvent bilieux qu'alimentaires; ne se trouve bien que quand il mange peu ou point; brûlements d'estomac avec sensation de fer chaud à l'épigastre avant les rapports ou les vomissements; ptyalisme fréquent, surtout après les repas.

Teint subictérique, pas de fièvre, léger amaigrissement, constipation. Foie sensible à la percussion et à la pression, donnant une matité nette de 11 centimètres verticalement.

Traité par un vomitif, l'eau de chaux et un sirop amer.

Prescription. — Rhubarbe, 1 gramme, avec magnésie calcinée, 5 décigrammes, tous les cinq jours pendant quinze jours.

Eau de Vichy (Grande-Grille), un demi-verre, puis un verre matin et soir, tiédie au bain-marie et édulcorée avec sirop de gomme.

Régime léger, composé de potages gras, de laitage, d'œufs et de viandes blanches seulement quand les digestions seront bien rétablies.

Éviter d'une manière absolue les féculents, la pâtisserie, le fromage ancien, les gros légumes et autres, les ragoûts, etc.

Vin de Bordeaux coupé, seulement quand les aigreurs seront dissipées, ou à peu près.

Ce malade, que je n'ai plus revu, mais dont le médecin m'a entretenu à plusieurs reprises, a été de mal en pis, continuant tant qu'il le pouvait ses imprudences. L'hépatite s'est prononcée et aggravée de plus en plus, l'amaigrissement a fait de continuels progrès, les jambes se sont infiltrées, et au bout de trois mois la mort est survenue.

73e OBSERVATION.

Dyspepsie boulimique et gastralgique ; invasion ancienne. Soulagements momentanés.

Mme X, soixante-cinq ans : tempérament nerveux et sanguin, adonnée à une grande exploitation rurale jusqu'en 1848, où elle s'est retirée en ville. Jamais de grossesse ; réglée à treize ans, a cessé brusquement de l'être à quarante-deux : perdait peu à ses époques, qui étaient d'ailleurs très-régulières.

Parents morts âgés, sans affections spéciales.

Depuis l'âge de dix-sept ans jusqu'à l'âge critique, tous les deux ans, a fait une fièvre inflammatoire.

A la suite de la mort de son mari, survenue il y a quinze ans, événement qui fut pour elle l'occasion de beaucoup de fatigues, de chagrins, d'irrégularité dans les repas : douleurs au creux de l'estomac (brûlements et picotements), sans fièvre, pour lesquelles on lui posa jusqu'à *deux cent quatre-vingts sangsues* en deux mois, tant à l'estomac qu'à l'anus, non compris deux copieuses saignées du bras, à la suite de l'une desquelles il y eut un état syncopal qui se prolongea toute une journée. L'ardent disciple de Broussais insista sur ce traitement, bien qu'il ne produisît aucun soulagement. Il va sans dire que le régime fut approprié à tout ce luxe d'antiphlogistiques : eau sucrée, bouillons de poulet et de veau.

Il se trouva, un peu plus tard, un autre médecin qui renchérit sur ce traitement, non pour la quantité de sang, mais pour le nombre des saignées, qu'il répéta *jusqu'à deux fois par jour pendant huit jours*, le matin au pied et le soir au bras.

Toujours des douleurs à l'estomac et des vomissements. Ceux-ci cependant finirent par céder.

En 1855, 1856 et 1857, elle passe les étés à Paris, où elle reçoit les soins de M. Vigla, qui recourt principalement aux bains, au charbon végétal, aux pilules musquées. Exacerbation plutôt que soulagement.

En 1859-60, la malade va se faire soigner, pendant dix mois environ, par un médecin distingué de Reims : pilules de toute sorte, eaux de Vichy, de Soulzmatt, diète aussi sévère qu'il est possible de la suivre. La malade ne se trouve pas mieux, loin de là.

Plusieurs médecins ont varié d'opinion sur la nature de la maladie : un des plus instruits a déclaré que c'était une *bouteille à encre*. Mme X renonce à tout traitement pendant quelque temps.

Le 24 juillet 1861, je suis demandé. Une toux assez opiniâtre, qui est venue s'ajouter aux troubles digestifs, a effrayé la malade et l'a déterminée à recourir encore à la médecine.

Ayant été guérie assez vite de sa toux, cette dame reprit confiance et me pria de m'occuper aussi *de son estomac*. A la palpation, rien à noter comme empâtement ou sensibilité.

De loin en loin un peu de sang dans les selles; jamais de vomissements.

Amaigrissement assez prononcé; sensation de brûlements, pendant les digestions, souvent insupportable; parfois de la diarrhée qui la soulage, besoins de manger très-fréquents, surtout depuis le traitement par la diète; *six* repas à la viande le jour et fréquemment *trois* la nuit. Plus elle mange, moins elle se sent de forces. Pouls ordinaire, plutôt dépressible que résistant.

A plusieurs reprises, j'obtiens une atténuation marquée des symptômes. Il serait trop long de passer en revue toute la filière du traitement. Je me contenterai de dire que ce qui m'a le mieux réussi, c'est le régime animal et surtout les viandes rouges crues, sans sucre ni sel, telles que le bœuf, le mouton, le gibier, le jambon, qu'on râpait ou hachait finement. La diarrhée notamment et les brûlements cédèrent à ce régime.

L'embonpoint se rétablit, le visage se colora et s'anima. Parmi les agents thérapeutiques, les uns n'eurent aucun effet; les autres en eurent plus ou moins, comme le bismuth uni tantôt à la magnésie, tantôt à la pepsine, tantôt à l'extrait de noix vomique, l'acide arsénieux combiné à la thridace ou à la codéine.

Les narcotiques seuls m'ont toujours paru plus défavorables qu'avantageux. On a essayé des ferrugineux, qui ne sont pas tolérés.

Le vin à hautes doses, suivant le précepte d'Hippocrate, n'a pas été plus utile.

Aucun de ces moyens, même des meilleurs, ne soulage au delà de quinze jours, trois semaines, et il m'est arrivé souvent de les substituer les uns aux autres, afin de renouveler leur influence.

En août 1862, tout est remis en question : les douleurs et les brûlements sont au pire; la faim est insatiable; à peine un repas pris qu'il est digéré. Faiblesse très-grande, malgré un embonpoint notable.

L'examen des urines ne donne ni sucre, ni albumine.

Selles moulées, bien digérées, parfois encore en diarrhée ou accompagnées de sang pur en petite quantité.

Mme X a rendu quelques débris intestinaux mal caractérisés, il y a un peu de temps. Serait-ce le ténia? J'attendais le renouvellement de cet accident pour décider et agir. De guerre lasse, je prescris, à la suite de frictions d'huile de croton sur l'épigastre qui n'ont amené qu'un léger soulagement du côté des brûlements, la poudre de cousso suivant la méthode ordinaire.

Nombreuses garde-robes, sans débris de ténia.

Amélioration assez marquée après ce traitement, qui fait du moins tomber, en grande partie, cet appétit exagéré. État de nouveau aussi satisfaisant qu'après les premiers moyens prescrits par moi. Il n'y a plus, le 13 septembre 1862, que quelques brûlements pour lesquels la malade réclame d'elle-même les frictions d'huile de croton et des paquets de bismuth additionné.

Ces alternatives n'ont pas cessé au moment où je transcris cette observation (mars 1864). La boulimie a été excessive en novembre et décembre 1862. L'huile de foie de morue prise pendant plusieurs mois a paru réussir. C'est toujours l'élément gastralgique qui cède, et comme la malade s'effraye plus des douleurs d'estomac que de l'exagération de la faim, elle est satisfaite de ce soulagement. Je dois ajouter que récemment, sous l'influence d'une bronchite capillaire intense, avec fièvre très-prononcée, qui nécessita l'emploi d'une saignée, des antimoniaux, d'un vésicatoire et de la diète, le caractère boulimique se dissipa momentanément; que, durant tout ce temps, la malade se sentit plus forte; mais qu'à l'approche de la convalescence, la dyspepsie redevint tout à fait ce qu'elle était auparavant.

74e OBSERVATION.

Affection syphilitique ancienne; mauvaises digestions; amaigrissement; hypocondrie; excrétion d'oxalate de chaux concomitante [1].

(Golding-Bird.)

Il s'agit d'un homme d'environ quarante ans, d'un caractère triste et mélancolique. Il y a quatre ans, il a contracté un mal considéré comme syphilitique, et qui, traité par de fortes doses de mercure et d'iode, fit tomber le sujet dans un état de cachexie très-prononcé. Il est profondément découragé, et comme il a une toux fréquente, qui est due à l'allongement de la luette, il se croit atteint de tubercules pulmonaires qui l'emporteront infailliblement s'il ne succombe auparavant au progrès de la syphilis. Palpitations augmentant par l'ingestion des aliments et par l'exercice, côlon distendu par des gaz, constipations, douleurs dans la région de l'estomac et des reins, irritabilité extrême, flux abondant d'urine, appétit vorace. L'urine de la nuit est acide, pâle, pesant 1029; elle contient beaucoup de mucus, une grande quantité d'urate d'ammoniaque en suspension et beaucoup d'oxalate de chaux. L'acide nitrique y fait naître une abondante cristallisation de nitrate d'urée. Le malade est soumis à l'usage d'une mixture composée d'acides nitrique et chlorhydrique, dans l'infusion de serpentaire sucrée avec du sirop de gingembre. Il prend, en outre, des pilules d'aloès et d'opium et trois verres par jour de vieux vin de Xérès. Sous l'influence de ce traitement, continué pendant deux mois, les accidents se dissipent et la santé renaît.

1. Docteur Gallois; *op. cit. in Gaz. méd. de Paris*, année 1859, p. 602.

75e OBSERVATION.

Dyspepsie avec amaigrissement considérable; insomnie, découragement profond; excrétion d'oxalate de chaux concomitante [1].

Abbé âgé de trente-six ans : tempérament sanguin, très-dyspeptique et nerveux, pâle et amaigri. L'appétit est vif, mais dépravé; le sommeil est perdu; la peau est sèche et rude, la langue blanche, les fonctions de l'intestin irrégulières. Le malade est en proie au plus profond découragement. L'urine est ambrée foncée, transparente, acide, légèrement phosphatique; elle contient de l'urée en excès et beaucoup d'oxalate de chaux. Le traitement a consisté dans l'administration de l'acide nitromuriatique à la dose de vingt gouttes, deux ou trois fois le jour. A un moment donné, le malade se plaignant d'une violente gastralgie, l'acide est suspendu et on conseille dix grains de bismuth blanc, à prendre trois fois le jour. Les aliments prescrits sont le lait, les végétaux amylacés et la viande en petite quantité; point d'aliments sucrés. Quand le mieux est prononcé, le malade prend, de deux mois l'un et alternativement, une infusion végétale amère, additionnée de carbonate de potasse, et, comme précédemment, de l'acide muriatique [2].

1. M. Gallois, *op. cit.*, p. 603.

2. Quoique nous ayons accordé plus d'attention qu'on ne l'a fait communément avant nous à la question des urines, en tant que symptôme ou conséquence morbide de la dyspepsie (voir p. 158-159 et 163-165), nous pensons que des études attentives et persévérantes, sans idée préconçue, compléteront nos connaissances à cet égard. Ainsi trouvera-t-on peut-être, ce que quelques faits tendent déjà à nous faire supposer, qu'il se produit un changement dans la coloration et la nature des urines suivant les différentes phases de la dyspepsie; qu'elles sont, par exemple, incolores dans la période d'exaspération, et plus foncées à l'approche de la guérison. Cette remarque ne ferait que confirmer, d'une part, ce que nous savons de la corrélation qui existe entre la fonction rénale et les paroxysmes de la plupart des névroses, et, d'autre

76e OBSERVATION.

Dyspepsie intestinale temporaire aiguë (forme flatulente), par suite de vice de régime, chez un enfant de trois mois. — Rapide amendement sous l'influence d'une alimentation meilleure.

Le 2 mars 1862, on me présente un enfant de trois mois tout émacié, épuisé, le visage pâle, plaqué de rouge et de gourmes; mains décharnées, pouls petit, faible, fréquent; ventre tendu, météorisé, non sensible à la pression, avec une vénosité sous-cutanée très-prononcée; érythème de la partie interne et supérieure des cuisses. Il est constipé et rend à grand'peine des matières noirâtres, dures, ovillées.

Sa mère me raconte qu'elle l'a sevré pour prendre en nourriture un autre enfant, et qu'elle l'a confié à une femme qui devait l'élever au biberon, mais qui, au lieu de lait, lui faisait prendre des bouillies à la farine à peine cuites, des soupes, etc.; que le pauvre enfant n'a plus de force, ni d'appétit; qu'il reste presque toujours inanimé.

Prescription. — Allaitement naturel, cesser les soupes; demi-bain de son tous les jours, pendant cinq minutes; cataplasmes de fécule huileux sur le ventre; une cuillerée à café de sirop de chicorée tous les deux ou trois jours.

12 mars. Changement des plus marqués : visage commençant à s'épanouir, pouls plus plein, moins fréquent; ventre moins dur, selles plus naturelles, somnolence moindre.

Cet enfant s'est rétabli rapidement.

part, l'influence d'une digestion régulière sur les différents actes de la nutrition, dont la sécrétion urinaire est assurément un des principaux. Et nous obtiendrions là aussi une confirmation de plus de ce que nous avons avancé sur la nature et l'importance pathologique de la dyspepsie.

77e OBSERVATION.

Dyspepsie intestinale flatulente temporaire; récidives aux mêmes époques; peu de résistance.

20 septembre 1862. Artiste du plus grand mérite, âgé de trente-huit ans : constitution moyenne, sèche; tempérament nerveux. D'une famille où les affections des voies digestives sont ordinaires.

En 1856, à la suite de fatigues excessives pendant deux mois, première atteinte de dyspepsie qui dure quinze jours et cède au sirop d'écorces d'orange pris avant les repas.

Deux ans sans récidive, puis chaque année, à l'approche des froids, retour de l'indisposition. Cette dyspepsie est caractérisée par des douleurs, des tiraillements, des pincements dont le siége est entre le nombril et l'épigastre, apparaissant plusieurs heures après les repas, se calmant par l'ingestion de nouveaux aliments que le malade est souvent forcé de prendre la nuit même, et se jugeant par l'émission de gaz par le rectum. Du reste, aucun autre signe.

Quant aux causes, indépendamment d'un froid assez vif, dû à la permanence du vent du nord, j'ai noté pour cette fois l'irrégularité du régime, des travaux multipliés.

Comme cause aggravante, inscrivons encore les végétaux, surtout crus.

Traitement. — Sirop d'écorces d'orange, une cuillerée à soupe avant chaque repas; une tasse de camomille après. Régime sec, animal; bon vin rouge, café ou thé assez fréquemment. Flanelle sur le ventre.

Soulagement marqué et rapide.

78e OBSERVATION.

Dyspepsie entéralgique. — Bon résultat du traitement.

27 février 1862. M. X, instituteur; cinquante-deux ans : tempérament lymphatique bilieux, constitution moyenne; bien portant du reste, appétit régulier; éprouve depuis deux ans, trois ou quatre heures après les repas, des coliques, des douleurs intestinales plus ou moins intenses, généralement plus prononcées la nuit que le jour, et troublant alors le sommeil; pas de diarrhée, pas d'accidents gastriques. Causes appréciables : précipitation et mauvaise ordonnance des repas, dont les deux principaux ne sont séparés que par un intervalle de cinq heures; vie trop sédentaire. Le malade a usé de différents remèdes qui ne l'ont pas soulagé; les conseils des médecins n'ont pas porté sur le côté hygiénique.

Traitement. — Sirop d'écorces d'orange, une cuillerée à bouche matin et soir, une demi-heure avant les repas. Manger plus lentement, afin de broyer et d'insaliver convenablement les aliments, et surtout mettre deux heures de plus d'intervalle entre les deux grands repas. Exercice journalier, notamment dans le premier temps de la digestion.

Ce régime devra être établi définitivement. Quant au sirop amer, il en sera pris d'abord pendant douze à quinze jours, puis à époques régulières.

Cet instituteur s'est parfaitement trouvé de ces conseils.

79e OBSERVATION.

Dyspepsie intestinale atonique ancienne, avec symptômes sympathiques du côté du cerveau.

Un jurisconsulte distingué, âgé de cinquante ans environ, constitution moyenne, tempérament lymphatique et bilieux, ayant eu beaucoup de fatigues de cabinet, me consulte, le 24 février 1861, pour une hypérémie cérébrale caractérisée par une céphalalgie assez prononcée, un mouvement fébrile à peine marqué, des vertiges, avec engourdissement et faiblesse du mouvement dans la moitié gauche du corps, surtout dans le membre inférieur, qui céda complétement, en vingt et un jours, à deux applications de sangsues à l'anus, trois purgations légères et un régime approprié.

Ce qu'il importe de relater ici, c'est que le malade était sujet, depuis vingt-huit ans environ, à des difficultés plus ou moins grandes vers la deuxième phase de la digestion, caractérisées par des pesanteurs et un embarras pénible apparaissant quatre à cinq heures après les repas, et siégeant à la partie moyenne et inférieure du ventre, avec constipation habituelle. État normal des fonctions de l'estomac.

Ces accidents, qui pouvaient se prolonger cinq ou six heures, étaient plus intenses quand il y avait excès des travaux de cabinet ou des réunions du monde avec veilles prolongées, surtout lorsque quelques boissons ou quelques pâtisseries y étaient prises.

Dans ce dernier cas, indépendamment des troubles locaux il se produisait une réaction plus ou moins prononcée du côté du cerveau, caractérisée par des vertiges, des pesanteurs ou des tiraillements dans la tête, des troubles de la vue. Parfois même il se faisait une congestion légère de la conjonctive sclérotícale.

Des purgatifs avaient été conseillés, qui parurent accroître ces dispositions. Nul doute que ces symptômes sympathiques, en se renouvelant si fréquemment et joints à la persistance des causes, n'aient déterminé les accidents sérieux signalés au commencement de cette observation.

Prescription. — Dès que le malade reprit ses habitudes,

c'est-à-dire au commencement d'avril, régime graduellement substantiel : deux seuls repas, avec un intervalle de huit heures; il dut s'abstenir de tout travail du soir, se lever de bonne heure, et travailler à ce moment; faire une promenade d'une heure au moins chaque jour, des lotions froides simples et salées sur le corps; enfin, je lui conseillai les bains de mer, et d'une manière permanente un ou deux verres d'eau fraîche le matin, à jeun, pour combattre la constipation.

Ce traitement tout hygiénique eut les résultats les plus satisfaisants tant du côté des digestions que de la santé en général.

Dans l'hiver de 1863 seulement, à la suite de quelques soirées répétées et de plusieurs repas copieux, la dyspepsie intestinale avec vertiges tendit à reparaître, et céda à un régime plus sévère.

80e OBSERVATION.

Dyspepsie intestinale diarrhéique (acide?), invasion ancienne. Résistance à tous les moyens de traitement autres que le régime.

Dame âgée de trente-quatre ans : tempérament lymphatique nerveux; habituellement bien réglée, mais atteinte, il y a quelques années, de métrite chronique, surtout cervicale, pour laquelle j'ai dû recourir à des modificateurs directs.

Cette dame, qui est très-courageuse, très-résolue, fait remonter ses troubles digestifs à son unique grossesse, qui date de quinze ans environ. Ils consistent en une diarrhée survenant inévitablement quelques heures après les repas, dès que le manger, suivant l'expression même de la malade, a franchi l'estomac. Elle n'en souffre que peu. Si la diarrhée a quelque durée, l'estomac finit par se troubler, des nausées surviennent. La guérison de l'affection utérine n'apporta aucun allégement aux désordres digestifs.

Les toniques, les amers, les alcalins, les ferrugineux, les calmants, les antispasmodiques, les révulsifs, les bains de mer, furent prescrits, à peu près sans résultat, tant par d'autres médecins que par moi. Il n'y eut que le régime, en partie indiqué par moi, en partie fruit de l'expérience personnelle de la malade, qui réussit. Ce régime, très-sévère, consiste dans l'abstention de tout légume, de la plupart des pâtisseries, de toutes viandes préparées autrement que grillées : rôties, elles provoquent encore la diarrhée. Quant aux sauces, surtout celles où entre la chapelure, elles dépassent en effets fâcheux les autres préparations culinaires.

Voilà près de cinq ans que cette dame observe énergiquement ce régime. Si, par aventure, elle s'en départit, elle est punie immédiatement de l'infraction et n'en revient que plus rigoureusement à la règle.

Sa santé est excellente, du reste, et ne fait que gagner.

81e OBSERVATION.

Névralgie intestinale ou entéralgie essentielle. — Pas de symptômes dyspeptiques.— Guérison par la stramoine et l'aconit à haute dose.

Officier comptable âgé de trente-cinq à quarante ans, de constitution primitivement robuste; tempérament bilieux sanguin; ayant tenu garnison pendant dix-sept ans en Algérie, à Bouffarick et dans d'autres résidences, et bivouaqué dans des camps humides; souffrant depuis plusieurs années de fièvre intermittente irrégulière qui ne cède qu'à de fortes doses de sulfate de quinine; présentant, enfin, tous les signes de la cachexie palustre.

Depuis environ quinze mois, douleurs abdominales de plus en plus insupportables, accompagnant généralement des accès de fièvre. Leur siége principal est dans la région mésogastrique, mais surtout vers le creux ombilical. Dans les fortes crises, elles s'étendent dans toute la cavité abdominale, avec retentissements distincts vers les régions épigastrique, hépatique, splénique, et plus rarement rénales.

C'est alors que le patient, baigné de sueur, gémissant, se roule par terre, les mains croisées sur le ventre, refusant boissons et aliments, menaçant de se donner la mort.

Les paroxysmes reviennent à plusieurs reprises dans la journée, de préférence vers la fin de la nuit; dans le reste du jour, le mal est sourd et à peu près continu.

Pouls à peine influencé; langue large, très-peu chargée à sa base; pression du ventre ni douloureuse, ni agréable; ventre souple, non rétracté; constipation habituelle. Les plus violentes douleurs sont souvent accompagnées de flatulence, sans émission de gaz.

Tristesse et concentration d'esprit voisines de l'hypocondrie.

Un médecin prescrivit de nombreux vomi-purgatifs qui ne firent qu'exaspérer l'affection.

Le 1er octobre 1855, six semaines environ depuis que cette dernière phase de la maladie durait, je suis appelé près du malade. Je ne constate aucune lésion des viscères abdominaux, mais une cachexie palustre complète, et je me prononce pour une névralgie gastro-intestinale, surtout intestinale, secondaire à l'altération constitutionnelle. Les retentissements passagers du côté de l'estomac, du foie, de la rate, des reins, ne font que témoigner de la participation des plexus ganglionnaires abdominaux, et forment autant de foyers douloureux à la manière des névralgies externes.

Pilules d'extrait alcoolique de stramoine à 5 centigrammes, à doses croissantes, et prises à intervalles égaux, trois, puis cinq, enfin sept dans les vingt-quatre heures, du 3 au 5 octobre, avec diminution progressive ensuite. Je remplace cette préparation par l'aconit quand elle paraît avoir produit tout son effet.

Infusion carminative; lavements à l'aloès et à l'asa fœtida; sulfate de quinine pour combattre les accès de fièvre intercurrents.

Amélioration difficile, puis complète, après une lutte prolongée, le 4 novembre. Appétit, sommeil, gaieté.

Traitement ferrugineux et tonique. Le teint se colore.

Pendant deux ans que cet officier se trouva dans ma résidence, il ne cessa point de se bien porter. Je n'ai plus eu de ses nouvelles depuis notre séparation.

82e OBSERVATION.

Dyspepsie entéralgique et flatulente. — Erreur de diagnostic probable. Invasion ancienne.

Un vieillard de soixante-quatre ans, très-vigoureux, ancien commerçant, ayant essuyé de grandes fatigues, prenant des repas très-irréguliers, attendant longtemps avant de satisfaire sa faim, et mangeant alors plus que de raison, me consulte en janvier 1862.

Depuis dix ans, il ressent de vives douleurs dans la région située un peu au-dessus et à droite de l'ombilic. Ces douleurs, qui ressemblent à des élancements, à des pincements aigus, sont accrues, quatre heures environ après les repas, par le travail digestif, qui se complique en outre de gonflement, de flatulence, d'émission fréquente de gaz par l'anus, avec soulagement momentané. Ce qui exaspère le plus ses souffrances, c'est quand il ne peut évacuer les gaz dont l'accumulation le gène, et qui semblent être retenus, dit-il, entre deux portions d'intestin qui se resserrent.

Les légumes, les féculents, les fruits même cuits, les pâtisseries, le fromage, le bouillon gras (lorsque beaucoup de légumes sont cuits dans le pot-au-feu), augmentent et développent les troubles dyspeptiques, lesquels se prolongent alors la nuit et presque jusqu'au repas suivant, et s'accompagnent souvent d'une soif plus ou moins intense.

Envoyé et traité à Vichy pour un engorgement du foie, il en revient non soulagé. Il consulte un médecin éminent de Paris, qui croit à une maladie, non du foie, mais du gros intestin. Un autre médecin du pays opine pour une lésion organique incurable.

Une foule de moyens de traitement ont été employés sans résultat.

Je le répète, l'appétit, la nutrition, le facies, l'état des forces, sont excellents. Prenant en outre en considération que les viandes rôties sont facilement digérées, que la pression est presque insensible, qu'un examen attentif ne dévoile aucune altération de tissu appréciable, que cette situation est à peu près la même depuis dix ans, que les antécédents du malade l'expliquent suffisamment, que d'ailleurs toutes les fonctions se font normalement, il ne peut y avoir de doute : l'affection est réellement une dyspepsie intestinale de forme mixte, c'est-à-dire entéralgique et flatulente, sans participation de l'estomac.

Mes prescriptions reposent avant tout sur la direction du régime, qui devra être régulier, composé de viandes sèches, rouges, grillées ou rôties; de bouillon de viande aussi naturel que possible, sans addition de légumes autres que la carotte; d'épinards, chicorée, purée de pommes de terre au jus, d'œufs; de vin de Bordeaux; de quelques stimulants tels que l'anisette, l'eau de mélisse, la vieille eau-de-vie, pris, suivant le besoin, après les repas.

Deux tasses de houblon par jour, une heure avant de manger, et un verre de vin de quinquina au sortir de table, un large emplâtre de poix de Bourgogne *loco dolenti,* composent tout le traitement.

12 mai. La flatulence a presque disparu sous l'influence du régime, mais l'élément douloureux est toujours le même. Le malade a suivi exactement son traitement, sauf l'usage du vin de quinquina. Vésicatoire volant tous les cinq ou six jours; trois bains sulfureux par semaine. Le reste *ut suprà.*

27 février 1864. Ce vieillard, que je n'avais plus vu depuis longtemps, revient me consulter. Rien dans son apparence extérieure, dans sa voix, sa démarche, n'annoncerait une personne mécontente de sa santé. Son embonpoint a plutôt augmenté que diminué. Il reconnaît volontiers qu'en somme sa position est meilleure; qu'il en serait plus satisfait encore s'il avait la force et les moyens de toujours suivre exactement le régime que je lui ai tracé.

Le résultat de l'examen local est le même que plus haut. J'insiste sur mes recommandations et n'ajoute que l'usage des bains sulfureux.

83e OBSERVATION.

Dyspepsie gastro-entéralgique temporaire aiguë revenant à époques fixes. — Influence lente mais incontestable du traitement pendant la durée des souffrances, nulle quant à leur reproduction.

M. X, quarante-trois ans : tempérament nervoso-sanguin, surtout nerveux; a eu des digestions difficiles dès son enfance. Cette disposition s'est accrue vers l'âge de quatorze ans, où l'excision des amygdales lui fut faite, à Paris, par M. Roux. Vie sobre et très-rangée en famille. A eu pendant sa jeunesse beaucoup de pollutions nocturnes involontaires.

Cette dyspepsie a toujours présenté ceci de particulier qu'elle ne se faisait sentir qu'en automne ou vers la fin de l'été, les organes digestifs fonctionnant très-bien dans le reste de l'année. Sa durée a toujours été longue, de deux, trois, quatre mois et plus. Tous les traitements ont été essayés : les antispasmodiques, les narcotiques, les antiphlogistiques, l'hydrothérapie, le sulfate de quinine. De tous, ce sont les antiphlogistiques et le sulfate de quinine qui ont le moins réussi.

Cette névrose, que j'ai étudiée attentivement durant plusieurs années, a son siége principal au creux épigastrique, avec irradiation sous les hypocondres, le long de l'œsophage et surtout, dans le second temps de la digestion, dans le tube intestinal, autour du nombril et jusqu'au rectum.

Pendant ce temps, vif besoin de manger, même la nuit, digestions rapides et complètes, véritable boulimie à l'état aigu, mais s'accompagnant, comme je viens de le marquer, de douleurs plus ou moins violentes, ressemblant à des pincements, à des tortillements, avec éructations souvent bruyantes et involontaires, comme chez les hystériques, et trouble sympathique de tout le système nerveux.

L'exposition du traitement, qui serait beaucoup trop longue, se résume de la sorte : — Dans la première période (invasion), eaux distillées de tilleul et de menthe unies au valérianate de zinc et à la morphine, à prendre principalement aux repas; en cas d'insuccès de ces agents, extrait alcoolique de stramoine, qui produit l'effet sédatif le plus prompt, mais ayant besoin d'être élevé rapidement à la dose de 45 centigrammes dans les vingt-quatre heures : le sommeil qui en résulte d'abord très-manifestement se suspend de nouveau au bout de quelques jours et est rappelé par les opiacés; grands bains antispasmodiques (tilleul et feuilles d'oranger) prolongés; nourriture légère et peu copieuse. — Dans la deuxième période (état), mêmes moyens avec moins d'insistance, frictions d'huile de croton à l'épigastre. — Dans la troisième (déclin), nourriture substantielle, toniques, amers; encore des opiacés par-ci par-là, puis électricité locale et généralisée, et enfin l'hydrothérapie et quelques ferrugineux. Ces derniers moyens, employés un peu trop tôt, ont rappelé quelquefois les douleurs du début.

Cette singulière et douloureuse dyspepsie est facilement tenue en bride; mais jusqu'ici je n'ai pu ni en prévenir le retour, ni en abréger la durée, qui est presque forcément de deux à trois mois en moyenne (octobre à janvier). Passé ce temps, les digestions sont excellentes, et tout rentre dans l'ordre.

Au moment où je transcris ces notes (mars 1864), le malade est soumis, depuis environ deux mois, à l'arséniate de fer, et paraît s'en trouver très-bien. Je me propose de le renvoyer aussi à Néris, qui a exercé une heureuse influence, l'an passé, en retardant la crise ordinaire, laquelle cependant n'a été ni moins pénible, ni moins longue.

84e OBSERVATION.

Dyspepsie temporaire aiguë gastro-intestinale. Nombreuses récidives. Amélioration assez rapide.

Cultivateur âgé de quarante-deux ans, riche en couleurs mais peu vigoureux au fond, ayant un train de maison considérable qui le fatigue et le préoccupe beaucoup.

Est atteint assez fréquemment depuis six ans, surtout après les grands travaux de la campagne, de dyspepsie caractérisée par une grande lenteur de digestion, des douleurs épigastriques lancinantes, des nausées, de la flatulence intestinale ensuite, des borborygmes, et finalement de la diarrhée. Bouffées de chaleur et injection du visage pendant la digestion surtout.

La nourriture grossière ou mal apprêtée exerce une influence défavorable manifeste sur ces accidents.

A l'habitude de prendre des pilules purgatives, qui le soulagent pendant quelque temps.

La langue est peu chargée. Conservation de l'appétit et de l'embonpoint.

Prescription le 10 octobre 1860. — Deux pilules purgatives (1) tous les cinq jours; dans l'intervalle :

Sous-nitrate de bismuth.	1 gr.
Colombo	5 décigr.
Diascordium.	2 décigr.

Un paquet avant chaque repas.

Affusions d'eau froide; régime soigné, régulier.

Ce traitement eut un plein succès.

L'année suivante, à la suite des mêmes circonstances, des accidents semblables ayant reparu, le malade se soumit de nouveau à cette prescription, et en recueillit autant d'avantage.

Il revint me voir en 1862; il y avait quelques menaces de récidive : je l'engage à surveiller son régime sévèrement et à ne pas se fatiguer. Mes conseils paraissent lui avoir profité.

Mais je redoute pour ce malade la production d'une dyspepsie chronique, si ce n'est même pire que cela, car les affections organiques ne sont pas rares dans sa famille. Il le sait, et se promet d'être prudent.

1. Aloès, résine de jalap, scammonée, savon médicinal, ââ 0.05 gr. Je me trouve très-bien de cette formule, qui diffère peu de plusieurs autres semblables, dans les troubles de la circulation actifs et passifs avec tendance aux congestions céphalique ou thoracique.

85e OBSERVATION.

Dyspepsie irritative gastro-intestinale (forme gastro-entéralgique). — Influence fâcheuse sur le moral. — Résultats lents du traitement.

Un jeune homme de vingt-cinq ans, habitant la campagne, d'une famille aisée, de constitution assez forte, de tempérament bilieux et lymphatique, vint me consulter dans l'été de 1860.

Digestions lentes, douloureuses, dans la phase intestinale aussi bien que dans la phase gastrique. Le caractère des douleurs n'est pas aigu, violent, comme pour la gastro-entéralgie pure, mais plus profond, plus continu, plus prolongé après les digestions. C'est un sentiment d'ardeur, de cuisson. Il y a une chaleur plus grande à la peau du ventre, dont la pression est sensible.

Cet état de souffrances déjà assez ancien existe pareillement du côté des voies urinaires, ce qui s'explique par l'existence d'un écoulement blennorrhagique non entièrement éteint.

Potion Chopart, bains émollients, eau de Vichy.

Le 13 décembre : guérison de l'affection urétrale; persistance des troubles digestifs; selles glaireuses.

Pilules avec :

Thériaque ancienne	15 centigr.
Ipéca pulvérisé.	5

Une avant chaque repas.

Eau de Vichy, une bouteille par jour.

Régime sec, analeptique. Repas réguliers. Ceinture de flanelle sur le ventre.

31 décembre. Digestion stomacale meilleure, appétit plus vif; digestion intestinale toujours difficile et douloureuse; gargouillements et constipation; selles habituellement glaireuses. Tristesse, préoccupation de sa santé; a peur d'une maladie grave et incurable.

Pilules avec :

Extrait de rhubarbe et d'aloès, ââ.	8 centigr.
Castoréum.	5

Trois par jour, avant les repas. Le reste *ut suprà*. Distractions.

17 janvier 1861. Amélioration sensible. Digestion intestinale encore un peu lente et pénible; sensibilité extérieure moindre.

Vin de gentiane, une à trois cuillerées après chaque repas; eau ferrugineuse aux repas.

7 février. Amélioration complète pour l'estomac. Dyspepsie intestinale encore assez prononcée. Spermatorrhée fréquente la nuit et pendant la miction.

Sirop d'orgeat, le soir surtout; lotions froides sur le siége matin et soir; lavement froid en se couchant. Se réveiller pour opérer la miction. Éviter tous les excitants.

Janvier 1863. La santé de ce jeune homme, longtemps chancelante, s'est complétement rétablie. Je lui ai donné le conseil de se marier. Son moral est excellent.

86e OBSERVATION.

Dyspepsie gastro-intestinale (forme nerveuse et flatulente) accompagnée de diarrhée séreuse.

Un homme âgé de quarante ans, de santé antérieurement bonne, présentant de bons antécédents de famille, vient me consulter dans l'été de 1860.

Il se plaint depuis quatre ans de digestions douloureuses : les souffrances n'existent pas seulement pendant l'élaboration gastrique; elles se prolongent, avec le second temps de la digestion, dans les intestins, où il se produit un gonflement marqué; enfin une diarrhée séreuse, que le malade appelle sa *pituite* [1], termine les accidents. Peu de moyens employés et mal choisis. Percussion du foie nulle, douloureuse à l'épigastre. Une double purgation, l'usage du bicarbonate de soude, produisent une notable amélioration : la pituite intestinale est arrêtée.

Le 7 novembre, il revient réclamer mes conseils, en se plaignant principalement, cette fois, des troubles de la digestion gastrique, qui est encore très-pénible.

Prescription. —

Sous-nitrate de bismuth	30 gr.
Magnésie calcinée.	15

M. s. a. pour trente paquets, à prendre deux par jour, avant les repas.

Eau de Vichy (Grande-Grille), une bouteille environ tant aux repas qu'entre les repas; vin de Bordeaux; régime sec et léger.

24 novembre. Le mieux est sensible; néanmoins le gonflement abdominal persiste après les repas : le malade n'a pas pris au delà d'une demi-bouteille d'eau de Vichy par jour.

Teinture de rhubarbe composée, d'une à deux cuillerées à café avant les repas. Forcer la dose d'eau de Vichy.

87e OBSERVATION.

Dyspepsie flatulente gastro-intestinale ancienne avec réactions sympathiques multiples et un premier degré d'hypocondrie. Influence à peu près nulle des moyens de traitement, sauf le régime.

Ecclésiastique âgé de quarante-cinq ans environ, de constitution primitivement bonne : tempérament nerveux; toujours très-impressionnable; atteint, il y a huit ans environ, d'une myélite que je n'ai pas observée, mais qui a dû être intense,

1. Voir la note de la p. 401.

car il y eut paraplégie inférieure complète, dont il restait encore des traces en 1858 quand je devins le médecin du malade, qui changea de résidence, à cette époque, à cause de sa santé.

Cette affection fut traitée avec autant d'habileté que d'énergie. Huit cautères avaient été appliqués sur les côtés de la moitié inférieure de la colonne vertébrale.

J'ai eu la plus grande peine à les faire sécher, et ils se rouvrent encore de temps en temps d'eux-mêmes.

Sauf quelques mouvements congestionnels qui reparurent aux époques correspondantes de l'invasion de l'affection de la moelle épinière, pendant deux ans, la santé et les forces se rétablirent d'une manière satisfaisante. L'embonpoint augmenta aussi, et des promenades à pied et assez longues purent être faites en toute saison.

Ce qui persista jusqu'à ce jour, ce fut une dyspepsie flatulente gastro-intestinale, plus marquée au printemps et en automne et après une purgation.

Cette dyspepsie, très-intense avec l'alimentation végétale, se montre même avec les aliments franchement azotés de l'ordre animal.

L'appétit, en général bon et régulier au moins une fois par jour, permet de prendre une quantité suffisante d'aliments; mais deux heures après leur ingestion il se produit des pesanteurs, des gonflements, de l'embarras à l'épigastre avec éructations fréquentes. Le malade sent très-bien quand la masse alimentaire a franchi l'estomac : à ce moment, le ventre se ballonne plus ou moins, et parfois des coliques venteuses avec dégagement de gaz par les voies inférieures s'y ajoutent, et ces divers symptômes ne sont souvent pas dissipés au repas suivant. Constipation ordinaire.

Ce qui est plus pénible pour le malade, ce sont les symptômes sympathiques, souvent très-intenses, qui accompagnent les digestions laborieuses du côté du cœur (palpitations), du poumon (étouffements, oppression, suffocations), du cerveau (céphalalgie, bouffées de chaleur, tristesse, dépression ou exaltation). Parfois il se fait un trouble général, le malade ressent une sorte de fièvre nerveuse avec fourmillements, élancements dans les membres, à la poitrine, etc. C'est l'état protéiforme par excellence, et je ferais un long chapitre sur sa description sans encore le relater complétement.

Ces divers symptômes sont toujours en rapport de durée et d'intensité avec les troubles digestifs.

Il s'y joint fréquemment une disposition hypocondriaque qui serait plus complète sans la foi vive du malade et sa soumission absolue aux décrets de la Providence.

Ce qui contribue puissamment à exalter la susceptibilité sympathique, c'est l'usage de la plus faible quantité d'alcooliques. En vain ai-je fait des efforts pour vaincre cette antipathie : on croira à peine qu'une cuillerée à café de vin dans un verre d'eau suffit pour produire les troubles énoncés tout à l'heure, et qu'une cuillerée à bouche les provoque d'une manière insupportable et inquiétante.

Aussi cet ecclésiastique est-il privé de dire la messe.

Prescription. — De tous les toniques essayés, le sirop d'écorces d'orange a seul procuré quelque résultat; après lui, l'extrait de fiel de bœuf, les gouttes amères, le quassia. Le quinquina sous forme de sirop produit les effets du vin. Le macéré de quinquina, suivant la formule de M. Jules Guérin [1],

1. *Gaz. méd. de Paris*, p. 672, année 1862.

Ce macéré, ainsi qu'on peut s'en assurer en se reportant au passage indiqué, est fait dans la proportion de 3 grammes de poudre très-fine de quinquina par litre d'eau. Nous avons reconnu aussi que ce mélange de vin et de macéré de quinquina a pour effet d'enlever au premier son action irritante et ébriante, mais non cependant d'une manière aussi absolue que dit l'avoir observé notre éminent confrère.

m'a mieux réussi, et par son addition j'arrive à faire supporter une quantité un peu plus forte de vin de Malaga.

La viande rôtie, les œufs sous toutes les formes, les potages gras, la marée, les repas éloignés, tel est le régime qui réussit surtout.

88e OBSERVATION.

Dyspepsie gastro-entéralgique causée par des émotions morales tristes et contenues. Amélioration et rechutes liées à la suspension et à la reprise des troubles de la vie affective.

Une dame âgée de quarante ans, toujours bien réglée, n'ayant jamais eu d'enfants, ni de leucorrhée, m'est amenée en consultation par un ancien et honorable praticien, le 12 décembre 1862.

Il m'est annoncé que cette personne est très-impressionnable, qu'elle jouit d'une aisance convenable, habite un logement sain; qu'elle souffre de l'estomac et des intestins depuis une dizaine d'années environ; qu'elle a éprouvé déjà plusieurs atteintes de névralgie locale ou généralisée. Toute espèce de nourriture est suivie, au bout d'une demi-heure ou d'une heure au plus, de douleurs vives, perforantes, vers le cardia; souvent cette douleur se prolonge du côté du cœur et dans la région dorsale : la malade ressent alors de la dyspepsie et des palpitations; le plus ordinairement, au bout de deux ou trois heures, elle éprouve des coliques plus ou moins intenses, suivies tantôt de diarrhée, tantôt de constipation. Les douleurs gastriques, dans leur plus forte intensité, sont assez fréquemment accompagnées de nausées et de vomituritions glaireuses non acides. Pas de flatulence, pas de sensibilité à la palpation; appétit régulier.

Le traitement a plutôt été dirigé, jusqu'ici, contre la névralgie générale. On a employé surtout les pilules de Méglin, qui ont soulagé cette dernière affection, mais n'ont exercé que peu d'influence sur les troubles digestifs. État d'embonpoint moyen.

Causes : chagrins domestiques anciens ; mari rude, emporté, froissant sa femme continuellement. Quand, averti par le médecin, il se relâche de ses mauvais procédés, la pauvre patiente souffre moins et semble se remettre ; quand il obéit à son fâcheux naturel, les accidents digestifs susénoncés redoublent. Ces alternatives ont lieu depuis dix ans.

Rien du côté des divers organes, ni de l'hérédité.

Prescription. — 1° Agir avec insistance près du mari, en faisant dépendre l'amélioration ou la guérison de sa conduite intime.

2° Une prise de bismuth additionné (1) avant chaque repas principal ; doubler au bout de cinq jours s'il y a lieu.

3° Une tasse à thé d'infusion légère et froide d'absinthe une heure après les repas.

4° Sinapismes épigastriques conditionnels pendant le travail digestif.

5° Régime tonique, délicat ; distractions.

89e OBSERVATION.

Dyspepsie gastralgique ancienne dépendant d'un engorgement du foie. Guérison rapide après le traitement de la complication.

Jeune femme de vingt-deux ans, mariée depuis quatre ans, mère d'un enfant bien portant ; bons antécédents et santé satis-

1. Sous-nitrate de bismuth. . . . . 0.25 gr.
Bicarbonate de soude,
Gomme arabique, ãã 0.10
Extr. thébaïque 0.01
F. s. a. Pour une dose.

faisante de son côté et du côté de la parenté; menstrues régulières; leucorrhée; troubles digestifs croissant depuis dix-huit mois, caractérisés par l'inappétence, une gastralgie souvent très-pénible et des vomissements. Les douleurs apparaissent ordinairement peu après le manger; les vomissements sont bilieux et alimentaires.

Ces divers symptômes sont plus prononcés aux époques. Alternatives d'amélioration et de rechute, mais jamais de guérison.

A éprouvé des chagrins. Boit de l'eau de puits très-dure.

Douleurs habituelles à l'épigastre, dans l'hypocondre gauche et entre les épaules.

Sensibilité modérée à la palpation, empâtement épigastrique; foie mesurant nettement 12 centimètres en hauteur, autant en largeur à partir d'une verticale prise dans la direction du mamelon [1]; rate développée dans la même proportion. Pas de fièvre simple ou intermittente. Teint à peu près normal.

Peu ou point de traitement.

Prescription le 30 août 1862. — 1 gramme de rhubarbe tous les cinq jours; eau de Vichy (Hôpital), un demi-litre par jour, à jeun, en deux fois. Trois grands bains savonneux [2] par semaine. Régime très-léger.

13 septembre. Amélioration marquée. Plus de gastralgie ni de vomissements, palpation moins sensible, appétit et forces meilleurs.

Le foie a bien plus diminué dans le sens de la largeur que dans celui de la hauteur, qui donne encore 10 centimètres.

Diminution notable de la rate.

Deux grammes de rhubarbe au lieu d'un; eau de Vichy (Grande-Grille). Le reste *ut suprà*.

1. Voir p. 154 et suiv.
2. Voir p. 288.

27 septembre. Amélioration générale et locale des plus sensibles; la leucorrhée même a disparu, ainsi que les douleurs du dos, de l'épaule et de l'hypocondre. Matité hépatique, 8 centimètres.

Eau de Vichy pour tout traitement, un demi-litre par jour.

Régime plus fortifiant : viande une fois par jour; pas de légumes ni de grosse nourriture.

25 octobre. Amélioration continue : deux fois seulement les digestions ont été douloureuses. Matité hépatique, 5 à 6 centimètres seulement.

Sirop de gentiane et de quinquina, ââ 125 grammes, à prendre une cuillerée à bouche une demi-heure avant chaque repas.

Régime prudent et modéré. Suspendre l'eau de Vichy.

90e OBSERVATION.

Dyspepsie acide et pituiteuse ancienne dépendant d'un engorgement du foie. Résistance à divers traitements; amélioration complète après la guérison de la complication.

Berger âgé de quarante-trois ans, atteint de digestions laborieuses presque constamment depuis douze ans. Traité par les sangsues et les vésicatoires à l'épigastre, il y a deux ans; se faisait saigner autrefois à l'arrivée de *son mal*, et s'en trouvait bien. Depuis deux ans ce malade allait mieux, avait recouvré l'embonpoint, l'appétit, et d'assez bonnes digestions.

Au commencement de juin dernier, retour de la dyspepsie caractérisée par des aigreurs et des pesanteurs à l'épigastre.

Un médecin lui prescrit du bismuth, qui ne le soulage pas.

Depuis quinze jours, le mal va croissant : perte de l'appétit, douleurs, picotements à l'épigastre et à l'hypocondre droit, entre les épaules; ptyalisme, amaigrissement, faiblesse, constipation; pituite dès qu'il prend des solides ou des liquides; soif modérée, langue sale, bilieuse à la base; yeux et teint subictériques, pouls normal, urines rouges.

Région hépatique sensible au toucher et surtout à la percussion, donnant 13 centimètres de matité verticale.

Prescription le 25 juillet 1861. — Trois pilules purgatives tous les quatre jours [1]; 5 grammes de bicarbonate de soude par litre d'eau, à prendre pendant et entre les repas.

Nourriture très-légère.

1er août. Teint meilleur; brûlements et salivation encore très-prononcés; foie, 7 centimètres.

Diminuer les pilules, qui agissent beaucoup. Le reste *ut suprà.*

4 août. Brûlements de l'estomac insupportables après l'ingestion des solides et des liquides (pyrosis).

Large vésicatoire volant à l'épigastre et à l'hypocondre droit. Le reste *ut suprà.*

11 août. Amélioration marquée; digestions encore pénibles, mais un peu plus faciles; foie, 6 centimètres.

Pilules tous les huit jours seulement; solution alcaline deux jours par semaine; une petite tasse de quassia matin et soir.

18 août. Grande amélioration : appétit; troubles digestifs encore pénibles trois heures après les repas, mais se calmant en mangeant; forces plus grandes, teint meilleur; foie continuant à diminuer (4 à 5 centimètres de matité), bien que les alcalins et les purgations soient diminués.

Pepsine, 5 décigrammes après chaque repas; quassia.

1er septembre. Amélioration à peu près complète : encore un peu de difficulté de digestion.

Deux cuillerées à bouche de vin de gentiane après les repas.

1. Voir la note de la p. 425.

91e OBSERVATION.

Dyspepsie gastralgique acide compliquée d'un engorgement du foie; prompte résolution de la complication; exacerbation consécutive de la dyspepsie, qui revêt la forme acide grave. — Mort.

21 juillet 1861. Mme L..., cinquante-deux ans : forte constitution, tempérament lymphatique sanguin, ménopause; mariée en secondes noces. Préoccupations tristes.

Troubles digestifs, depuis six mois, caractérisés par des digestions douloureuses, des renvois acides et parfois des pituites. Ces symptômes se présentent avec tous les aliments, notamment avec les légumes et les féculents. Conservation de l'appétit jusqu'à ces derniers temps. Constipation.

Depuis quinze jours ou trois semaines environ l'appétit se perd; des picotements se font sentir à l'épigastre, à l'hypocondre droit, dans la région dorsale; constriction à la gorge, sensation d'un corps étranger qui ne peut descendre; langue large, saburrale; pouls plein, normal; visage plaqué de rouge sur les pommettes; teinte subictérique du reste de son étendue ainsi que des sclérotiques. Tension peu douloureuse de l'épigastre et de l'hypocondre droit; foie donnant 12 centimètres de matité verticalement et à sa partie moyenne.

Deux médecins ont déjà été consultés et ont prescrit la magnésie et le quinquina.

Traitement. — Trois pilules purgatives tous les quatre jours; 5 grammes de bicarbonate de soude, par litre d'eau, à prendre par moitié dans un jour.

Trois bains savonneux (500 grammes) par semaine.

Régime léger; peu de nourriture.

28 juillet. Faiblesse, mais tendance à l'amélioration; bouche moins mauvaise, teint plus pâle; dyspepsie moindre. La matité hépatique a diminué de 2 centimètres.

Ut suprà.

3 août. Faiblesse très-prononcée, mouvement fébrile. Le foie diminue rapidement et ne donne plus que 7 centimètres de matité. Sensation très-pénible d'un corps étranger dans l'œsophage.

Deux pilules tous les six jours seulement; un peu de viande blanche tous les deux jours, à un repas. Le reste *ut suprà.*

18 août. Grande fatigue; ne peut rester levée; sensibilité à l'épigastre, qui est toujours tendu. Des nausées fréquentes et opiniâtres, avec céphalalgie, ont nécessité l'emploi de deux vomitifs, qui n'ont produit qu'un effet purgatif; peu après un large vésicatoire a été appliqué à l'épigastre, et l'eau de Vichy a été prescrite. Suspension des autres moyens de traitement. Dimension du foie normale; aucun signe particulier de ce côté.

Potages légers et laitage.

1er septembre. Dyspepsie acide des plus prononcées; rapports et vomituritions de plus en plus fréquents; de temps en temps vomissements bilieux d'un vert clair, cuisants à la gorge, se produisant après le bouillon de poulet, le lait, l'eau de Vichy, l'eau pure.

La magnésie, le bismuth, les narcotiques *intus et extra*, sont employés tour à tour.

15 septembre. Après une amélioration passagère et consécutive à l'application d'un vésicatoire morphiné (1 à 6 centigr. par jour), reprise des accidents plus prononcée : rapports et vomissements tantôt aqueux, tantôt vert clair, presque incessants; dans l'intervalle, rejet de salive; pyrosis, constipation; mouvements fébriles peu marqués et peu durables; inappétence, rejet des aliments liquides et solides, du vin; l'eau glacée et le petit-lait sont seuls supportés. Épigastre peu sensible à la pression.

28 septembre. Les différents symptômes ont pris le plus

grand développement, l'amaigrissement est considérable. Vomissements et ptyalisme continuels, ayant toujours le même caractère; fièvre plus continue, délire vigil et passager; langue nette, rose, humide. Le pouls devient plus fréquent, plus faible, moins régulier. La mort ne tarde pas à arriver.

92e OBSERVATION.

Dyspepsie gastrique acide liée à un engorgement considérable du foie et à un état chloro-anémique. Guérison rapide de l'affection hépatique. — Maintien de la dyspepsie, qui devient chronique, et ne cède que lentement et incomplétement.

31 août 1861. Mlle X, vingt-sept ans; réglée à quinze ans : constitution délicate, tempérament lymphatique bilieux; souvent souffrante. Chloro-anémie habituelle, règles en avance et dysménorrhée.

Depuis six semaines seulement, troubles de la digestion caractérisés par l'inappétence, des brûlements à l'estomac plus marqués après les repas, et un ptyalisme abondant deux heures plus tard. Constipation. Douleurs presternales et précordiales. Embonpoint ordinaire, pas de fièvre. Teint pâle, bilieux.

Percussion douloureuse à l'épigastre et sous les fausses côtes droites, mais non d'une manière bien prononcée. Picotements habituels dans ces régions.

Foie étendu depuis un travers de doigt au-dessus du sein jusqu'à un travers de doigt et demi au-dessus du nombril, et dépassant de 5 à 6 centimètres la ligne médiane.

Il mesure 15 centimètres dans sa partie moyenne et verticale.

La malade a suivi, entre les mains d'un bon médecin, un traitement ferrugineux et analeptique dont il était résulté une grande amélioration jusqu'à ces derniers accidents.

Prescription. —

Rhubarbe.	5 décigr.
Scammonée.	2

Pour une dose, à répéter tous les quatre jours.

Bicarbonate de soude, 5 grammes dans un litre d'eau : à prendre en deux jours, à jeun.

Deux bains savonneux par semaine.

Régime très-léger : potages maigres et gras, laitage, œufs à la coque.

11 septembre. — Amélioration marquée : ptyalisme nul, brûlements épigastriques beaucoup plus faibles. Encore quelques picotements sous l'omoplate gauche et à l'hypocondre droit ; percussion épigastrique toujours sensible. Le foie ne mesure plus que 8 centimètres.

Ralentir les purgations ; augmenter les aliments et le vin. Le reste *ut suprà*.

4 octobre. État local et général moins satisfaisant, par suite d'interruption du traitement et d'un voyage fatigant. Matité du foie de 9 à 10 centimètres.

Recommandations pressantes ; frictions iodurées sur la région hépatique. Le reste *ut suprà*.

13 octobre. Nouvelle amélioration bien sensible ; digestions encore un peu pénibles. La matité du foie n'est que de 7 centimètres.

Vin de gentiane après les repas ; solution alcaline deux jours par semaine seulement ; suspension des purgations et des bains.

Les frictions iodurées étant douloureuses, on coupera la pommade par moitié avec de l'axonge.

16 novembre. Grande amélioration : appétit, digestions bien plus faciles. Encore quelques rapports aigres ; douleurs dorsales. Menstruation régulière, leucorrhée.

Poudre de fer et d'ergotine [1]; continuer le vin de gentiane; fomentations d'eau sédative pour les douleurs dorsales.

Régime tonique : viandes grillées, etc.

2 mars 1862. Tout allait pour le mieux : la malade a suspendu son traitement, et a éprouvé quelques nouveaux accidents, tels que douleurs du foie et à la tête. Appétit et digestions moins satisfaisants; visage bon, du reste, et forces convenables.

Insister sur le traitement.

Je ne revois plus cette demoiselle que le 9 juillet 1862, où elle m'apprend qu'elle se portait très-bien et avait pu cesser son traitement; mais que sa mère ayant eu une attaque d'apoplexie, elle a éprouvé de grands tourments, beaucoup de fatigues et d'irrégularité de régime : ses forces et ses digestions s'en sont ressenties; quelques troubles nerveux généraux, *constriction à la gorge;* la leucorrhée n'a pas reparu.

Revenir au dernier traitement. Bains salés.

93e OBSERVATION.

Dyspepsie atonique; plusieurs récidives sous l'influence d'un diabète qui ne se révèle par aucun autre signe que par la présence d'une quantité considérable de sucre dans les urines.

Une dame de soixante-huit ans, de constitution primitivement très-forte, mais ébranlée depuis quelques années, me fait demander en consultation en novembre 1862.

Son médecin, homme aussi sage qu'expérimenté, et qui la soigne depuis très-longtemps, me dit qu'elle est atteinte d'affection organique du cœur déjà ancienne, avec symptômes con-

1. Voir la note de la p. 335.

gestionnels vers la tête surtout prononcés pendant le travail des digestions, et auxquels les saignées générales et locales ont seules apporté un peu de soulagement jusqu'ici ; qu'il y a plusieurs années, il s'y est joint un état dyspeptique assez accentué, accompagné d'une notable quantité de glycose dans les urines ; mais qu'un séjour à Vichy avait complétement rétabli les fonctions digestives, et que la glycosurie n'avait plus reparu.

Je diagnostiquai, de concert avec cet honorable confrère, une lésion hypertrophique de la portion ascendante de l'aorte et du tronc brachio-céphalique, avec symptômes congestifs non sans doute indépendants de cette affection organique vasculaire, mais liés assurément, par voie sympathique, au travail de la digestion. Ils consistent en un développement exagéré du pouls, en des vertiges, pesanteur de tète, et, ce dont se plaint le plus la malade, en des battements artériels fatigants, se produisant depuis le col jusqu'aux régions auriculo-temporales, et de là dans toute la tête, alternativement plus d'un côté que de l'autre, et faisant suite aux repas pour durer plusieurs heures. Le sommeil en est troublé la nuit. Les excitants et le vin même vieux les augmentent. La digitale, la digitaline, sont sans influence.

Nous notons que la malade est sujette de temps à autre à des spasmes et à des accidents nerveux divers. Son moral est affecté ; elle redoute, ainsi que sa famille, une attaque d'apoplexie.

Les urines sont tout à fait normales pour la qualité et la quantité.

Prescription. — Eau de laurier-cerise à dose progressive (jusqu'à 30 grammes par jour), et en application sur des compresses froides pendant les digestions. Sangsues et purgations tous les mois environ, alternativement.

Nourriture substantielle et simple ; le plus de distractions possible.

Cet état s'amenda peu à peu : les pulsations aortiques perdirent même de leur impulsion, et, sans être guérie radicalement, la malade se trouva beaucoup plus satisfaite de son état.

Le 19 novembre 1863, je suis redemandé, moins pour les troubles de la circulation que pour une faiblesse très-grande des jambes survenue depuis peu, et qui fait craindre un commencement de paralysie ; il s'y joint une diminution de l'appétit, sans signe d'embarras gastrique, et surtout une lenteur, une difficulté plus ou moins pénible des digestions, que la malade compare *à ce qu'elle éprouvait avant d'aller à Vichy*. Cependant la chute de l'appétit, l'absence de soif, l'excrétion modérée des urines, les résultats négatifs des analyses antérieures, ne pouvaient nous permettre d'admettre, *à priori*, une réapparition de la glycosurie, et nous nous trouvâmes plus disposés à appréhender une lésion cérébrale, suite naturelle de celle des organes de la circulation.

Néanmoins, le 21 novembre, par acquit de conscience, je me fis envoyer des urines que je soumis à une double analyse, l'une faite par un habile pharmacien de Laon, M. Dominé, que j'ai déjà eu l'occasion de citer, et l'autre par moi. Les résultats furent identiques : présence des plus manifestes, dans les urines, d'une quantité considérable de sucre, qui peut être évaluée de 50 à 60 grammes par litre, bien supérieure, par conséquent, à la glycosurie symptomatique qu'on observe quelquefois dans les affections chroniques du cœur.

Vin de quinquina au cacao, eau de Vichy ; suppression des féculents et de tous principes sucrés.

11 décembre. Amélioration notable ; mais la quantité de sucre n'a guère diminué que de moitié.

Supprimer le pain ordinaire, qu'on avait demandé à conserver ; le remplacer par celui de gluten.

29 janvier 1864. Les symptômes généraux et ceux de la dys-

pepsie, qui s'étaient amendés, se sont reproduits en partie par suite d'écarts de régime. Urines plus chargées de sucre.

Insister sévèrement sur le traitement.

17 février. Grande amélioration : les urines ne présentent plus que des traces de sucre; au reste, le retour de l'appétit, la régularité des digestions, la souplesse et la force plus grande des jambes, la facilité de la marche, l'état plus satisfaisant du moral, faisaient pressentir la rétrogradation des accidents glycosuriques avant que l'analyse en donnât la preuve positive.

94e OBSERVATION.

Dyspepsie flatulente acide ancienne et rebelle compliquée de maladie de Bright d'abord méconnue. — Mort.

Homme de trente-quatre ans, de constitution moyenne, de tempérament sanguin et nerveux, fatigué par ses études, un temps assez long passé dans l'enseignement, et, par-dessus tout, un régime irrégulier et insuffisant; ayant la manie des livres de médecine, d'y étudier ses maladies, et de se traiter, en un mot, lui-même à tort et à travers, sans porter le moins du monde remède à son hygiène habituelle, qui est on ne peut plus mauvaise, car, indépendamment de la nourriture la plus mal apprêtée et la plus insuffisante, ce malade habite une maison malsaine et en a pris la chambre la plus humide et la moins éclairée.

Je suis consulté de loin en loin pour des troubles digestifs caractérisés par une flatulence suivie d'acidité, quand il y a eu accumulation des causes énumérées plus haut : fatigue morale et physique, nourriture défectueuse, vie renfermée. Quelques conseils appropriés, dont je ne puis suivre l'effet, suffisent de la sorte pendant plusieurs années, et si je rencontre fortuitement le malade, il m'assure qu'il se porte mieux.

Au mois de mai 1862, nouvelle consultation, dans laquelle mon attention n'est encore portée que du côté de la dyspepsie.

Le 28 octobre, le malade revient me trouver. Il s'est purgé et traité de toute manière : ses digestions sont plus troublées que jamais; l'appétit et les forces diminuent; il a de la peine à marcher. Le sommeil est troublé. Préoccupations tristes.

Toniques divers; exhortations de suivre enfin un traitement sérieux et régulier.

Le 3 novembre. Contrairement à ses habitudes, mon client se hâte de revenir : il se plaint de ne pouvoir supporter le quinquina, qui lui faisait autrefois toujours du bien; de ne pouvoir marcher sans essoufflement; d'être altéré; d'avoir des douleurs lombaires, les pieds enflés le soir; de prendre un embonpoint qui l'inquiète; d'uriner peu et difficilement.

Je constate en même temps la bouffissure de la face avec consistance œdémateuse. Ma pensée se porte immédiatement vers l'existence d'un état albuminurique, et je réclame l'envoi d'une fiole d'urines.

Le 5. L'analyse vérifie pleinement mes préoccupations, ou plutôt la justesse des signes généraux et locaux énoncés plus haut : la double épreuve par le calorique et l'acide nitrique me donne un dépôt des plus considérables de flocons albumineux. La complication de la maladie rénale était établie.

Malheureusement, le traitement qu'indiquait ce nouvel état de choses, et qui ne put le plus souvent être supporté par l'estomac, de plus en plus rebelle à la nourriture comme à la médication, toute ménagée et prudente qu'elle fût, n'eut aucun succès, et la mort arriva trois mois après. Dans le dernier mois, l'hydropisie était générale et l'apepsie complète.

Quelle part les troubles anciens et habituels de la digestion eurent dans le développement de l'albuminurie, il serait difficile de le dire; mais ce qu'il est permis de penser, c'est que le redressement des vices de l'hygiène en aurait retardé l'invasion, s'il ne l'avait empêchée, et que, combattue plus tôt et dans de meilleures conditions générales de santé, cette grave complication aurait été moins rapide dans sa marche et aurait offert plus de prise au traitement.

Tout ce que nous voulons inférer de cette observation et de celle qui la précède, c'est la nécessité d'examiner de près les diverses fonctions, l'état des urines en particulier, chez tout dyspeptique présentant, à côté d'une persistance très-grande de symptômes, des phénomènes un peu insolites, comme l'appétit exagéré ou au contraire l'inappétence, l'affaiblissement général, la dyspnée, etc., afin de prévenir l'arrivée des signes propres au diabète et à l'albuminurie, qui constituent un degré plus avancé de la maladie (1).

95e OBSERVATION.

Dyspepsie gastro-entéralgique ancienne causée et entretenue par une hernie de la ligne blanche non réduite.

14 janvier 1864. Une dame âgée de soixante-huit ans, d'un grand embonpoint, n'ayant eu que deux grossesses, me consulte pour une tumeur de la dimension d'un poing d'adulte, rénitente, peu sensible au toucher, siégeant à gauche et un peu au-dessous de l'ombilic, qui est ferme et modérément tendu.

L'origine de l'affection remonte à 1848. A la suite d'une bronchite accompagnée de quintes violentes, la malade s'aperçut d'une petite grosseur, semblable à une noisette, dont elle ne se préoccupa nullement. Restée longtemps stationnaire, la saillie, sous l'influence du catarrhe dont est atteinte cette dame, prit peu à peu du développement.

1. Voir p. 158, 159, 163 et suiv.

Depuis deux ou trois ans elle y ressentait des douleurs, des picotements, surtout pendant la travail des digestions. Il y a trois mois environ, à la suite d'un voyage en voiture, et peu de temps après son repas, elle fut prise de douleurs aiguës aux régions épigastrique et ombilicale, et rendit ce qu'elle avait mangé. Ces accidents se sont répétés un certain nombre de fois depuis ce temps et tendent à devenir plus fréquents.

La tumeur se dissipe d'elle-même dans la position horizontale.

Un taxis assez énergique m'en fait obtenir de même la réduction avec un bruit de crépitation ou plutôt de glouglou caractéristique.

A peine ai-je besoin de dire que l'état de la langue, celui de la santé générale et l'intégrité de l'appétit ne me laissèrent aucun doute sur l'origine tout anatomique de ces troubles digestifs qui faisaient craindre à la malade l'existence d'une tumeur maligne, et que je me contentai de prescrire une ceinture élastique avec une pelote contentive bien conditionnée.

Le 19. On m'écrit que, depuis l'application du bandage, la position s'est améliorée.

Mars. Le mari de la malade vient me voir et m'assure que le mieux continue, que les vomissements n'ont pas reparu, que la tumeur herniaire ne s'est plus montrée; que sa femme se plaint seulement de quelques gargouillements intestinaux et de la gène de son bandage.

FIN.

TABLE DES MATIÈRES.

DEUXIÈME PARTIE. — OBSERVATIONS.

I. — Dyspepsies gastriques.

1° *Dyspepsies gastriques aiguës.*

2° *Dyspepsies gastriques chroniques.*

3° *Dyspepsies gastriques mixtes.*

II. — Dyspepsies intestinales.

1° *Dyspepsies intestinales aiguës.*

2° *Dyspepsies intestinales chroniques.*

3° *Dyspepsies intestinales mixtes.*

III. — Dyspepsies gastro-intestinales.

IV. — Dyspepsies sympathiques et symptomatiques.

FIN DE LA TABLE.

www.ingramcontent.com/pod-product-compliance
Ingram Content Group UK Ltd.
Pitfield, Milton Keynes, MK11 3LW, UK
UKHW012145240726
13966UKWH00001B/165